D'UNE MÉDECINE
L'AUTRE

Pr JEAN ROSA

D'UNE MÉDECINE L'AUTRE

De l'artisanat à la haute technologie

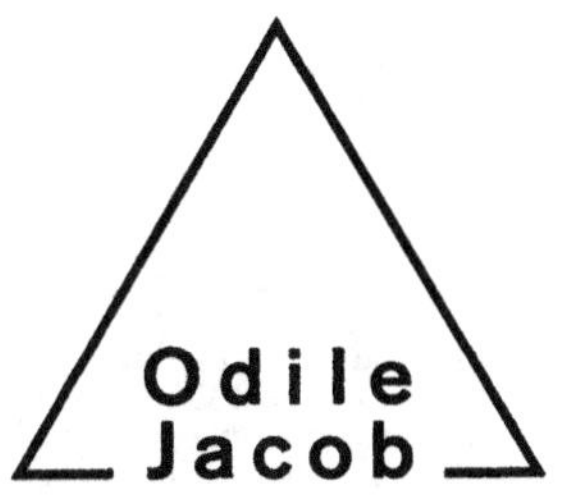

À ma femme
et à mes trois fils

Introduction

Au lendemain de la Seconde Guerre mondiale, au moment où débute cette chronique, les médecins étaient des artisans dont le savoir-faire reposait sur des observations qui s'étaient accumulées depuis l'époque protohistorique. En tant qu'artisans, ils apprenaient leur métier dans un véritable compagnonnage sous la direction d'aînés, les internes, et de maîtres de stages, les patrons. Une fois formés, le plus clair de leur activité consistait encore à utiliser leurs sens pour effectuer des diagnostics et risquer des pronostics à l'aide, certes, de la radiologie qui était aux appareils modernes ce qu'était l'avion de Blériot à la fusée Ariane. Accessoirement ou presque, oserait-on dire, ils administraient des traitements dont la plupart n'étaient que symptomatiques quand il ne s'agissait pas de simples placebos.

Rares en effet étaient les possibilités thérapeutiques non chirurgicales efficaces. Elles se résumaient à un très bon tonicardiaque toujours utilisé, la digitaline ; l'insuline qui entrouvrait la porte de la pharmacopée biologique moderne ; un antiépileptique relativement efficace, le gardénal ; un anti-inflammatoire, l'aspirine, et de merveilleux anti-douleurs, l'opium et ses dérivés. D'autres médicaments qui passaient pour être des remèdes souverains, tels que le bismuth pour les ulcères d'estomac ou l'arsenic pour la syphilis, se révélèrent par la suite être inefficaces voire dangereux. Le reste de la pharmacopée était essentiellement composé de produits qui avaient au mieux un effet placebo. Et cependant, tant est grand le besoin d'être rassuré, le médecin jouissait d'une aura et d'un statut privilégié dans la société. Il est d'ailleurs piquant de constater qu'au moment où il devient considérablement plus efficace, le médecin est en passe de perdre cette aura !

Quelques secteurs échappaient à ce destin. Il s'agissait du domaine des maladies infectieuses où les travaux de Pasteur et de ses successeurs tant français qu'étrangers avaient permis de prévenir ou de soigner, dès avant la guerre, une partie des infections qui décimaient auparavant les populations humaines, situation encore améliorée par l'arrivée des sulfamides et de la pénicilline. L'anesthésie avec Simpson, puis l'autopsie et l'asepsie avec Lister appliquant les idées de Pasteur avaient permis que se développe une chirurgie qui constituait le fer de lance de la thérapeutique de l'époque.

Quand l'auteur de ces lignes débutait ses études de médecine, en dépit de la faiblesse des moyens d'investigation, la description nosologique de la pathologie était d'une grande richesse mais un jeune médecin d'aujourd'hui n'y reconnaîtrait pas ses préoccupations majeures. Les différentes manifestations de la tuberculose dominaient la scène : l'ubiquitaire tuberculose pulmonaire mais également des localisations osseuses, méningées et même péritonéales. En fait tous les tissus et organes pouvaient être atteints. La syphilis était toujours suspectée et partout recherchée à tel point que nombre de pathologies génétiquement déterminées lui étaient attribuées. Les cardiologues qui ne disposaient pratiquement que de leur stéthoscope rivalisaient dans la description des bruits du cœur, utilisant des onomatopées surréalistes comme le fameux « rou-fou-ta-ta » caractéristique du rétrécissement mitral. L'anévrisme de l'aorte était donné comme l'exemple de maladie à redouter par-dessus tout, alors que l'infarctus du myocarde était considérablement sous-estimé en raison de l'absence d'électrocardiogramme. La hantise des médecins, c'étaient les phlébites et leur fréquente complication, les embolies pulmonaires. On ne connaissait ni leur facteur prédisposant majeur, l'immobilité au lit, ni les signes biologiques concomitants, et il n'existait pas de thérapeutique. Les embolies pulmonaires frappaient donc très durement après les opérations ou les accouchements, sans compter les autres causes d'alitement comme les fractures.

La pathologie du système digestif était dominée par les ulcères d'estomac et du duodénum pour lesquels on prescrivait des régimes lactés totalement inefficaces. À l'hôpital, les lits étaient encombrés par les cirrhoses du foie dont on attribuait l'origine exclusivement à un alcoolisme chronique en méconnaissant totalement l'hépatite virale.

En ce qui concernait ce que l'on appelait élégamment « l'appareil uro-génital », la chirurgie dominait. La médecine était en effet totalement impuissante devant les différentes formes de néphrites dont elle ne percevait d'ailleurs pas bien les causes et qui se terminaient misérablement par une insuffisance rénale fatale. Celle-ci portait le nom de « mal de Bright », d'après le nom de celui qui l'avait décrite. Le fin du fin de la médecine consistait en une description d'une finesse d'entomologiste du rythme respiratoire des patients en phase terminale. On devait le distinguer de celui d'une autre cause de coma, le coma diabétique. Par contre, les urologues triomphaient avec l'extirpation des calculs de l'arbre urinaire, l'ablation de la prostate et les dilatations des rétrécissements de l'urètre consécutives aux infections gonochoriques.

Les services des maladies de la peau, qui ne bénéficiaient pas encore de traitements par les antibiotiques et la cortisone, étaient de véritables musées des horreurs. On y exhibait des malheureux complètement nus devant des étudiants qui se pressaient nombreux à ce spectacle. La verve sadique des présentateurs était d'autant plus stimulée que la mode thérapeutique était à l'utilisation de colorants après la découverte du Mercurochrome, un bon désinfectant cutané. Il en était résulté une véritable compétition dans l'utilisation des colorants. Tel patron ne peignait ses patients qu'avec du vert malachite alors que tel autre ne jurait que par le bleu de méthylène. Les plus éclectiques utilisaient tous ces colorants en même temps sur différentes parties du corps, ce qui naturellement soulevait des rires stupides dans l'assistance. Il y régnait donc un très grand mépris pour les patients, mépris qui se manifestait d'une façon particulièrement écœurante au cours des consultations du soir de vénérologie qui voyaient arriver une faune de malheureux et de malheureuses à qui l'on avait inculqué la honte de leur état et qui venaient des années durant recevoir dérivés arsenicaux et mercuriels – je me souviens y avoir vu la « Reine des Autruches » d'une revue des Folies-Bergères. En ville, cette pathologie était une véritable rente de situation pour les dermato-vénérologues, d'où les incroyables résistances qui surgirent quand il fallut passer à la pénicilline qui guérissait la syphilis en huit jours !

Cancers et leucémies constituaient des calamités auxquelles patients et médecins s'étaient résignés, car leur diagnostic constituait le plus souvent un arrêt de mort. Il y avait cependant quelques exceptions où la chirurgie et la curiethérapie par des aiguilles de radium permettaient rémission et parfois même guérison. Dans le domaine des maladies malignes du système sanguin, il y avait la maladie de Hodgkin que l'on pouvait guérir assez souvent par radiothérapie, ce qui donnait l'espoir de soigner un jour d'autres leucémies.

En ce temps-là, il n'existait pas de chaire des maladies génétiques et ces dernières étaient l'apanage des pédiatres. Étant au-delà de toute possibilité thérapeutique, elles constituaient pour certains pédiatres une espèce de chasse aux raretés. La grande envie des patrons était d'attacher leur nom à une nouvelle entité et la liste de ces affections constituait un véritable palmarès des vedettes pédiatriques de l'époque. Mais la situation la plus archaïque de la médecine concernait les maladies mentales. Il n'y avait pratiquement pas de service psychiatrique dans les hôpitaux de Paris et les patients étaient confinés dans des asiles où ils végétaient misérablement des années durant. Les médicaments psychotropes n'existaient pas et le seul traitement était l'horrible électrochoc qui laissait des souvenirs affreux aux patients, lesquels n'en allaient pas mieux pour autant. Naturellement la psychothérapie et la psychanalyse étaient totalement absentes des pratiques françaises. Bref, si la médecine n'en était plus au Moyen Âge grâce au progrès concernant les maladies infectieuses, les possibilités chirurgicales et le traitement de quelques maladies endocrines comme le diabète sucré, des maladies de la thyroïde et de la surrénale, la situation était très loin d'être brillante.

Cet état de choses tenait à plusieurs causes qu'il est intéressant d'examiner. Certes, l'organisation de la médecine en France n'y était pas complètement étrangère, mais à quelques nuances près, la situation était la même dans les autres pays développés. La principale cause de ce sous-développement tenait à la situation des sciences biologiques. La révolution industrielle du XIXe siècle avait bénéficié des recherches en physique et en chimie mais les avait aussi accélérées, attirant les meilleurs esprits vers ces disciplines qui d'ailleurs cadraient avec les centres de formation d'excellence comme Normale supérieure et Polytechnique. Il en résultait que les biologistes, les descendants de Mendel et de Pasteur exceptés, se cantonnaient aux recherches d'observation faisant peu de cas des recherches expérimentales comme les avait pourtant illustrées par exemple Claude Bernard. La grande révolution biologique qui consista à s'attaquer à l'isolement, à la détermination de structure et à l'étude du fonctionnement des classes de molécules fondamentales comme les protéines, les acides nucléiques et les lipides, avait à peine commencé. L'auteur de cet ouvrage a eu la grande fortune de pouvoir assister et un peu participer à l'immense mouvement qui a secoué la recherche biologique et le transfert de ses avancées vers la recherche et la pratique médicale. Toute révolution technologique s'accompagnant de profonds changements de structures, c'est aussi de celles-ci qu'il sera question.

CHAPITRE I

À la recherche de la médecine moléculaire

Hésitations quant à la voie à suivre

Après le baccalauréat, ayant le désir de faire de la recherche en biologie, je m'étais lancé en médecine parce que selon divers avis c'était la voie à suivre. De fil en aiguille, j'avais suivi la voie des concours médicaux d'externat et d'internat suivant les mêmes conseils. Mais, ce faisant, j'avais pris goût à la médecine et je rêvais de pouvoir concilier son exercice et la recherche. Le lendemain de ma nomination à l'internat se posa donc à moi la question du type de recherche que j'allais essayer de faire et des moyens de m'y préparer.

Peu au courant de ce qu'étaient la recherche et la formation à celle-ci, j'imaginais qu'il fallait aller comme interne dans des « services de pointe », c'est-à-dire dans ceux qui avaient cette réputation. Il régnait à ce sujet dans notre petit monde des étudiants en médecine une espèce de classement virtuel des patrons digne d'un guide Michelin. Dans la cote des patrons, intervenaient leur âge, leur caractère, leur influence supposée en ce qui concernait leur capacité de promotions, les possibilités de formation et l'espoir d'y trouver une niche pour une nomination future.

Donc, dès son accession à l'internat (parfois même avant celle-ci quand on était fils de patron ou de famille) on faisait, pour se « vendre », une véritable visite des patrons réputés, pour en obtenir une place pour six mois d'internat dans leur service. Le postulant interne usait de différents arguments pour être choisi – bien des années plus tard, étant devenu patron moi-même, je me suis retrouvé dans le rôle du sélectionneur, je trouvais alors la situation assez cocasse. Il fallait, naturellement, soigner sa tenue, sans toutefois revêtir habit et chapeau claque que nos prédécesseurs portaient encore quelques dizaines d'années avant la guerre. Il fallait ensuite convaincre le patron du caractère éminent de votre personnalité et lui faire saisir son intérêt de vous avoir dans son équipe, en clair bien faire marcher le service et être une graine de brillant second doué de toutes les qualités, dont celle de ne pas avoir les dents suffisamment longues pour le croquer vers la fin de votre carrière. « Le milieu familial » jouait naturellement aussi et, dirais-je même, beaucoup. En résumé il fallait être brillant, bon garçon, de préférence bien né et doué d'un bon carnet d'adresses.

J'étais quant à moi l'antithèse du bon modèle décrit plus haut : aucun membre de ma famille n'était issu du sérail, déjà orienté vers la recherche je ne cherchais pas à faire carrière et j'avais une légère odeur de soufre, appartenant à la cellule des étudiants communistes et vendant *L'Humanité Dimanche* aux portes des églises du XVIIe et du VIe arrondissement ! Cependant, je me découvris des avantages insoupçonnés. Si je n'avais pas de médecin des hôpitaux dans ma famille, ma mère avait dansé dans sa folle jeunesse avec le professeur Robert Debré[1], ce qui m'avait permis d'être son externe. Pensant avoir été nommé à l'internat grâce à son appui, je commençai donc par aller le voir pour le remercier et lui demander conseil.

Il n'était pas là, mais Mme de la Bourdonnais, sa compagne, qui tenait d'une main ferme les rênes de l'intendance du « service Debré » et se comportait en excellent DRH (directeur des ressources humaines selon la nomenclature moderne) me fit venir. Elle me demanda mes intentions. Je lui confiai mes hésitations.

Sa réponse fut sans ambages. « Mon cher Rosa, me dit-elle, si les choses étaient aussi simples pour vos collègues que pour vous, la vie serait facile ! » J'avais été, m'expliqua-t-elle, un externe appliqué et bien noté par mon encadrement dans le service de M. Debré. J'avais la bonne idée, eu égard à ma vocation, de ne pas postuler à une nomination future comme médecin des hôpitaux. La voie était donc toute tracée, j'irais comme interne chez son mari (c'était pour l'année précédant sa retraite, si bien que mes petits camarades ne s'étaient pas bousculés). Je devais par ailleurs postuler chez les professeurs Jean Bernard, Fauvert et Hamburger qui étaient en train de se constituer des équipes de jeunes gens attirés par la biologie du sang, du foie et du rein et dans ce dessein, elle me donnait une lettre de recommandation pour chacun d'eux.

Je commençai mes visites par M. Jean Bernard. Il me reçut très rapidement. L'entretien fut cordial, simple et d'une brièveté fulgurante. J'avais l'adoubement de Mme Debré, je me destinais à faire de la recherche, je serais donc utile dans son service où je pourrais étudier certains de ses malades. Cinq minutes plus tard j'étais dehors, n'en revenant pas d'une réussite aussi complète et rapide.

Ma deuxième cible fut M. Hamburger qui bénéficiait déjà d'une formidable réputation. J'utilise ce qualificatif en connaissance de son étymologie, car M. Hamburger faisait peur en raison de ses qualités aussi multiples qu'éclatantes. En l'écoutant, on se sentait très intelligent et en lui répondant on se trouvait stupide.

Enhardi par l'accueil de M. Jean Bernard je me présentai donc à l'hôpital Necker où, m'avait-on indiqué, les postulants internes étaient reçus. Cette démarche qui se termina par ma cooptation dans ce service sera rapportée dans le chapitre sur la néphrologie.

Ma troisième visite fut pour M. Fauvert, espèce de moine protestant triste, doté d'une figure quasi minérale. C'était le pape de l'hépatologie française et, eu égard à l'importance biochimique du foie, ce service m'attirait fortement. Après m'avoir entendu, il m'informa que je ne faisais pas l'affaire. Je ne connus naturellement pas les raisons de son refus et en fus fort marri sur le moment. J'avais tort car son service était aux confins nord de Paris, à l'hôpital Beaujon, et l'expérience me montra par la suite qu'il était d'une importance primordiale que mes services hospitaliers soient le moins éloignés possible de l'hôpital des Enfants-Malades, où allait se trouver le laboratoire où j'effectuerai mon travail de recherche.

Après la nomination à l'internat, on devait exécuter ses obligations militaires que j'effectuai au Maroc. À mon retour à la vie civile, je n'avais pas de service retenu pour ma première année d'internat. À l'époque, en effet, ne pouvant pas être réclamé par un patron pour la première année, il fallait aller « au choix ». Celui-ci avait lieu dans l'amphithéâtre d'urologie de l'hôpital Necker, vieille structure datant d'Eiffel, là même où se déroulait « l'oral[2] » de sinistre mémoire. Les responsables administratifs de l'Assistance publique, trônant derrière l'estrade, organisaient la séance qui tenait de la bourse aux valeurs et d'une vente aux enchères chez Sotheby's. Chaque jeune interne était appelé à tour de rôle en fonction de son rang de classement et se voyait présenter la liste des postes encore vacants. Il fallait faire vite, eu égard au nombre que nous étions. J'avais un classement moyen, je n'étais pas fils de patron (ces derniers avaient quelques arrangements avec le ciel), quand vint mon tour il ne restait plus beaucoup de places de sorte que je dus me contenter d'un poste à l'hôpital de Garches, hôpital voué à des malades atteints de paralysies.

« *Révélation* » *à Garches*

Le service de neurologie où j'atterris était dirigé par des hommes d'une grande compétence neurologique et animés d'un grand esprit de compassion, mais de la compassion c'était à peu près tout ce que l'on pouvait offrir à nombre de ces pauvres patients paralysés. À cette époque où le vaccin n'existait pas encore, la poliomyélite faisait des ravages et tout ce que l'on pouvait pour les malheureux qui avaient survécu à une paralysie des muscles respiratoires était une rééducation. Celle-ci visait à empêcher des déformations dues à l'action de groupes musculaires valides n'ayant plus en face d'eux de contrepartie, par exemple, une paralysie des extenseurs du pied avec des fléchisseurs conservés entraîne la formation d'un pied bot si l'on n'arrive pas, par une rééducation ou un appareil orthopédique, à compenser le déséquilibre induit par les paralysies.

Ce stage à Garches fut la démonstration d'une des curieuses lacunes de l'enseignement médical en France. Nous avions passé certainement plusieurs centaines d'heures à étudier des « questions d'internat » traitant de la poliomyélite et de l'anatomie des quelque trois cents muscles de l'organisme. Rien donc ne nous était inconnu de l'anatomie des muscles des jambes et des cuisses, de leur nombre, de leurs formes, de leurs tendons, de leurs points d'attache sur les os, des nerfs qui les commandaient, des vaisseaux qui les irriguaient. Cependant, l'essentiel ne nous avait pas été enseigné, c'est-à-dire leur rôle précis, quels mouvements ils produisaient, quels étaient leur coordination ou au contraire leurs antagonismes !

La machine humaine est d'une efficacité tout à fait remarquable. La jambe, par exemple, est capable d'effectuer des dizaines de mouvements différents, mouvements dont les moteurs sont des muscles, or nous ne connaissions des fonctions des muscles que ce que leur nom voulait bien expliciter : passe encore pour les extenseurs ou les fléchisseurs de la jambe sur la cuisse, mais les noms du Psoas, du Couturier ou des Jumeaux n'indiquaient pas le rôle de ces muscles dans la mécanique gestuelle !

Ce que nous avions si douloureusement appris en anatomie ne nous servait à rien et c'est à quelques masseurs, qui n'avaient pas le bac à l'époque, que je dois tout ce que je sais du fonctionnement des muscles.

Deux ou trois ans plus tard, les vaccins arrivèrent, entraînant une véritable révolution en ce qui concernait la poliomyélite qui disparut pratiquement de France.

À Garches, les salles de polios n'étaient pas particulièrement gaies, mais les patients y étaient souvent jeunes et un certain nombre de « sortants » récupéraient une motricité compatible avec une vie autonome du fait de la rééducation. Je n'eus cependant même pas la chance d'hériter d'une salle de polios car je fus affecté à une salle de « chroniques ». Il s'agissait essentiellement de patients atteints de graves maladies de la moelle comme les scléroses en plaques ou la sclérose latérale amyotrophique. Les paraplégies[3] dues à des traumatismes (en général des accidents de voiture ou de motocyclette) et ce que nous appelions à l'époque les myopathies[4], actuellement plus souvent appelées dystrophies musculaires, complétaient ce triste assortiment. Tous ces malheureux étaient réunis dans une même salle. Ils voyaient chez les autres les progrès des maladies, souffraient de terribles escarres qui entraînaient des infections urinaires et des odeurs pestilentielles. On ne pouvait pratiquement rien pour eux, et « passer la visite » chaque matin relevait de l'acte pieux et de l'incantation, mais ne pas la passer était leur ôter un espoir que la médecine pouvait quelque chose pour eux.

Le contraste était saisissant avec ce que j'avais vécu au Maroc pendant mon service militaire où j'avais eu à soigner et souvent avec succès nombre de malades, l'âge des militaires écartant les grandes diathèses cardio-vasculaires ou cancéreuses, ce qui m'avait donné un certain goût pour la médecine pratiquante. À Garches, devant cette impuissance de la médecine, je subissais un choc psychologique. Je me souviens d'être resté plusieurs après-midi penché sur le tome de neurologie de l'*Encyclopédie médicale* pour chercher un réconfort dans l'acquisition de connaissances. Il n'y avait que des descriptions minutieuses des maladies, de leur diagnostic et de leur évolution. Aucun traitement n'était mentionné. C'était sans espoir. Au terme de ces quelques heures, je me décidai irrévocablement à m'investir dans la recherche médicale, seul moyen à mes yeux d'agir pour ces malheureux, et je retournai voir Mme de la Bourdonnais qui m'avait dit avoir quelques idées sur des laboratoires d'accueil.

Elle avait en effet une idée. Elle se leva et m'entraîna au sous-sol du service.

Au moment où nous arrivions devant une porte surmontée d'un comminatoire « Défense d'entrer Sans Raison » nous nous heurtâmes à un homme qui en sortait. « Je vous amène une recrue », lui dit Mme de la Bourdonnais qui m'abandonna tout quinaud.

Une porte d'entrée en Recherche

L'homme fit demi-tour, m'attrapa par le bras, me propulsa littéralement dans le local situé derrière la porte et m'entraîna dans son bureau. Je fus alors bombardé de questions : que savais-je en biochimie ? Quelle était ma formation ? Pourquoi voulais-je faire de la recherche ? Quel était mon niveau en anglais ? Étais-je marié ? Avais-je des enfants ? Ainsi que d'autres sur ma conception philosophique de la vie et sur la société où nous vivions.

Je répondis du mieux que je pouvais à cet interrogatoire. Je dis pour finir que j'avais suivi avec passion les cours de biochimie du professeur Polonovski en première et en deuxième année de médecine. Il eut un geste d'agacement comme pour chasser une mouche et reprit : « Vous n'avez donc aucune formation sérieuse en biochimie, c'est une tare, et vous ne m'avez toujours pas dit pourquoi vous êtes venu me voir. »

Si j'avais eu la moindre parcelle de bon sens, j'aurais répondu que, fasciné par la lecture à l'âge de 14 ans de *La Vie de Pasteur* j'étais décidé à faire progresser les connaissances en biologie et que l'on m'avait indiqué que le seul laboratoire français digne de considération était le sien. Au lieu de quoi je répondis bêtement que j'étais là parce que Mme de la Bourdonnais m'y avait amené sans me demander mon avis.

Il éclata de rire et me dit : « Mon cher garçon, vous ne savez rien en sciences, vous ne possédez qu'un anglais littéraire et donc inutile, vous avez l'immense défaut d'appartenir à la corporation arrogante, suffisante et ignare des internes et vous n'avez pas l'ombre du savoir-faire qui vous aurait amené à me dire que vous veniez quémander une place chez moi en raison de mon immense notoriété. Je vous offre donc de venir à l'essai dans mon laboratoire parce que, à l'évidence, vous n'êtes pas complètement perverti. Mais, ajouta-t-il, sachez que la plus jeune de nos laborantines vous est dix fois supérieure, que, dans notre métier, vous gagnerez dix fois moins qu'en vous occupant comme vos collègues internes des vapeurs des dames du XVIe et que vous devrez, tous les mercredis à 7 heures, être sur le cours de tennis du boulevard Montparnasse car vous ferez équipe avec moi pour mettre une trempe à mon second qui la ramène d'avoir été classé en deuxième série avant la guerre. Sur ce, disparaissez, parce que moi j'ai du travail. »

Un laboratoire moderne de biochimie
aux temps héroïques

C'est ainsi que je fis mon entrée dans le laboratoire de biochimie médicale de la chaire de pédiatrie du professeur Debré, dirigé par le professeur Georges Schapira. Ce fut la chance de ma vie car c'était « le » laboratoire moderne en recherche médicale française à l'époque. Les raisons de cette exception étaient consubstantielles à la situation très particulière de la recherche médicale d'alors et à l'intervention de personnalités hors normes ainsi qu'on va le voir. Après la Seconde Guerre mondiale, au moment où, dans les antres anglo-saxons la recherche biologique moderne commençait à bouillonner, en France elle était dans le coma. La recherche biologique de pointe initiée par Pasteur avait périclité, dans les années précédant la guerre.

En médecine, la clinique exerçait une domination absolue. Son système féodal d'organisation donnait tout pouvoir aux grands patrons et son type d'enseignement imprégné de scolastique privilégiait les littéraires sur les scientifiques.

Les grands patrons n'avaient, pour la plupart, pas de formation biologique. La coupure entre médecins et biologistes était donc totale hormis pour ce qui concernait la bactériologie. Même la physiologie, qui avait connu des heures brillantes à l'époque de Claude Bernard, végétait. La France n'avait pratiquement pas pu ou su bénéficier du mouvement biologique et médical qui s'était amorcé entre les deux guerres surtout en Europe centrale.

Le rôle des biochimistes allemands y avait été prédominant. À l'arrivée de Hitler au pouvoir, ils étaient en train de créer la biochimie moderne. Vu les lois antisémites l'immense majorité d'entre eux émigrèrent à Oxford et à Cambridge en Angleterre ou dans de grandes universités américaines. Ils se retrouvèrent ainsi concentrés sur un petit nombre de campus, ce qui facilita leur réflexion commune et favorisa leurs recherches. La biologie moderne, clé de voûte non seulement des avancées médicales, mais aussi de la révolution économique et industrielle du secteur vital de l'agroalimentaire, est née à ce moment-là.

L'organisation féodale de ses structures médicales empêchait la France de participer au mouvement biologique qui s'amorçait avant guerre. Il faut lire les mémoires de Robert Debré pour réaliser l'ampleur du phénomène. Esprit exceptionnel, Robert Debré avait compris avant la guerre le rôle du politique dans la lutte contre les grandes maladies. Ses sujets de préoccupation étaient la tuberculose et la morbidité infantile. Il avait approché des hommes politiques tel Léon Bourgeois, fréquenté les instances internationales siégeant à Genève, rencontré des étrangers éminents et visité leurs centres. Bien que d'ascendance alsacienne, il n'avait pas rejeté ce qui venait d'Allemagne et était acquis aux applications à la médecine du mouvement biologique qui commençait à se faire jour dans ce pays entre les deux guerres. Pourquoi l'Europe centrale et les pays anglo-saxons développaient-ils avec succès ces investigations alors que la France ne s'intéressait, avec succès d'ailleurs, qu'à la recherche physique dont la recherche nucléaire ? Faut-il encore y voir l'influence de cultures religieuses différentes, l'influence de l'artilleur Napoléon créateur des grandes écoles françaises arc-boutées sur les deux piliers mathématique et physique ? C'est d'autant plus curieux que les principales ressources naturelles françaises sont agricoles donc biologiques. Peut-être cette richesse même produisait-elle un endormissement : « Inutile de chercher à faire mieux, puisque nous avions tout sous la main ! »

Dans une première période d'après-guerre, Robert Debré exerça une influence notable, sinon encore sur l'ensemble de la médecine, du moins dans le monde de la pédiatrie. Il put y constituer une très puissante école « nommant » un nombre important de chefs de service qu'il choisissait parmi ses élèves. Le système évoquait, sinon la cour du Roi-Soleil à laquelle il ne répugnait pas que l'on fît allusion, du moins la « Villa romaine ».

Aux mains du maître tout puissant, on remettait entièrement sa destinée. Si vous étiez parmi les heureux élus destinés à la voie royale de médecin des hôpitaux votre fortune était faite : dans le système hospitalier vous auriez une place inamovible jusqu'à la retraite. Cette place mal rétribuée servait de titre glorieux et se monnayait très fortement en ville.

L'entrée dans le système Debré avait deux prérequis. Le premier était d'être parmi les « sélectionnés pour compétence reconnue ». Le second était une obéissance ou plutôt une inféodation absolue au maître. Il n'était donc pas simple, on s'en doute, d'être parmi les heureux élus. Intervenait toute une série de paramètres, du même ordre qu'en politique. Outre les qualités de l'impétrant, le hasard pouvait y jouer un rôle, mais surtout les relations.

Georges Schapira faisait partie du système Debré et le laboratoire relativement moderne où j'avais été précipité par Mme de la Bourdonnais était une retombée de ce système.

Georges Schapira était le fils d'un préparateur en pharmacie émigré des confins de la Russie blanche et de l'Ukraine au début du siècle lors de la grande vague des pogroms qui sévissaient à cette époque en Russie tsariste. Cet enfant unique était extrêmement doué pour les études. Jeune étudiant, il croyait que le monde s'offrait à qui en avait les moyens intellectuels et que ce n'était qu'une question de travail. Il était une espèce de prototype de ces enfants d'émigrés qui adoraient la France, croyaient en la justice et voulaient en même temps acquérir une respectabilité sociale. L'influence du père s'exerça sous forme d'études en pharmacie et en sciences, mais très rapidement le jeune Georges comprit que la discipline reine était la médecine et il en entreprit simultanément les études. Bien que menant de front tout cela, il réussit le concours de l'internat du premier coup et, de plus, fut major à l'écrit. Il avait été l'externe de Robert Debré qui avait tout noté : les qualités intellectuelles exceptionnelles, l'origine ethnique et sociale, la fougue. Dès lors, les destins de Georges Schapira, le mien et celui de pas mal de drépanocytaires[5] à qui mes activités profitèrent étaient scellés.

Le concours de l'internat comportait, nous l'avons vu, un oral qui permettait de moduler les résultats du concours écrit anonyme. Robert Debré avait dans ce concours deux brillants élèves, Schapira et un jeune externe du nom de Mozzicconacci. C'est ce dernier qui fut major à la sortie de l'oral : Robert Debré ne pensait probablement pas qu'il lui serait possible de nommer plus tard médecin des hôpitaux un jeune juif, français de fraîche date.

Le père de Robert Debré avait été grand rabbin d'Alsace, mais lui-même était partisan résolu de l'intégration. Il avait été, bien que jeune à l'époque, témoin des formidables remous de l'affaire Dreyfus dans la société française. La classe médicale avait eu, entre les deux guerres, une position extrêmement conservatrice ; un antisémitisme notoire y existait. Pour la réussite de son grand dessein, la modernisation de la médecine française et de la recherche médicale, Robert Debré estimait qu'il ne fallait pas heurter ce milieu par des actions subalternes à ses yeux. Il ne soutenait donc en rien la carrière hospitalière des candidats juifs et ce n'est qu'une litote ! Il dissuada donc Georges Schapira de concourir dans cette voie et le fait de l'avoir fait déclasser à l'oral était un signal très clair.

Robert Debré avait, par contre, bien perçu que la biologie et la recherche biologique étaient en effervescence à l'étranger. Il avait apprécié les qualités du jeune Schapira et en fit dans son esprit son futur chercheur en biologie. L'ostracisme xénophobe et antisémite étant moins développé dans les branches dites « fondamentales » – les disciplines de laboratoire enseignées à la Faculté –, la voie y était donc possible.

Schapira fut donc encouragé à faire de la chimie, recommandé au patron dans cette discipline et, les événements aidant, la guerre, l'Occupation, la Libération, il fut nommé professeur agrégé de chimie biologique à Paris, c'est-à-dire assistant du titulaire de la chaire, le professeur Polonovski.

Celui-ci avait un esprit d'une extrême agilité, mais ce n'était pas un « praticien ». Son art, je dirais presque son « génie », consistait à capter les nouvelles théories en biologie et à les exposer dans des cours passionnants. J'en ai gardé l'impression d'avancer avec lui dans la progression des connaissances que la biologie était en train de vivre. Mais ce surdoué de la pédagogie était un pur esprit, il n'impulsait pas de recherches. Le laboratoire de chimie biologique de la faculté de médecine n'était pratiquement pas un laboratoire de recherche, mais comportait essentiellement des salles de travaux pratiques misérablement équipées, où erraient d'un air morne quelques vieux chefs de travaux désabusés. Jeune étudiant, je n'étais pas arrivé à faire coïncider dans mon esprit les manipulations de basse cuisine que nous pratiquions dans ces endroits abandonnés des dieux pour rechercher du sucre dans les urines, avec l'enchantement pour l'esprit des tribulations que subissaient les molécules dans l'organisme selon le verbe magique de Michel Polonovski. Schapira n'aurait jamais pu faire de recherche dans cette vieille faculté figée, comme au début du XIXe siècle, dans la gloire de l'anatomie. Robert Debré le savait et en tira parti. Il avait déjà son idée-force sur l'hôpital universitaire, c'est-à-dire une structure unique de soins, d'enseignement et de recherche, telle qu'il en avait vu fonctionner avec succès à l'étranger.

En bon politique, il rôda son système avec Schapira ; négociant avec le directeur de l'hôpital, il obtint l'usage de quelque local désaffecté, y installa « son » laboratoire dirigé par son « chimiste » Georges Schapira. Avec l'aide du *Führer* de la recherche médicale le brave professeur Bugnard, ami personnel du président Auriol, il obtint quelques crédits pour monter ce laboratoire. Des camarades de Schapira vinrent l'épauler et c'est ainsi que débuta le premier laboratoire moderne français de biologie médicale.

Quelques années plus tard Robert Debré avait réussi à faire construire une « clinique pédiatrique » moderne aux Enfants-Malades, somptueux bâtiment dont, fait remarquable, le rez-de-chaussée et le sous-sol étaient dévolus à des laboratoires. Le sous-sol échut à l'équipe de Schapira et c'est là que, par un bel après-midi, je fis mes premiers pas en recherche.

Quand j'y entrai certains des moyens techniques existants témoignaient que l'on s'efforçait d'y faire une recherche moderne. Il y avait en particulier une chambre froide, une laverie bien organisée disposant d'un appareil produisant une eau distillée d'une grande pureté[6], et un gigantesque appareil à électrophorèse dit de Tiselius, du nom de son inventeur.

Il y avait aussi, à ma surprise, un atelier de mécanique équipé d'un tour et d'une fraiseuse dont je ne comprenais pas la présence.

Le bureau du patron était aux normes américaines, c'est-à-dire exigu. Il y trônait une balance à plateau de précision qui m'impressionna beaucoup la première fois que je la vis, mais qui en fait devint rapidement un objet de musée.

Contrastant avec cette modernité il y avait aussi de l'appareillage vétuste et distribué de façon parcimonieuse. Je me souviens en particulier d'un colorimètre de Bonnet-Maury qui était aux spectrophotomètres actuels ce qu'est la brouette à une fusée spatiale.

Schapira ne recevait aucun crédit de la Faculté, ceux-ci étant entièrement dévolus à Polonovski. Nous n'existions pas non plus pour l'Assistance publique car Schapira n'avait aucun statut hospitalier – ni d'ailleurs aucun personnel de cet organisme. Le laboratoire ne vivait donc que de la volonté politique de Robert Debré et de ses subsides, et c'était un des soucis permanents de Georges Schapira que d'obtenir de quoi moderniser l'équipement du laboratoire.

La conception moderne du laboratoire ne tenait pas au hasard mais aux qualités exceptionnelles du patron. Georges Schapira n'avait jamais mis les pieds dans un laboratoire américain, n'avait pas été formé à la biochimie moderne et, pour sa thèse, avait utilisé des moyens matériels et conceptuels d'avant la révolution biochimique. Mais il s'était forgé, par la simple lecture des revues anglo-saxonnes, une conception de ce qu'était la recherche moderne. Il avait envoyé son *alter ego*, Jean-Claude Dreyfus, faire un stage en Amérique chez un enzymologiste prix Nobel, à une époque où la pratique de ce type de stage n'était pas entrée dans les mœurs.

Lui et Jean-Claude Dreyfus avaient ensuite défini un programme de recherches de pathologie moléculaire sur la myopathie dont il avait résulté une « première » qui les fit reconnaître par les Anglo-Saxons. Ils identifièrent la première anomalie biologique de cette maladie génétique des muscles : une augmentation dans le sang des patients du taux d'une enzyme, l'aldolase. Fait très important, ils montrèrent que ce taux était également anormal chez les mères des patients. Ce laboratoire fondateur de la pathologie moléculaire en France forma nombre de chercheurs de grande qualité en biochimie et en génétique et beaucoup des progrès réalisés en France dans ces disciplines en sont issus.

Le laboratoire vivait en parfait parasite de la chaire de pédiatrie à laquelle il ne rendait pas, ou si peu, de services pratiques. Les examens courants étant exécutés au laboratoire de l'hôpital, c'est-à-dire à la pharmacie, notre seule prestation du laboratoire était l'exécution, pour les patients du professeur Debré, d'un dosage alors très délicat, celui du fer du sérum. J'ignore par quel hasard le dosage du fer fut mis au point chez Schapira, mais il fut à l'origine de bien des choses. Schapira devint en France « l'homme du fer » – déjà à cette époque il était bon d'avoir une image forte, médiatiquement parlant. Le fer étant en cause dans de nombreuses anémies, cela orienta le laboratoire vers les globules rouges qui en contiennent de grandes quantités[7]. Les rapports entre le laboratoire et le « service Debré » étaient on ne peut plus curieux. Suivant une coutume très solidement ancrée dans les milieux scientifiques d'alors les médecins y étaient considérés comme parfaitement non scientifiques et, pour dire le mot utilisé alors par eux, comme des « fumistes ». Il en résultait curieusement que, par mimétisme, dans ce laboratoire, « l'homme », apanage du médecin, n'était pas un objet de recherche prioritaire et que le lapin y était roi. Il en résultait que nous faisions toute l'obstruction possible à accéder aux désirs des quelques cliniciens de pointe nous demandant de leur pratiquer des examens sophistiqués.

Parfois, cependant, Schapira était réclamé dans les étages supérieurs par le maître qui voulait recueillir son avis sur un malade présentant quelque anomalie biologique. Il se recoiffait alors à la hâte, faisait vérifier le caractère immaculé de sa blouse et montait en maugréant.

En fait, pleins d'ostracisme et de mépris pour ceux qui officiaient dans les étages supérieurs, nous étions en même temps malheureux d'être considérés, par ceux-là mêmes que nous méprisions, comme des marginaux, et mes collègues internes, avec une ironie plus ou moins bienveillante, m'appelaient « le savant ».

Et pourtant, si les jaloux de la salle de garde avaient su, ils auraient éprouvé de la pitié pour leur petit camarade eu égard aux avanies que je subis pendant mon initiation au laboratoire. Pitié ils auraient dû avoir pour leur camarade qui, contrairement à eux qui jouissaient enfin de ne plus être étudiants, était obligé de poursuivre des études dans des conditions exécrables.

Études scientifiques

Mes études scientifiques s'apparentèrent en effet à un parcours du combattant. Les données du problème étaient apparemment simples : pour acquérir les bases nécessaires à mes recherches, et espérer obtenir un poste d'agrégé en biochimie ou de chercheur au CNRS, on devait soutenir une thèse de sciences et donc être au préalable licencié, c'est-à-dire posséder au moins deux grands certificats de licence.

J'optai pour les certificats de physiologie et pour celui de chimie biologique. Deux obstacles se dressèrent alors. Ces enseignements comportaient des cours théoriques et des travaux pratiques. Pris le matin par les fonctions d'interne, il m'était impossible d'assister aux cours, et extrêmement difficile de me libérer l'après-midi pour les séances de travaux pratiques à cause de manipulations au laboratoire.

Il n'existait pas en France de manuels traitant les programmes enseignés. Certains cours faisaient l'objet de polycopiés dont l'indigence était la règle. En effet, rédigés par des coopératives étudiantes, ils n'émanaient pas des professeurs pour qui, par tradition, la fréquentation de leurs cours représentait le seul indice de qualité. Exceptionnels étaient donc les professeurs qui produisaient un texte et rares étaient ceux qui acceptaient de corriger les notes prises par les étudiants. J'étais donc obligé de trouver des amis étudiants me passant leurs notes prises pendant les cours de physiologie. Peut-être est-ce à cause de ces contraintes que j'ai gardé un souvenir ébloui de la physiologie végétale qui bénéficiait, elle, d'un excellent polycopié dont les professeurs étaient les auteurs !

Les difficultés furent tout autres en ce qui concernait le certificat de chimie biologique. Une partie du programme consistait en physico-chimie. Les professeurs étaient de qualité, mais, très portés sur les aspects théoriques, leurs préoccupations les tournaient plus du côté de la physique que de celui de la chimie, et ma formation en mathématiques me rendait difficile la compréhension de ces cours.

L'autre partie du certificat consistait en de la chimie biologique structurale, c'est-à-dire que l'on y étudiait la structure des molécules composant les cellules. Cela ne manquait pas d'intérêt bien qu'on ne disposât pas encore des techniques puissantes qui permirent quelques années plus tard d'élucider la structure des grandes molécules biologiques : les protéines et les acides nucléiques.

L'obstacle ici ne résidait pas dans le contenu des enseignements mais, si j'ose dire, dans le contenant, à savoir le titulaire de la chaire. C'était un scientifique de qualité et son enseignement devait sûrement être intéressant. Je dis « devait », car je ne pus assister qu'à un seul de ses cours. À la fin de celui-ci, il me fit venir et m'expliqua que ma qualité d'interne en médecine ne me donnait qu'un seul droit, celui de déguerpir au plus vite de son certificat. Cet homme haïssait littérale-ment tout ce qui appartenait de près ou de loin à la médecine et éprouvait un mépris total pour ses représentants quels qu'ils fussent. Je me trouvais donc dans la situation de ne pouvoir préparer de licence.

Mon patron de thèse trouva finalement une solution qui s'appa-rentait au système D. Je fus inscrit à Lille dont le titulaire de la chaire de biochimie médicale était un de ses amis, de sorte qui obtint de son collègue de la faculté des sciences que je sois dispensé des travaux pratiques. Ce dernier ne me rata cependant pas le jour de l'examen où je ne dus mon salut, croyais-je innocemment, qu'à mes prestations auprès des autres interrogateurs du certificat devant lesquels je décrivis avec une extrême maestria, me semblait-il, la biosynthèse de la cortisone dans les glandes surrénales. Bien des années plus tard, faisant partie d'un jury au côté du biochimiste de Lille qui m'avait patronné, je sus que ma réussite lui avait coûté un dîner dans le meilleur restaurant de la ville !

Quant au furieux de Paris, la médecine me vengea rapidement car quelques années plus tard le malheureux mourut d'un cancer du pancréas.

Ici, je dois ajouter que l'antagonisme scientifique *versus* médecins était réversible. Mes patrons médicaux reprochaient furieusement aux scientifiques de ne leur être d'aucun secours dans les recherches qu'ils menaient sur les causes et les éventuelles thérapeutiques des maladies et pour frayer avec eux, ils me considéraient avec une certaine suspicion. Une telle situation a progressivement disparu mais, depuis, j'ai beaucoup de sympathie pour les chauve souris, dont, à tort, le commun des mortels pense qu'elles bénéficient de leur double statut de mammifères volants alors que, comme je l'étais à l'époque, elles sont sûrement rejetées et par les oiseaux et par les mammifères.

Débuts à la paillasse

Chauve-souris peut-être dans les années qui suivirent ma période d'initiation au laboratoire mais moins que rien quand j'y entrai. Moins que rien j'étais en effet en ce qui concernait la pratique et la théorie, n'ayant jamais « manipé » et n'ayant d'autres bases scientifiques que celles acquises au cours de mes études médicales, autant dire, à l'époque, rien.

J'eus néanmoins la chance de ne pas avoir été abandonné à moi-même mais cornaqué par une chercheuse de grande qualité qui devint au laboratoire ma patronne et fit partie de la petite cohorte des génies bienveillants qui me permirent de devenir chercheur. C'était une personnalité hors du commun, féministe militante, férue de philosophie et toujours prête aux discussions les plus passionnées. Elle préparait une thèse de sciences sur l'aldolase, une importante enzyme de la glycolyse[8]. Ce travail nécessitait de nombreux dosages et c'est à quoi je fus affecté à mon arrivée.

Dure école pour le novice que j'étais ! Ce dosage se faisait en deux temps : la première partie était suivie d'une période de latence pendant laquelle des réactions avaient lieu ; au cours du deuxième temps, on caractérisait les produits. Comme je ne pouvais travailler au laboratoire que l'après-midi je ne faisais que le deuxième temps de la réaction. Il en fut ainsi pendant un an.

J'étais totalement déconcerté par cet aspect de la recherche : répétitive, fastidieuse et manuelle. Un monde séparait ce que je m'étais représenté de ce que je pratiquais.

Pour aggraver le tout, mes résultats n'étaient pas reproductibles, c'est-à-dire que pour le même échantillon traité en double (deux tubes à essais), je n'obtenais pas deux résultats identiques. Je finis par trouver la cause de cette forfaiture. L'exécution de mon dosage nécessitait l'emploi de pipettes d'un volume extrêmement faible : 10 microlitres (un millionième de litre). Elles étaient très fragiles et leur pointe souvent écornée, ce qui en modifiait le volume. Or, utilisant des pipettes différentes pour chacun de mes deux échantillons, je ne pouvais pas avoir des résultats identiques. Tout glorieux, je fis part de ma découverte à mon patron qui me traîna dans la boue, comme massacreur du matériel du laboratoire. « Ces micropipettes, me dit-il, valent de l'or et tout ce que vous trouvez à faire c'est de venir vous vanter de les avoir abîmées. » Ma patronne était indignée de ces attaques et me défendait avec vigueur quitte à être elle-même accusée de risquer de faire couler le laboratoire. Je crois, à la vérité, que ces très vives remontrances faisaient partie d'un système d'éducation pour responsabiliser le jeune ilote que j'étais.

Mon trouble s'accentua lorsque je lus dans un journal médical français un article vantant les découvertes d'un chercheur canadien du nom de Seyle. Il avait découvert les mécanismes du stress et le rôle que devait jouer la cortisone pour contrer ses effets nocifs.

Le travail de ma patronne portait justement sur l'effet de la cortisone sur la glycolyse en cas de stress. Désespéré, j'apportai, le lendemain, l'article à mon patron, lui annonçant que nous étions doublés et que le travail du labo devenait sans objet. Il regarda l'article en question et convoqua tout le labo : « Ce jeune homme, déclara-t-il en me montrant, non seulement ne sait pas utiliser correctement la moindre micropipette, mais encore, parce qu'il n'a aucune formation théorique, avale comme du bon pain les sornettes commises par une presse de caniveau. Le syndrome de Seyle et l'hypothèse de la cortisone ont été publiés depuis des années et d'ailleurs partiellement controuvés depuis. Ce jeune homme est incapable de distinguer le bon grain de l'ivraie. Ce journal, dit-il en me le brandissant sous le nez, est à la presse scientifique ce que la charrette à âne est à une Bugatti. »

Là-dessus il m'entraîna dans son bureau et me félicita. « Votre émotion m'a montré que vous mordiez à la recherche. Vous êtes sur le bon chemin. »

De retour dans mon labo, encouragé, je repris mes pipettes et décidai de faire une expérience pour éclairer ma lanterne. Il y avait dans mon service un lit réservé aux bonnes actions, c'est-à-dire à un clochard qui hantait de temps en temps Garches. La surveillante l'avait pris sous sa protection et l'hébergeait de temps à autre pour qu'il se refasse une santé. Il se reposait ainsi à l'abri, et grâce à la roborative nourriture de l'Assistance publique reconstituait ses réserves.

Cette reconstitution allait d'autant plus rapidement qu'il absorbait l'essentiel des repas de ses malheureux voisins paralysés et sans appétit. J'injectai donc à mon patient de la cortisone dont il n'avait nul besoin, et cela sans aucune idée de ce que pouvait être une éthique médicale, et eus l'extrême et heureuse surprise en dosant plusieurs jours après l'aldolase dans son sérum de trouver une élévation considérable de son taux. Je passai de l'abattement précédent à une période d'exultation irrépressible. J'avais sous les yeux quelque chose qui n'avait jamais été obtenu au laboratoire, car l'augmentation que j'avais vue n'avait rien à voir avec celle que ma patronne obtenait avec ses lapins d'expérience. En fait je me voyais déjà prix Nobel, acceptant généreusement de le partager avec ma patronne et son mari, quoique…, c'était moi qui avais eu l'idée, pas eux, d'ailleurs tels que je les connaissais, si je leur avais parlé au préalable de mon projet, ils m'en auraient dissuadé et, pire peut-être, allaient-ils le récupérer en me disant que c'était leur idée ! J'étais devenu un parfait paranoïaque.

La situation demandait donc de la circonspection. Je parlais donc à la cantonade d'un cas comme le mien dont, disais-je, j'avais entendu parler. Le patron était intéressé, analysait à haute voix la situation. Il aurait fallu pour pouvoir interpréter ces résultats, par ailleurs intéressants, faire les examens en double, les répéter au cours du temps et surtout faire un examen très poussé du patient. Lui avait-on fait le dosage avant l'injection ? Qu'avait-il eu comme maladie ? etc. Il y avait dans son propos tout un programme d'étude que je notai mentalement et c'est nanti de ce programme que j'arrivai le lendemain auprès de mon patient. Je devrais dire plutôt devant le lit de mon patient qui, la veille après-midi avait signé sa feuille, c'est-à-dire était sorti suivant sa propre décision, le soleil revenu, l'herbe tendre et l'air parfumé arrivant de la forêt toute proche l'ayant incité à reprendre la route. Je ne le revis jamais et tous les essais que je fis par la suite sur d'autres patients furent négatifs.

Ainsi se passa une année terrible, mais qui me vit quand même survivre.

Infarctus du myocarde et transaminases

L'année suivante on me confia un travail plus personnel. Il venait d'être découvert en Amérique qu'au cours des infarctus du myocarde, certaines molécules du tissu cardiaque lésé passaient dans le sang. Leur apparition signait de façon absolue l'existence de cet accident non toujours détectable par l'électrocardiogramme. Eu égard à mon année d'enzymologie, j'étais tout désigné pour ce sujet, les protéines en question étant justement des enzymes, les transaminases. Je fis affaire avec un service de cardiologie spécialisé dans l'accueil de ces patients et je reçus force échantillons de sang. Aucun d'entre eux ne montrait une élévation du taux de transaminases alors que les enzymologistes confirmés du laboratoire attestaient que ma méthode de dosage était parfaitement correcte.

Certains dans le laboratoire étaient tout émoustillés à l'idée de publier un article fracassant la théorie américaine. Le bon bout de la raison incitait à la circonspection et à l'inquisition. En menant celle-ci dans le service qui nous envoyait les échantillons, nous nous aperçûmes que lesdits échantillons traînaient des jours entiers à la température ordinaire avant de nous être envoyés, ce qui détruisait les enzymes recherchées. Petit exemple des mécomptes dus au fait de travailler sur l'homme et en collaboration avec des médecins, comme ne manqua pas de me le faire remarquer mon patron qui me remit incontinent sur le droit chemin.

Ainsi commença pour moi une vie schizophrénique, en partie au laboratoire lorsque mes activités de soins me laissaient du temps libre. Celles-ci me firent perdre du temps pour ma formation de chercheur mais me permirent d'assister, et même dans une certaine mesure de participer, à la révolution médicale qui commençait au lit du malade dans certains services de néphrologie, de maladies infectieuses, de pédiatrie et d'hématologie.

CHAPITRE II

Traversée de la médecine de jadis

Réanimation : initiation

Mon entrée dans la médecine de jadis eut lieu grâce à l'anesthésie en première année, année où, à l'époque, l'on accédait après une année de propédeutique appelée suivant les périodes SPCN, PCN, APEM ou PCB. À partir de cet instant magique, l'emploi du temps du futur médecin était immuablement calqué sur celui du patron, la matinée étant obligatoirement dévolue au service hospitalier. L'étudiant y était d'abord stagiaire, puis externe après avoir passé le concours de l'externat, puis interne s'il avait été reçu au concours d'internat.

J'effectuai mon premier stage dans un service de chirurgie orthopédique à l'hôpital Cochin. Ce n'était qu'un choix de deuxième ordre qui n'attirait guère les foules, car la chirurgie orthopédique n'apparaissait pas aux yeux des jeunes étudiants comme pouvant rivaliser avec la médecine ou la chirurgie générale où opéraient de véritables vedettes. Mais j'étais, en la matière, un paysan du Danube, personne de ma famille proche n'appartenant au sérail qui eût pu me guider. Je ne savais donc pas qu'il existait une hiérarchie de valeurs entre les différents stages hospitaliers. Bref, j'échouai dans le service du professeur Mathieu, excellent spécialiste par ailleurs.

L'essentiel de l'enseignement prodigué dans ce service consistait en quelques cours théoriques sur les techniques opératoires très spécialisées que l'on y pratiquait. Je fus donc très rapidement bien mieux informé sur l'arthrodèse de la hanche[1] que sur le traitement d'un panaris ou sur celui de la rougeole. Je fus aussi largement informé sur le traitement des tuberculoses vertébrales qui constituaient un mal très courant à l'époque appelé « mal de Pott », et dont le service regorgeait.

C'était pour les très jeunes gens que nous étions un choc très rude que de voir nombre d'adolescents à peu près de notre âge cloués au fond de leur lit dans l'attente d'une opération qui allait leur supprimer leurs douleurs mais au prix d'une rigidité dorsale très handicapante. La main-d'œuvre en chirurgie manquait et probablement à cause de mon air sérieux, je fus très vite introduit en salle d'opération pour tenir les écarteurs. J'avais dès cet instant un rôle dans la société et j'en conçus d'abord une énorme fierté. La contrepartie ne se fit pas attendre. Après quelques semaines de fréquentation des « mal de Pot », j'en éprouvai un beau matin tous les symptômes. Mort de frayeur, j'allai voir notre médecin de famille. Il m'examina sans sourciller, me fit une légère infiltration anesthésique au niveau d'un petit point douloureux que j'avais dans le dos et me dit que tout dépendrait du test thérapeutique. Si j'étais soulagé, je n'avais pas le mal de Pott. Je fus soulagé et j'oubliai ce fantasme. Je n'étais pas dans ce domaine un très bon terrain, car au cours de ma formation médicale, je crois n'avoir souffert que d'un autre épisode de maladie virtuelle, une « typhoïde nerveuse ».

L'autre retombée du service d'orthopédie fut beaucoup plus sérieuse. Au moment des vacances de Noël, le service se trouva fort dépourvu en matière d'anesthésistes. Les anesthésies étaient alors extraordinairement rudimentaires. Elles étaient administrées soit par des panseuses (infirmières de chirurgie formées à aider le chirurgien), soit le plus souvent par des externes. Celui qui jouait ce rôle voulait passer Noël dans sa famille auvergnate. Il me convainquit donc que j'étais parfaitement apte à le remplacer. Pour le chirurgien, ce remplacement étant de vulgaire intendance, cela ne le concernait pas. L'esprit hiérarchique était tellement développé dans ce milieu que le chirurgien ne devait d'ailleurs ni connaître, ni à plus forte raison reconnaître le personnel en deçà du rang d'interne.

Avant son départ en vacances, mon externe me montra l'essentiel de la technique qui se résumait selon lui en la bonne manière de régler le masque anesthésique : on endormait à l'éther avec un instrument appelé « masque d'Ombredane ». Il m'expliqua qu'il n'y avait que deux choses à faire : 1) agripper fortement l'angle de la mâchoire de l'opéré et la projeter en avant, ce qui devait empêcher l'accident le plus redouté, l'avalement de la langue ; 2) ouvrir plus ou moins l'arrivée d'éther en jouant sur un gros bouton. Les choses paraissaient simples. Si le patient grognait, cela indiquait qu'il se réveillait et il fallait augmenter la dose d'éther ; s'il devenait bleu, c'est qu'il dormait trop et il fallait la diminuer. Le but essentiel, m'expliqua l'externe, était que le chirurgien puisse opérer tranquillement.

Le premier jour où, tout pénétré d'importance, je jouai les anesthésistes, tout se passa très bien. Il s'agissait d'opérer une petite jeune fille bien tranquille atteinte de coxarthrose, tuberculose de la hanche justiciable à l'époque d'arthrodèse. Elle ressortit de la salle d'opération vivante et « guérie », c'est-à-dire que la malheureuse avait l'articulation de la hanche définitivement bloquée et qu'elle allait boiter définitivement toute sa vie.

Le lendemain les choses changèrent. Nous étions très proches de Noël, le patron partit lui aussi dans sa province natale, laissant les interventions à son agrégé. Ce dernier était aussi urbain que le maître était bourru, mais, pour mon malheur, sa vocation était d'opérer le « mou », on opposait alors le « dur », c'est-à-dire les os, au « mou », c'est-à-dire essentiellement la chirurgie abdominale.

Le professeur P. profita donc de l'absence du maître pour satisfaire sa passion du mou et opérer un ulcère de l'estomac. Ces interventions abdominales obligent à pénétrer dans la cavité péritonéale, zone très largement innervée de même que celle de l'estomac au niveau de laquelle se trouve un centre nerveux extrêmement important – ce qui explique d'ailleurs les troubles circulatoires brutaux pouvant apparaître à la suite d'un coup de poing au creux de l'estomac. On sait maintenant que cette chirurgie digestive s'accompagne d'un important stress vasomoteur et nécessite anesthésie et réanimation adaptées.

Je n'eus pas de difficulté pour endormir mon patient, un homme de la quarantaine lourd et sanguin. Quand le chirurgien aborda l'estomac, la respiration de l'opéré s'accéléra. Je crus qu'il se réveillait et j'augmentai la dose d'éther ; sa respiration se ralentissant fortement je fus fier de moi. Soudain le chirurgien hurla que l'opéré était en train d'étouffer ! La panseuse me relaya précipitamment et enleva le masque pendant quelques instants. L'homme était solide ; l'oxygène de l'air de la pièce – on ne disposait pas alors d'obus d'oxygène dans les salles d'opération – suffit à le réanimer ; l'opération fut poursuivie et l'homme survécut.

J'étais accablé de honte et de remords, mais personne ne me dit que je n'étais en rien coupable et je mis longtemps à faire l'analyse correcte de cet incident qui était dû en fait à un mélange d'irresponsabilité et d'incompétence de la part de ceux qui avaient la charge d'encadrer les étudiants.

Depuis, les choses ont bien changé. Des années d'efforts et d'expérimentations ont permis d'analyser les phénomènes respiratoires, circulatoires et nerveux sous-tendant les actes opératoires et l'anesthésie. Celle-ci est maintenant pratiquée par des spécialistes formés à cette discipline. Le patient est minutieusement examiné avant l'intervention, ses faiblesses éventuelles détectées et leurs corrections programmées. Une prémédication permet de supprimer l'angoisse inhérente à l'idée d'intervention. Des perfusions sont mises en place dès le début de l'anesthésie permettant et l'injection immédiate de tel produit nécessaire et le prélèvement d'échantillons sanguins pour des analyses de laboratoire. Des appareils perfectionnés indiquent en permanence au cours de l'intervention l'état du cœur, éventuellement celui du cerveau, et donnent en continu la pression artérielle, l'état d'oxygénation du sang et le niveau éventuel de la perte sanguine en cas d'hémorragie.

Ces progrès ont naturellement eu une profonde influence sur la morbidité opératoire et ont radicalement transformé l'exercice chirurgical. Avant cette ère, le chirurgien livrait une course contre la montre et la sélection entre bons et mauvais chirurgiens se faisait essentiellement à cette aune. L'avènement des techniques modernes d'anesthésie et de réanimation a permis à des chirurgiens moins rapides mais plus réfléchis d'avoir droit de cité, et la durée presque illimitée des interventions rend maintenant possibles des opérations extrêmement compliquées.

Les succès des actes chirurgicaux modernes sont en effet dus à l'association de ces nombreux facteurs que nous venons d'évoquer ainsi qu'aux progrès des appareillages. L'évolution a été très rapide, ce qui n'est pas sans poser quelques problèmes. Par exemple, les anesthésistes-réanimateurs souhaitent avoir durant l'intervention les valeurs de certains paramètres biochimiques du sang comme le taux de chlore, de sodium ou de potassium. De petits automates implantés en salle d'opération peuvent fournir quasi instantanément la réponse, mais les biochimistes responsables de ces examens, jusqu'ici effectués sur leurs gros appareils de leur laboratoire, ont quelques difficultés à s'adapter. Au pire ils craignent de perdre un marché. Au mieux, ils redoutent que les valeurs données par ces petites machines ne soient pas exactement superposables à celles qui sont fournies par les machines de leur laboratoire, d'où naturellement des difficultés d'interprétation et du suivi des paramètres biologiques des patients.

En fait, les progrès de l'anesthésie n'ont pas seulement tenu à ceux des procédures d'endormissement mais aussi à la naissance et au développement foudroyant d'une discipline entièrement nouvelle, la réanimation, née, entre autres, d'une bonne connaissance de la composition ionique du sang et des gaz respiratoires. J'eus la chance d'assister de très près à cette formidable révolution biologique et médicale que fut l'introduction des ions dans les concepts et la pratique en allant, au début de mon internat, dans le service du professeur Hamburger.

Néphrologie : le service Hamburger

En vue de ma « tournée des popotes » pour retenir mes futures places d'interne, la seconde lettre d'introduction que Mme de la Bourdonnais m'avait donnée était destinée au professeur Jean Hamburger. Ce jeune néphrologue était une des étoiles montantes de la médecine parisienne et il était très difficile d'obtenir une place dans son service. Je me présentai donc un bel après-midi à l'hôpital Necker où, m'avait-on indiqué, les postulants internes étaient reçus. Je me retrouvai devant un grand gaillard aux sourcils très fournis et à l'allure de hussard. Je balbutiai que je cherchais à voir M. Hamburger. « Ne me faites pas croire que vous êtes totalement déconnecté des contingences de la vie ! me répondit abruptement le personnage qui me faisait face. M. Hamburger relève à peine d'une pneumectomie pour tuberculose et je suis chargé, moi Gabriel Richet son assistant, de lui faire son marché d'internes. Qu'avez-vous pour votre défense ? ajouta-t-il. Avez-vous l'intention d'être médaille d'or[2] ? Cherchez-vous à être rapidement professeur agrégé ? Avez-vous la moindre connaissance en néphrologie ? Savez-vous que dans ce service, on se doit d'être disponible vingt-quatre heures sur vingt-quatre ? » L'insolence de ce reître me piqua au vif. Croyant n'avoir aucune chance, je lui déclarai tout de go que « n'ayant presque aucun des critères qu'il avait énumérés je voyais que je faisais fausse route en postulant pour ce service. Ce qui m'y avait attiré était la réputation d'une approche moderne de physiopathologie et non l'espoir d'une brillante carrière de clinicien. J'allais d'ailleurs commencer une carrière de tâcheron en préparant une thèse de biochimie sur un sujet abscons », puis je m'apprêtai à sortir. Il m'arrêta d'un geste : « Eh bien Rosa ! me dit-il d'un ton parfaitement gaullien, êtes-vous libre pour le premier semestre de votre deuxième année ? »

J'étais engagé, ayant bizarrement séduit le reître. Gabriel Richet fut, durant tout mon internat, mon mentor le plus efficace, le plus amical, le plus tolérant pour tout ce qui n'aurait pas relevé d'une faute professionnelle. Doué d'une mémoire d'extraterrestre, il connaissait tout sur tout. Enfin, il avait une formidable disponibilité, pouvant être appelé au secours à n'importe quelle heure de la nuit ou du week-end, ce qui, à l'époque, était totalement inhabituel.

Lorsque, quelques mois plus tard, je pris mes fonctions dans ce service, M. Hamburger en avait repris les rênes. Le rein artificiel venait d'arriver. Je préparais une thèse de biochimie, l'après-midi, dans le laboratoire Schapira à l'hôpital des Enfants-Malades. Je croyais que j'allais, tel un héros de tragédie classique, bénéficier de l'unité de lieu (Necker-Enfants-Malades), de temps et d'action. Ces belles spéculations se révélèrent en fait totalement erronées.

Les six mois que je passai dans ce service furent un extraordinaire cocktail de difficultés extrêmes et d'émerveillements et valurent en fait plus du double car nous travaillions littéralement vingt-quatre heures sur vingt-quatre. Le service venant d'être créé, sa dotation en internes était en effet modeste (nous n'étions que deux). Les chefs de clinique à temps plein qui constituent à l'heure actuelle l'ossature des services hospitaliers n'existaient pas. Le reste de l'encadrement, hormis le chef de service et les internes, comprenait des assistants qu'une rémunération quasi symbolique et une absence de titre honorifique ne motivaient guère à s'éterniser dans les services. Tous les personnels, y compris les internes, n'étaient là qu'à mi-temps, l'après-midi chacun vaquait au-dehors à ses occupations, qui à sa clientèle, qui à ses études ! Seul présent l'interne de garde devait assumer le fonctionnement de l'ensemble de l'hôpital avec l'écrasante responsabilité d'examiner les urgences se présentant à l'hôpital et d'aller voir ceux des patients hospitalisés qui présentaient des problèmes.

Les internes de chaque service étaient censés, quant à eux, ne repasser dans leurs services que dans la soirée pour effectuer la « contre-visite ». La situation des internes du service Hamburger était totalement différente. Étant donné la nouveauté des traitements que l'on commençait à y pratiquer, il était hors de question que l'interne de garde de l'hôpital puisse en quoi que ce soit intervenir. Par ailleurs, il n'y avait aucun personnel supplémentaire pour exécuter les séances de rein artificiel. C'étaient donc les internes du service qui en avaient la responsabilité. Eu égard à la charge déjà très lourde de nos salles, nous ne pouvions commencer ces séances qu'en fin d'après-midi ou en début de soirée. Nos assistants n'étaient pas mieux lotis que nous, qui, une fois leur clientèle privée liquidée, revenaient tard dans la soirée pour participer au rite du rein artificiel. De telles expériences enrichissent. J'avais beau être jeune dans le métier, je percevais les qualités de ceux qui m'entouraient, m'éduquaient, me formaient.

Nous étions en pleine guerre froide. Idéologiquement, j'appartenais à cette génération encore aveuglée par les succès de l'Union soviétique. L'un des assistants de Hamburger, Jean Crosnier, avait participé à la guerre d'Indochine. Il avait donc une réputation de « fasciste » dans nos cercles. Sa gentillesse, sa générosité, son amitié de grand frère étaient en contradiction totale avec mes schémas de pensée d'alors, si bien que je commençais à percevoir grâce à lui et à Richet que le monde ne pouvait pas se diviser en bons et en méchants.

J'avais en charge une grande salle de patientes atteintes, pour la majorité d'entre elles, d'une anurie (absence d'urines) qui, sans traitement *ad hoc*, entraîne rapidement la mort. La rétention liquidienne entraîne l'apparition d'œdèmes, d'hypertension et d'insuffisance cardiaque. Celle des déchets génère une intoxication qui aboutit au coma urémique de triste réputation, mais au moment où j'arrivai dans le service Hamburger, on venait de découvrir que c'était la rétention du sodium et du potassium qui entraînait les accidents les plus dramatiques au cours de l'anurie.

Nombre de ces patientes avaient des anuries successives à des tentatives d'avortements dits à l'époque « criminels », étant survenus soit à la suite d'absorption de toxiques souvent métalliques comme le sublimé[3], soit d'une septicémie particulièrement fréquente dans ces circonstances, celle due au bacille Perfringens.

Il est impossible, maintenant que les mœurs, les us et coutumes ont évolué, d'imaginer ce que représentaient les avortements alors. Ils étaient interdits par la loi française et les bases de cette interdiction, à l'origine religieuses, avaient été confortées par la faiblesse de la démographie de la population française saignée à blanc par la guerre de 14-18. L'avortement était donc sévèrement puni par la loi. La pratique médicale épousait parfaitement l'idéologie dominante. Ces avortements étaient donc qualifiés de « criminels » par opposition aux avortements spontanés. Des avortements « thérapeutiques » étaient en théorie possibles mais soumis à des règles tellement contraignantes, et surtout tellement opposés à la règle morale ambiante, qu'ils étaient d'une extrême rareté. Vu l'absence de contraception et le faible degré d'éducation de la population française de l'époque en matière de biologie, les grossesses non désirées étaient naturellement légion avec leur corollaire de tentatives d'avortement. L'inégalité sociale jouait à plein. Les femmes informées et nanties allaient se faire avorter dans des pays voisins comme la Suisse. Les autres avaient recours à des avorteurs ou avorteuses amateurs ou professionnels. Les accidents étaient donc extrêmement fréquents et nombre d'entre eux entraînaient une anurie, dont beaucoup aboutissaient dans le service.

L'absence d'urines au cours de ces anuries était due à la destruction de la couche de cellules rénales situées dans une partie du rein qu'on appelle les « tubules ». Les cellules des tubules ont une origine voisine de celles qui constituent la peau. Comme ces dernières, elles peuvent être régénérées. Dans le cas des cellules tubulaires, la régénération demande une vingtaine de jours. L'enjeu était donc de faire « tenir » les femmes durant cette période.

Pour atteindre ce résultat, il fallait d'abord éviter les accidents de surcharge liquide. On ne donnait donc pratiquement rien à boire à ces malheureuses. On s'efforçait aussi de ralentir au maximum la formation des déchets toxiques qui s'accumulaient dans leur sang, et parmi ceux-ci figurait l'urée. On essayait donc d'en freiner au maximum la fabrication par leur organisme en ne leur donnant qu'une alimentation hypersucrée. À ce régime écœurant sans eau et sans sel, les malheureuses étaient en proie à des nausées épouvantables et souffraient horriblement de la soif, mais certaines qui voulaient survivre luttaient avec une énergie extraordinaire et parvenaient à s'alimenter un peu.

On commençait à percevoir que, outre l'eau et l'urée, d'autres éléments des milieux intérieurs – les ions, en particulier le chlore et surtout le sodium et le potassium – jouaient un rôle puissant dans les désordres de l'anurie, la surcharge en sodium entraînant des œdèmes parfois gravissimes lorsqu'ils étaient localisés aux poumons, celle en potassium pouvant entraîner de très redoutables troubles du rythme cardiaque. La difficulté résidait en ceci que nous ne disposions pas de l'appareil pouvant effectuer le dosage des ions : le photomètre de flamme. Cet appareil fonctionne sur un principe extrêmement simple. Quand on expose à sa flamme certains sels, la couleur de celle-ci change. Les sels de sodium produisent une vive lueur jaune, ceux de potassium une lumière rouge (c'est ainsi que les feux de Bengale sont colorés). Avec cet appareil très simple, le dosage des ions s'effectue en quelques secondes.

Puisque le laboratoire de l'hôpital Necker ne disposait pas de photomètre de flamme, nous faisions effectuer ces dosages en ville et nous n'en obtenions les résultats, dans le meilleur des cas, qu'au bout de quarante-huit heures. En ce qui concernait les éventuelles anomalies du taux de sodium, nous devions donc pratiquement naviguer à l'estime. La gravité des accidents entraînés par l'augmentation du taux de potassium sanguin imposait, elle, de trouver une solution palliative à l'absence de dosage. Les taux anormaux en potassium sanguin entraînent des altérations de l'émission de courants électriques par le cœur se traduisant par des modifications de l'électrocardiogramme. Son analyse pouvait pallier l'absence de dosage. Mais il n'existait qu'un seul appareil de ce type pour tout l'hôpital et il était naturellement mis sous clé à partir de 15 heures, heure à laquelle l'infirmier chargé de faire les électrocardiogrammes terminait son travail. Il n'était pas concevable pour moi de ne pas faire profiter les patients de cet examen. J'étais jeune, donc je ne doutais de rien ; Richet et Crosnier avaient des âmes de chefs de commandos, nous forçâmes donc la porte de l'armoire où l'appareil était entreposé. Mon expérience des appareils de laboratoire aidant, je pus faire marcher l'appareil et nous eûmes désormais des électrocardiogrammes vingt-quatre heures sur vingt-quatre.

Quelques mois avant mon arrivée dans le service, quand, malgré le régime et les tonicardiaques, les accidents cardiaques ou pulmonaires inhérents à l'intoxication due à l'insuffisance rénale survenaient, les malades succombaient dans les heures suivantes. L'arrivée du rein artificiel avait changé les données du problème.

Le rein artificiel était alors presque un prototype. Imaginez une énorme bobine sur laquelle des mètres de tubes de cellophane étaient enroulés, le tout immergé dans une espèce de baignoire. Un moteur faisait tourner lentement la bobine. Notre travail consistait d'abord à préparer ce dispositif, c'est-à-dire à « bobiner » trente mètres de tuyaux de cellophane – tuyaux qui servaient normalement à la fabrication des saucisses et que nous donnait la maison Olida ! On remplissait alors la baignoire avec de l'eau débarrassée de tous les sels et impuretés qu'elle contient normalement. On chauffait à 37 °C. On ajoutait ensuite glucose, sodium, potassium, etc., aux concentrations identiques à celles du sang normal. Nous pesions ces ingrédients avec une balance de cuisine ! Nous remplissions enfin le circuit cellophanique avec du sang provenant de donneurs ayant le même groupe que celui de notre patient. L'opérateur – moi en l'occurrence – se transformait ensuite en chirurgien ; il devait dénuder une artère du poignet appelée « artère radiale » – celle avec laquelle on prend le pouls –, et y introduire un fin tuyau de plastique appelé « cathéter ». Ce tuyau était relié à l'une des extrémités de la bobine de tube de cellophane. La cellophane constituant la bobine a une propriété physique très particulière. Grâce à de minuscules pores, elle laisse passer les liquides et les petites molécules. Cela repose sur le principe dit de « dialyse » qui permet aux petites molécules de traverser certaines membranes. Le principe était connu depuis de nombreuses années et utilisé au laboratoire pour purifier certaines solutions. On utilisait alors des membranes faites au dernier moment par l'expérimentateur à partir d'une substance alors fort utilisée qui s'appelait le « collodion ». Cette substance découverte en 1884 en France était faite de cellulose d'éther et d'alcool. Elle fut utilisée dans l'industrie du textile et dans les premiers supports de la photo et du cinéma. Extrêmement inflammable et même explosive, son emploi fut ensuite pratiquement abandonné dans l'industrie et confiné aux laboratoires. Dès l'apparition du collodion, le principe du rein artificiel existait. Mais il fallut plus de quatre-vingts ans pour que ces propriétés remarquables puissent être appliquées en thérapeutique ! L'autre extrémité du tube était également munie d'un cathéter qui était introduit dans une veine du patient. La circulation de celui-ci était donc branchée sur la bobine et, une fois que tout avait démarré, son propre sang poussé par les battements de son cœur et par sa pression artérielle passait dans le circuit du rein artificiel et revenait dans son système veineux. Au cours du passage du sang dans la bobine de cellophane, les molécules toxiques qu'il contenait traversaient la membrane et venaient se perdre dans le bain extérieur. Au bout de plusieurs heures, si tout s'était bien passé, le sang de la patiente était épuré et elle bénéficiait d'un nouveau sursis pour survivre jusqu'à la cicatrisation des lésions du rein et la reprise consécutive de la formation des urines.

Il n'en était naturellement pas toujours ainsi et les incidents émaillaient le plus souvent l'opération. Parfois, le sac de cellophane se rompait, créant une gigantesque hémorragie dans le bain qu'il fallait arrêter au plus vite. Parfois, c'était une panne du moteur qui interrompait l'opération. Plus grave encore des malaises importants des patientes nous mettaient en alerte. Nous ne disposions que d'un malheureux appareil à tension pour toute surveillance, ce qui nous conduisait à mettre tous nos sens cliniques à l'épreuve. Lorsqu'une syncope survenait, notre seule ressource consistait en l'injection de Levophed, une espèce d'adrénaline de synthèse qui venait d'apparaître dans la pharmacopée.

Ces séances nous plongeaient dans des états bizarres faits d'un mélange de surexcitation due à l'intensité des moments que nous vivions, de désespoir quand nous voyions notre malade s'éteindre sous nos yeux et d'orgueil quand, au contraire, l'opération réussissait. Et nous étions près alors de nous considérer comme appartenant à une classe supérieure.

Aujourd'hui, je suis fasciné par les séries télévisées comportant des scènes de soins où une équipe entière de spécialistes parfaitement entraînés dispose d'une extraordinaire batterie d'appareils de mesure leur donnant à la seconde toutes les informations dont ils ont besoin pour guider leur thérapeutique, laquelle comporte un nombre qui me paraît illimité de produits plus performants les uns que les autres.

Malgré tous nos efforts, nous perdions un nombre important de patientes. Certaines s'en sortaient cependant. J'ai vu alors le rôle extraordinaire joué par la volonté. Les ressorts de celle-ci sont encore cachés dans la boîte noire de la biologie des comportements. Comme mon collègue et ami Jean-Didier Vincent, auteur d'un passionnant essai sur la biologie des passions, je suis personnellement convaincu que la volonté est médiée et commandée par des phénomènes moléculaires. Je pense que nos successeurs auront la possibilité d'identifier ces fascinants mécanismes.

Je me rappelle une actrice de théâtre atteinte d'une anurie *post-abortum*, d'un courage extrême et d'une détermination égale. Son anurie était particulièrement grave. Elle subit des alertes cardiaques extrêmement sévères, mais elle voulait vivre et elle guérit. Je ne l'ai jamais revue, mais je me souviendrai toujours de ces heures nocturnes passées auprès d'elle, surveillant avec angoisse ses défaillances cardiaques et tâtonnant sur les doses de tonicardiaques à lui administrer cependant que d'une voix faible mais ferme elle me récitait son dernier rôle, celui d'une « nonne blanche ».

D'autres patientes n'étaient pas structurées mentalement de la même façon et c'est une surveillante chevronnée qui m'apprit à étudier la psychologie de ces malheureuses et à adopter telle ou telle attitude pour les encourager. Durant ces longues journées qui se prolongeaient souvent tard dans la nuit, je passais de longs moments à parler avec mes patientes qui me racontaient petit à petit leur vie avant d'en arriver à cette période fatale où, désespérées, elles avaient abouti chez la voisine, la concierge ou un membre quelconque du personnel de santé qui moyennant rétribution avait accepté de leur rendre service.

Cette vie passionnante et harassante n'était pas sans me causer des troubles personnels profonds. Du côté de mon laboratoire, on comprenait très mal que je ne fusse pas plus présent et je sentais s'installer à mon sujet une atmosphère qui n'augurait rien de bon quant à ma survie dans les lieux !

Il était par ailleurs nécessaire que j'obtienne ma licence pour pouvoir soutenir une thèse de sciences. Je préparai donc – ou plutôt j'essayai de préparer – un certificat de physiologie générale à la Sorbonne que je finis par acquérir au prix d'un grand écart. J'eus presque zéro dans une matière que je n'avais pratiquement pas eu le temps de voir et 20 sur 20 – juste retour des choses – en... physiologie rénale !

J'avais passé presque un mois avant l'examen sans pouvoir sortir de l'hôpital. Rendu insomniaque par les gardes incessantes, je me souviens m'être pris de passion pour l'une de mes disciplines d'examen, c'est-à-dire une branche de physiologie végétale, discipline qui, bien entendu, ne faisant pas partie du programme de préparation à l'internat était donc pour moi une *terra incognita*. Le polycopié en question portait le curieux titre de « Dormance et inhibition des graines, rhizomes et bourgeons ». Je découvris d'abord une étrange poésie dans ce titre qui sonnait dans ma tête comme un alexandrin racinien et que plus tard mes trois fils me serineraient moqueusement aux oreilles quand, à table, j'évoquerais trop à leur goût des soucis professionnels. Plus sérieusement, je commençais à percevoir l'extra-ordinaire unicité des systèmes vivants. La fameuse dormance n'est autre que la nécessaire période d'incubation de certaines graines de nos régions pour qu'ensuite elles puissent éclore. Nombre de phéno-mènes physiologiques et pathologiques chez l'homme obéissent à des règles similaires, comme je le découvris plus tard.

Je n'avais pas, sur le moment, conscience de la retombée la plus négative de cette période. Ce n'est que beaucoup plus tard que je m'aperçus que je n'avais pratiquement pas vu grandir mes fils aînés âgés alors de 1 et 2 ans, durant cette période fabuleuse du développe-ment du petit humain. Au mieux, j'ai perdu quelque chose d'impor-tant, au pire, je leur ai manqué.

Notre situation de « supersoigneurs » nous conférait à Jean Dormont et à moi-même une situation particulière au sein de la salle de garde. Nous étions « les savants », ce qui dans la bouche de nos camarades, surtout les chirurgiens quand ils étaient en conclave, comportait une forte connotation de commisération. Je crois cepen-dant qu'au fond d'eux-mêmes ils appréciaient nos efforts et notre surcroît de travail à leur juste mesure. Bien que pratiquement les plus jeunes – M. Hamburger, très jeune lui-même, faisait systématique-ment appel et confiance aux jeunes –, nous étions discrètement appelés en consultation par nos aînés dans les cas difficiles. Dans la société encore si hiérarchisée qu'était la communauté des internes cela avait un sens certain. Les salles de garde bruyantes et cyniques étaient de puissants révélateurs qui faisaient émerger des personnalités. Je me souviens ainsi d'un jeune interne en chirurgie connu comme le loup blanc dans les salles de garde pour son amour immodéré des westerns, ses chemises pampas et ses ceintures garnies de faux pistolets. Nous l'appelions « Bill » et riions de son comportement, mais il avait par ailleurs déjà, encore que tout jeune, une passion pour ses malades et un désir de se perfectionner remarquables. Une fois ses revolvers déchargés, il rêvait à haute voix d'un impossible futur où l'on remplacerait des cœurs à bout de course grâce à de merveilleuses opérations alors impensables, sauf par lui. Je l'ai revu récemment à la télévision, toujours avec son grand sourire de cow-boy, commenter sa carrière de « greffeur de cœur ». Bill Cabrol avait quelques rides de plus mais toujours son regard d'enfant émerveillé.

Une des grandes questions qui animaient les discussions de la salle de garde concernait l'avenir de chacun d'entre nous. Certains de mes collègues avaient déjà des plans de carrière bien établis, pour les uns c'était la reprise d'une clientèle paternelle – il y avait en effet alors un grand nombre de vocations héréditaires –, ou encore la succession déjà négociée d'un confrère provincial proche de la retraite. Pour d'autres cooptés par un puissant patron, la voie royale vers une nomination comme médecin des hôpitaux était assurée – le seul risque étant alors la disparition brutale du patron en question. Une grande majorité était encore dans l'incertitude, espérant la rencontre du patron qui les choisirait, faute de quoi ils devraient se résigner à s'établir en ville. La saga des patrons nourrissait donc à longueur de repas les conversations. Bien décidé à faire de la recherche et encore en début de formation au laboratoire, ces discussions m'ennuyaient, je ne me sentais absolument pas concerné par ces vaticinations concernant le petit peuple des patrons. J'éprouvais cependant moi-même une grande incertitude. Je voulais naturellement toujours être un « savant », mais devais-je pour cela continuer mon apprentissage de biochimiste chez Schapira ? N'y avait-il pas une autre et bien tentante recherche avec les malades ? Recherche que je n'avais pas rencontrée au cours de mes études médicales car elle n'existait pratiquement pas, du moins en France, mais qui brusquement se révélait à moi !

Il y avait d'un côté un laboratoire où je répétais inlassablement les mêmes gestes pour une finalité que je ne percevais pas vraiment, débutant que j'étais en la matière. Débutant d'ailleurs dans tous les sens du terme puisque je ne connaissais pas la théorie, la préparation de l'internat ne m'ayant pratiquement rien appris en ce domaine ;

débutant puisque j'avais en fait seulement un an de mi-temps comme manipulateur. De l'autre côté, j'étais devenu en peu de temps presque un petit maître dans le domaine si peu défriché de la réanimation rénale. Comment relier mes gammes au laboratoire avec les brillantes découvertes que je rêvais de faire ? Comment ne pas être séduit par cette médecine toute nouvelle où l'on expérimentait tous les jours ?

Pour rendre les choses encore plus malaisées, mes patrons s'en mêlèrent. M. Hamburger pour le succès de ses entreprises entrevoyait le grand service qui allait être le sien et, avec son intelligence des choses et des situations, construisait déjà dans son esprit sa future grande équipe. Mon goût et mon début de formation au laboratoire lui faisaient penser que je pourrais être un élément à intégrer dans son futur dispositif qui naturellement comporterait une activité biologique. Un jeune et brillant biologiste suisse, spécialiste en biologie rénale des ions, venait de s'installer dans le département de biologie du Centre de l'énergie atomique de Saclay. Il cherchait des collaborations médicales. M. Hamburger m'aurait volontiers vu jouer le rôle de « go-between ». Il me convoqua un dimanche matin. Je pense qu'il avait horreur de la campagne, car quarante ans plus tard il m'a demandé à nouveau de le rencontrer un dimanche de Pentecôte, après s'être assuré « que je n'étais pas de ceux qui ne peuvent supporter de passer un dimanche en ville ». Richet m'avait mystérieusement transmis la convocation en me félicitant par avance de la chance insigne qui allait m'échoir. J'étais allé, ce week-end, voir mes jeunes enfants à la campagne. J'ai gardé un souvenir très précis de cette aube normande où je quittai la maison après avoir sorti à la main ma modeste 2 CV pour ne pas réveiller les enfants. Le temps était magnifique, une légère brume flottait sur la rivière ponctuée çà et là de quelques silhouettes acagnardées dans les herbes déjà hautes, à l'affût des truites arc-en-ciel que n'avaient pas encore décimées les détergents de la ville en amont. Le moment était rare, mais j'étais plein d'angoisse sur la décision à prendre. D'un côté, la voie royale de l'agrégation en néphrologie qui m'était assurée, selon Richet, et une recherche clinique qui m'avait envoûté, de l'autre le chemin montant, sablonneux, malaisé de la fable de mon enfance, mais mon maître Schapira, avec une lucidité foudroyante m'exposait que la recherche clinique était un leurre et que tout progrès passait par la recherche fondamentale, biochimique naturellement ! De surcroît je craignais, à tort je le sais maintenant, la colère des dieux. M. Hamburger ne risquait-il pas de ne pas comprendre qu'un jeune interne fasse fi de la proposition somptueuse qui lui était faite ? À l'inverse pourrais-je poursuivre mon travail de thèse si j'acquiesçais à sa proposition ? À dire vrai je n'étais pas en possession d'éléments objectifs qui m'eussent permis de me décider et c'était ma seule certitude sur cette route d'un matin de juillet.

Je décidai donc de demander un délai de réflexion à M. Hamburger qui m'attendait entouré de son « staff ». Il acquiesça en grand seigneur. En descendant l'escalier, je fus rejoint par l'un de ses apôtres qui m'apostropha violemment pour mon outrecuidance et mon absence d'inconditionnalité. En ce temps, l'esprit d'équipe n'était pas un vain mot : il me reprochait de trahir cette équipe et même de le trahir, lui qui m'avait cautionné auprès du maître. Je l'aimais beaucoup ; ses remontrances me touchèrent, mais elles venaient chronologiquement à contretemps. Beaucoup de temps a passé. Cet apôtre a rompu brutalement les amarres avec son maître vénéré et, en ce qui me concerne, j'ai retravaillé dans certains domaines avec Jean Hamburger !

En sortant du bureau de Jean Hamburger je n'avais pas pris de décision, m'en remettant à une sortie en touche née, pendant la réunion, de mon esprit torturé : prendre l'avis de mon démiurge, mon vieux et cher patron de clinique M. Laporte dont il sera question dans le chapitre des maladies infectieuses.

Il m'accueillit aussi bourru que d'habitude, mais me consacra le temps nécessaire à m'entendre complètement. Son diagnostic fut sans appel. Je devais prendre la porte étroite, acquérir durement les connaissances de cette discipline montante qu'était la biochimie. Nanti de cette formation et de cette surqualification, je n'aurais que l'embarras du choix pour faire ensuite de la recherche clinique si je le désirais. Même Jean Hamburger, me disait-il, serait accueillant. Je partis désappointé mais serein. Dans mon for intérieur, j'avais souhaité que l'on m'incitât à accepter l'offre si séduisante qui m'était faite. Peut-être même mon subconscient n'était-il pas innocent dans le fait que l'arbitre que je m'étais choisi fût un pur clinicien. Je suivis malgré tout son conseil à la lettre, tâchai d'expliquer de mon mieux ma démarche à Jean Hamburger qui ne manifesta pas une grande sérénité devant ce refus mais téléphona sur-le-champ devant moi à Schapira qu'il soupçonnait d'être à l'origine de ma décision. J'entendis avec étonnement ce qu'il dit à mon patron de biochimie : « Vous le faites travailler sur l'hémoglobine de lapin ! Et pourquoi pas sur la composition chimique du sable de Fontainebleau pendant que vous y êtes. » Tel était à l'époque le fossé conceptuel qui séparait même le plus remarquable des cliniciens d'un non moins remarquable fondamentaliste lequel, de son côté, ne voyait pas la mutation en train de s'opérer chez certains de ses collègues cliniciens.

Avec le recul, le conseil du vieux monsieur s'est révélé excellent et ses hypothèses se sont vérifiées. J'ai pu orienter certaines de mes recherches vers l'amélioration du diagnostic, de la compréhension et de la prévention de certaines maladies, et les modestes progrès que j'ai permis de réaliser n'auraient pas eu lieu si je n'avais pas écouté M. Laporte. Cela étant, je me demande si en bon psychologue, il n'avait tout simplement pas compris ce que je désirais superficiellement et ce que je souhaitais profondément.

J'ai « laissé du temps au temps », selon une formule qui maintenant qu'elle est tombée des lèvres présidentielles est sur toutes les autres. C'est maintenant moi le « vieux monsieur » auprès de qui des jeunes garçons et des jeunes filles viennent quérir un avis sur leur avenir. J'ai retenu la leçon, je les écoute beaucoup, je les fais parler et il est bien rare qu'à mon tour, je ne sois pas capable de déceler ce qu'ils souhaitent que je leur réponde ! Beaucoup de choses changent très vite et donc les comportements mais, même si les jeunes gens qui viennent me voir ignorent qu'à leur âge, je m'effaçais devant les dames et les gens âgés à l'orée d'une porte, même s'ils ne savent pas qu'à leur âge et dans leur situation nous n'envisagions même pas de nous enquérir de notre futur salaire, quand ils sortent de mon bureau, je sais qu'ils ont le même désir de chercher et la même difficulté à s'orienter dans les brumes du présent.

L'été finissait, après quelques jours de vacances je retournai dans ce service qui aurait pu être le mien pendant de longues années, mais quelque chose s'était passé : ayant choisi, je ne pourrais plus dans l'avenir approcher aussi directement les malades.

Mes rapports avec Jean Hamburger n'avaient jusqu'alors jamais été – comment dirais-je ? – passionnels. Son éclatante intelligence m'inspirait une immense admiration mais un je-ne-sais-quoi dans son attitude, son extrême politesse qui ne faisait que rendre plus redoutable l'expression d'un éventuel mécontentement, me retenait d'avoir un rapport plus personnel, plus direct avec lui.

Curieusement, le fait de lui avoir « refusé » me décontracta. Un dimanche matin, alors que j'étais dans un embarras extrême devant une malade, dont le taux très élevé de potassium, par hasard obtenu rapidement, annonçait une mort prochaine, il apparut dans la salle, ce qu'il ne faisait déjà plus à l'époque, accaparé par les problèmes que pose la direction d'un grand service. Nous étions seuls, sans l'escorte habituelle qui flottait alors encore autour des patrons. Les photos de l'escalade annuelle de la roche de Solutré par celui que certains appelaient « François » avant le 10 mai 1981, m'évoquent irrésistiblement l'essaim accompagnateur des visites d'antan. Les externes étaient occupés ailleurs, les étudiants en repos, les assistants n'avaient pas de motif impérieux d'être là ce dimanche. Je lui exposai ce cas désespéré. Je rencontrai un homme fort différent de celui que je me représentais jusqu'alors. Il devint anxieux, agité, presque désespéré. Il suggéra de chercher une solution dans sa bibliothèque. Nous cherchâmes en vain. J'osai lui parler de nos angoisses, nous qui, contrairement à la génération précédente, commencions à pouvoir sauver quelques malades jusqu'alors condamnés à mort. Je le sentais plus que réceptif, attentif, amical. J'allai plus loin et m'étonnai qu'avec l'aura qu'il possédait déjà il ne fasse rien pour prévenir les avortements et ne plaide pas en faveur de l'assouplissement des règles draconiennes sur la contraception. Il m'expliqua les forces en présence, un combat alors totalement inutile car perdu d'avance et qui l'aurait discrédité, l'empêchant par là même de développer le programme qu'il entrevoyait déjà, à savoir la greffe de rein. Il me fallut longtemps pour comprendre qu'il avait à l'époque raison. Je le quittai ce matin-là à la fois heureux et très déçu. Le temps s'est écoulé, j'ai de mon côté eu à connaître les problèmes d'éthique médicale et le hasard m'a placé à l'origine du Comité national d'éthique ; la loi Veil entre-temps est passée. On ne voit pratiquement plus d'anuries au sublimé ou de septicémies à Perfringens *post-partum*. Les salles que ces malades occupaient existent toujours et sont maintenant remplies de patients atteints de sida.

Après l'été, je quittai la salle des anuries pour celle des néphrites chroniques.

Le rein, comme la plupart des organes, peut présenter des altérations chroniques. Il peut s'agir de malformations congénitales – on naît avec – dues soit à des défauts génétiques comme « les reins polykystiques », soit à une infection virologique contractée par la mère pendant la grossesse, soit à l'absorption en tout début de grossesse d'un médicament dit « tératogène », c'est-à-dire induisant des malformations (que l'on se rappelle la terrible histoire de la Thalidomide). Il peut aussi s'agir d'autodestruction du rein par des dérèglements des défenses immunitaires. Dans tous ces cas, on voit apparaître plus ou moins tôt une insuffisance rénale chronique qui, comme au cours des anuries, se caractérise par des défauts d'élimination de l'urée sanguine ainsi que d'autres déchets du « métabolisme » de l'individu. Des troubles des mouvements de l'eau et des ions peuvent également apparaître avec des accidents très divers allant du gonflement des membres inférieurs – les œdèmes – à l'hypertension artérielle en passant par de très graves accidents oculaires. De plus, ces malades présentent une anémie importante dont le mécanisme fut longtemps méconnu[4].

Cette maladie ou plus exactement cet état de santé (puisqu'il est dû à des causes très différentes, le mot de maladie ne s'applique pas bien) avait été très bien décrit dans la première moitié du XXe siècle, sous le nom de « mal de Bright ». Les néphrologues français d'avant la guerre s'étaient illustrés dans cette étude descriptive et en particulier un prestigieux patron du nom de Fernand Widal. La description minutieuse des innombrables troubles présentés par ces malheureux patients faisait le bonheur des examinateurs des concours médicaux, et nombre d'externes et d'internes doivent d'avoir été reçus à l'art avec lequel ils avaient décrit les symptômes du mal de Bright.

L'atmosphère qui régnait dans cette salle, pour être différente de celle des anuries après avortements, n'en était pas plus réjouissante. On y trouvait des patientes de tous les âges car les troubles apparaissaient à différentes dates en fonction de la cause sous-jacente à l'insuffisance rénale. Mais avant l'apparition du rein artificiel, toutes ces patientes étaient vouées à la mort dans des délais rapprochés, seulement traitées qu'elles étaient par des régimes d'où la viande et le sel étaient exclus, régimes qui représentaient un progrès par rapport à celui prescrit les années précédentes, à base de lait, dont on ignorait qu'il était autant générateur d'urée qu'un bifteck et tout à fait impuissant à empêcher la survenue des terribles complications inhérentes à ces états pathologiques.

Le jour de ma prise de fonction dans cette salle, je fus convoqué par mes maîtres solennellement réunis dans le bureau du patron. « Rosa, me dirent-ils en substance, nous venons de participer à une réunion scientifique dirigée par l'inventeur du rein artificiel. Il l'a appliqué à des malades atteintes de néphrites chroniques et a obtenu des survies jusqu'alors impossibles. Nous allons faire la même chose, mais cela pose un énorme problème : nous n'avons, comme vous le savez bien, qu'un seul rein artificiel, il est accaparé par les anuriques et de toute façon incapable de faire face aux centaines de néphrites chroniques vivant encore dans notre pays. »

Connaissant parfaitement cet état de choses, je ne voyais pas encore où ils voulaient en venir en me convoquant. Je ne tardai pas à le comprendre quand Jean Hamburger poursuivit : « Quelque serrée que soit la charge du rein artificiel, il y a quand même des trous dans son organigramme. Nous allons les utiliser pour quelques patientes atteintes du mal de Bright. Comme vous avez fait preuve d'excellentes qualités pendant que vous aviez en charge les anuriques, vous êtes un de ceux qui sont le plus à même de conduire une telle opération. Je vous propose donc de sélectionner à cet effet quelques patientes de votre salle. » Ce diable d'homme avait un discours empreint d'une dialectique imparable. L'ayant côtoyé depuis plusieurs mois, je connaissais cette stupéfiante faculté, et commençais à être capable d'évaluer sa gamme de compliments. Je savais que, dans sa bouche, « bien » signifiait « acceptable » quand il le jugeait utile, quant à « éblouissant » il n'avait pas de rapport avec la réalité, il l'utilisait quand il avait décidé que ce qu'il proposait n'était pas discutable. Je n'en étais pas moins assez honoré dans mon for intérieur. J'arrivai donc assez glorieux chez moi et gonflé d'importance, narrai le contenu de cet entretien à ma femme. Lorsque j'eus terminé, elle me demanda ce que j'en pensais. Je lui fis part de ma fierté et de l'ardeur avec laquelle j'allais me mettre au travail. « As-tu vraiment fait le tour du problème ? », me demanda-t-elle. Je me lançai dans un savant discours, détaillant mon programme. « Ce n'est pas à cela que je fais allusion, me dit-elle, as-tu pensé qu'il te reviendra de choisir les patientes que tu sauveras au détriment et sous le regard du plus grand nombre vouées à la mort ? Penses-tu vraiment que ce soit à toi, interne de deuxième année, d'avoir à assumer tout seul et ce choix médical et ce choix moral (elle utilisa ce mot car "éthique" n'était pas encore couramment utilisé) ? » Ce discours me fit l'effet d'une douche froide. Elle avait parfaitement raison. Mon expérience en matière de néphrites chroniques était pour le moins faible, et quelle autorité et contenance pourrais-je avoir vis-à-vis de patientes laissées pour compte ? Il n'y avait en effet aucune chance qu'elles ne soient pas au courant du sort des quelques heureuses élues, car à l'époque, les chambres individuelles n'existaient pas et toutes les malades partageaient une immense salle commune de cinquante lits. Le lendemain Jean Hamburger me reconvoqua. Je lui exprimai mon trouble. Il me regarda avec une espèce de sympathie et me dit : « Mon cher Rosa, vos pensées vous honorent et vous ne trahissez pas le pari que nous avons fait sur vous. Ma proposition était un test. Il ne vous revient naturellement pas, pour toutes les raisons que vous avancez, d'assumer cette énorme responsabilité que nous, vos aînés, prendrons, mais vous nous avez montré qu'au-delà de vos capacités biochimiques – toujours la biochimie, la bête immonde – vous aviez une bonne jugeote médicale et humaine. » Mentalement, je renvoyai ce compliment à mon épouse à qui ils s'adressait en fait, et repartis soulagé.

On commença d'appliquer ce programme. Au début il fallait des volontaires qui acceptaient un essai thérapeutique dont on ne pouvait leur préciser ni les résultats, ni les éventuels accidents. Puis, une fois qu'il apparut clairement que la méthode était efficace, il fallut faire de terribles choix pour élire parmi ces malheureuses celles qui allaient pouvoir bénéficier de ce sursis inattendu. Nous étions en 1955 et l'on apprenait que les Anglais étaient en train de mettre au point une méthode révolutionnaire d'essais thérapeutiques.

Un beau matin, la secrétaire du patron convoqua toutes affaires cessantes les internes, les externes et les stagiaires dans la salle de réunion. Le professeur Harrison, le spécialiste anglais des essais thérapeutiques, de passage à Paris, avait été convaincu par Jean Hamburger de venir nous exposer les résultats de ses travaux.

Il nous rappela un fait bien connu des médecins et que nous appelions couramment entre nous « l'effet poudre de perlimpinpin » : la prescription d'une solution faite d'un peu d'eau colorée et de sucre (ou de sel) avait sur un grand nombre de patients autant d'effet qu'un véritable médicament, et cela au moins pour quelque temps. « Quand on teste l'effet d'une nouvelle thérapeutique, nous dit-il, il est capital de prendre en compte ce curieux phénomène. Pour réaliser ce projet, il faut diviser en deux groupes les malades sur lesquels on veut faire l'essai thérapeutique, un des deux groupes reçoit le médicament à l'essai, l'autre, l'équivalent de notre poudre de Perlimpinpin qu'il appelait « placebo ». Les malades ne doivent pas savoir s'ils ont reçu le médicament ou le placebo. Bien plus, nous dit-il, ni les infirmières ni les médecins soignant les patients et notant leurs réactions ne doivent être informés de qui reçoit quoi. »

Aucun d'entre nous n'était préparé à un tel discours, et notre étonnement fut grand. Il se transforma en une incompréhension totale à l'écoute de ce qui suivit : « Mes recherches, expliqua le professeur Harrison, m'ont indiqué que ces précautions, tout indispensables qu'elles fussent, n'étaient pas suffisantes. Pour pouvoir scientifiquement apprécier quelque chose d'aussi complexe que l'effet d'un traitement, il faut tirer au sort les patients qui entreront dans l'essai. »

Jean Hamburger, qui connaissait la méthode, joua les naïfs et simula une grande indignation : « Pourquoi fallait-il substituer le hasard au choix de médecins compétents ? Comment ne pas prendre en compte la gravité de tel ou tel patient pour le faire entrer dans un essai qui pouvait lui donner une chance de survie ? Que penser d'une telle méthode quand il s'agit d'un essai thérapeutique destiné au traitement d'une affection extrêmement grave, méthode qui va faire arrêter un traitement, certes impuissant à empêcher une issue fatale mais procurant un sursis par rapport à l'absence de traitement pour les sujets qui recevront un placebo ? Enfin, si le médicament à l'essai fait obtenir la rémission espérée, on en prive les malades du groupe placebo pendant des mois ! »

M. Harrison répondit avec un calme tout britannique : « Nous sommes évidemment nous-mêmes passés par les mêmes phases, mais on ne peut rien contre les résultats expérimentaux. Il est apparu sans aucune équivoque que le choix des médecins introduisait un biais considérable en raison des multiples paramètres psychologiques et certes inconscients qui guident les choix des humains. Quant à l'aspect apparemment antimédical, qui consiste à laisser pour compte tel ou tel malade, il ne peut faire le poids par rapport aux résultats statistiquement attendus de notre méthode. »

Nous restions sans voix et il fallut plusieurs dizaines d'années à notre formation cartésienne et gallicane pour finir par admettre le bien-fondé de cette méthode actuellement appliquée dans tout essai thérapeutique. L'argument statistique avancé par Harrison est certes irréfutable mais bien dur à accepter pour qui est dressé pendant des années à tout faire pour « son malade » !

À la sortie de cette conférence, mes trois externes me demandèrent mon avis sur cette espèce de révolution. Je leur retournai dialectiquement la demande et les priai de me donner leur avis.

Le premier qui osa le faire était un très remarquable preneur d'observations au style éblouissant et dont le graphisme délicat faisait mon admiration. C'était le fils d'un très haut hiérarque de la faculté de médecine, ce qui l'enhardit à prendre la parole. Probablement nourri de ce fait au traditionalisme, il était choqué par ce qu'il avait entendu et ne croyait pas que cela fût jamais appliqué en France. Il ne faut jamais jurer de rien, car cette méthode est maintenant bien insérée dans nos coutumes et mon jeune camarade, devenu professeur d'hématologie, la pratique toujours avec beaucoup d'efficacité.

Mon deuxième externe, devenu depuis professeur d'une discipline fondamentale dans ce même hôpital, n'avait pas d'idée très précise sur ce problème. Je n'avais jamais accepté ses invitations à l'une des grandes chasses que sa belle-famille organisait chaque semaine ! J'avais des remords à son égard ; je le semonçai donc de sa paresse mentale avec férocité.

Le troisième me faisait l'effet d'un consciencieux cheval de labour. D'origine paysanne, sa façon de porter sa blouse d'externe me rappelait irrésistiblement celle que nous portions à l'école communale de la rue Ampère où mon père avait décidé qu'il était bon pour un fils de banquier d'aller très tôt à la rencontre du peuple ! Les origines de mon jeune camarade expliquaient sa grande réserve dans ce monde de citadins que nous constituions. Cela ne l'empêchait pas « au demeurant » d'être un très remarquable externe, et j'avais été frappé par sa maturité d'esprit et ses capacités de réflexion. Comme il ne possédait pas correctement l'anglais, il me demanda de lui résumer ce qui avait été dit, incertain d'avoir totalement compris.

Après avoir écouté avec attention mon compte rendu, il déclara « qu'il n'avait aucune compétence pour donner une opinion sur ce qui nous préoccupait, mais par contre il voyait un problème qu'aucun d'entre nous n'avait évoqué : l'épuration sanguine procurée par le rein artificiel ne durant que quelques jours, faudrait-il la répéter chaque semaine ou tous les quinze jours pendant toute la vie des patients ? Étant donné le "cirque" que représentait déjà une séance de rein artificiel, qu'en serait-il demain si l'on considérait le grand nombre de néphrites chroniques en France ? »

Le jour suivant, Jean Hamburger répondit à notre questionnement. Il voyait comme avenir des perfectionnements du rein artificiel, sa multiplication et peut-être, ajouta-t-il, des greffes qui devaient rendre nos réserves obsolètes. Ses vues étaient prophétiques : le rein artificiel de 1955 s'est, au fil des années, extraordinairement perfectionné et miniaturisé. De multiples centres de dialyse quadrillent la France métropolitaine ainsi que les DOM-TOM. L'opération d'épuration a été sécurisée au maximum et constitue une espèce de routine pour les insuffisants rénaux en attente d'une greffe.

Depuis le premier essai effectué dans son service, en 1954, sur un jeune patient nommé Marius Renard et qui avait été suivi d'un rejet dramatique, le progrès des connaissances en immunologie a permis, dans un premier temps, une série de greffes aux réussites plus ou moins complètes selon le degré de parenté immunologique du receveur et du donneur. Ces progrès étaient dérivés d'une recherche fondamentale effectuée en France par Jean Dausset à qui elle valut le prix Nobel. Actuellement, à la suite de la découverte d'une substance quasiment miraculeuse, la ciclosporine, la tolérance en est pratiquement parfaite. Seule ombre à ce tableau, cette substance qui agit en diminuant le niveau des défenses de l'organisme et donc sa lutte contre les protéines étrangères contenues dans le rein greffé diminue aussi sa capacité de détruire des cellules devenant cancéreuses. Il en résulte l'apparition d'un nombre non négligeable de cancers chez les greffés ainsi traités.

Je crois que ce chapitre illustre bien l'extraordinaire mutation à laquelle, à différentes places, j'ai eu la chance insigne d'assister, mutation avec ses triomphes et aussi, mais cela semble être l'apanage de la vie, la survenue, à chaque avancée, de nouveaux obstacles comme l'apparition des cancers évoqués à l'instant ou encore la transmission par l'organe greffé de maladies virales encore inconnues comme cela fut le cas au début de l'épidémie de sida ou encore des hépatites C ou G.

En quittant le service Hamburger pour m'engager dans des recherches fondamentales sur l'hémoglobine, je ne pouvais pas prévoir que trente ans plus tard je retrouverais ces problèmes en présidant une commission de l'INSERM sur les « risques des thérapeutiques des greffes ».

Les maladies infectieuses

Les maladies infectieuses ont été les premières à être étudiées avec des techniques de biologie moderne qui y ont obtenu leurs premiers succès éclatants. Ce n'est pas par hasard que ces maladies constituèrent la première cible de ces recherches et cela en raison des calamités qu'elles représentaient jadis !

Mes premiers souvenirs concernant les maladies infectieuses remontent au plus profond de mon enfance. Ce sont ceux des redoutables épreuves de vaccinations dont nos aînés chargeaient à plaisir la description : crainte de l'aiguille, douleur en coup de fouet de l'injection, fièvre qui s'ensuivait et contraintes que le rite médical et familial imposait : le lit, le noir, la diète pendant plusieurs jours.

La saga de la famille et des proches était peuplée de drames infectieux : un de mes oncles était mort de pneumonie, une tante languissait de tuberculose, mon père avait perdu 30 kg lors de sa typhoïde. Dans les classes, parfois, un camarade disparaissait brutalement et l'on apprenait dans les couloirs qu'il avait été emporté par une méningite tuberculeuse. Jusqu'à l'apparition récente du sida, les générations actuelles ne pouvaient pas imaginer ce que ces périls représentaient alors.

Dès que l'on quittait Paris, de terribles histoires circulaient sur la pollution de l'eau et, de ce fait, nos vacances normandes ont gardé pour moi une inoubliable saveur de chlore, la notion que les fraises devaient être ébouillantées et les huîtres réservées à nos ennemis. Ma mère, qui avait sans doute une vocation contrariée de médecin, me contait longuement d'horribles histoires d'épidémies que, infirmière bénévole pendant la guerre de 1914, elle avait soignées. Son intérêt passionné et sa vocation contrariée l'avaient rendue particulièrement observatrice. De ce fait, dès l'âge de 5 ans, je connaissais parfaitement les signes de la fameuse grippe espagnole, due à un virus s'attaquant au système nerveux et en particulier au cerveau où il provoquait une encéphalite qui tua plus, pendant l'automne 1918, que ne le fit la guerre pendant deux ans. Guillaume Apollinaire, réchappé d'une blessure à la tête, devait quelques mois plus tard être emporté par cette grippe. Après avoir fait des ravages considérables, l'épidémie disparut aussi mystérieusement et rapidement qu'elle était apparue. Un tel phénomène n'est pas isolé et beaucoup reste à faire pour comprendre le destin des épidémies et plus généralement des maladies infectieuses, destin auquel un de nos rares prix Nobel de médecine, le pastorien Charles Nicolle a consacré un livre fameux. Je connaissais également tout du déroulement du tétanos ainsi que de ses modes de contamination, ce que nous appelons, dans le jargon médical, « l'étiologie ». Je savais que la terrible maladie était due à un horrible microbe ; j'appris plus tard le nom du criminel : le bacille de Nicolaïeff. Celui-ci traînait dans la terre, les clous rouillés et surtout le crottin de cheval. Dans mon enfance, ce dernier parsemait encore les pavés de bois de Paris et, en dépit de l'attirance que j'avais pour leur odeur, le risque obsédant du tétanos m'en écartait irrésistiblement. Bref, je savais qu'après une petite blessure légèrement souillée, les mâchoires se crispaient, puis tout le corps était soumis à des crises convulsives terribles au cours desquelles, dans d'horribles souffrances, le pauvre malade s'arquait sur son lit comme un possédé avant de mourir. Je suis probablement un des très rares rescapés du tétanos dont je présentai quelques années plus tard tous les symptômes dans l'heure qui suivit une blessure légère que je m'étais faite en franchissant une clôture en fil de fer barbelé qui entourait une prairie normande. Notre médecin de famille fut impressionné par le grand classicisme du trismus[5] que je présentai quelques heures après la blessure. Je n'appris que beaucoup plus tard que le trismus n'apparaît qu'après un délai de quatre à cinq jours, délai appelé « incubation ». Cette stupéfiante vitesse d'apparition d'un trismus chez un jeune garçon qui avait été vacciné dans des conditions normales l'intrigua. Les médecins de l'époque connaissaient les familles et avaient du temps pour les interrogatoires et pour la réflexion, dépourvus qu'ils étaient d'autres moyens d'investigation. Notre médecin savait que ma mère « avait fait la guerre » en fréquentant les hôpitaux militaires. Il s'enquit avec délicatesse de ce que je connaissais de la maladie. Comme je l'ai dit plus haut, j'en savais beaucoup. Je savais même que mon salut ne pouvait venir que d'une injection immédiate de sérum antitétanique. J'eus donc droit, dans la demi-heure, à une volumineuse injection, dont je soupçonne qu'elle n'était constituée que de sérum physiologique, ainsi qu'à un rappel de vaccin antitétanique. Cette petite histoire est assez caractéristique de ce que représentait encore la médecine d'entre les deux guerres.

À l'aube des temps modernes de la médecine, c'est-à-dire au moment où j'entamais mes études, la prévention de plusieurs maladies par la vaccination (variole, diphtérie, tétanos, typhoïde) était acquise grâce, notamment, à Pasteur et ses élèves. Cette panoplie était malheureusement insuffisante et ne couvrait qu'une faible partie des risques. De très nombreuses maladies dites infantiles – rougeole, varicelle, oreillons, scarlatine, rubéole – s'étaient jusqu'alors montrées rebelles à toutes les recherches. D'autres encore plus redoutables étaient également inaccessibles à la prévention. Pour n'en citer que les principales, naturellement la tuberculose et sa cousine germaine la lèpre, la syphilis et les autres maladies vénériennes ainsi que la poliomyélite, les hépatites, le paludisme et la dysenterie, entre autres. Leur prévention n'existait pas et, hormis pour quelques-unes, il n'y avait pas de traitement. Le domaine des maladies infectieuses constituait donc un des pôles brûlants de la pathologie.

C'est la situation qui existait quand, jeune externe en médecine, j'arrivai dans le temple des maladies infectieuses que constituait l'hôpital Claude-Bernard au nord de Paris. C'était un hôpital pavillonnaire, dont l'architecture avait été inspirée par les notions de contagiosité et d'asepsie, produits directs de la philosophie pastorienne. Les patients étaient donc séparés au maximum les uns des autres ; ici le pavillon des varioles, heureusement toujours vide, puis ceux des varicelles, des oreillons, des polios, des scarlatines, des coqueluches et des morbilleux (patients atteints de la rougeole). On espérait ainsi éviter les contaminations mutuelles et, à force d'efforts, on y parvenait souvent. Il en résultait un cérémonial très proche de celui de mes petits camarades qui avaient été enfants de chœur et qui m'avait empli d'admiration et de jalousie. Avant d'entrer dans un pavillon donné, nous devions enfiler des bottes de toile, mettre une calotte et une bavette. Cet équipement était ôté à la fin de la visite et un nouveau trousseau repris à l'entrée du pavillon suivant, et ainsi de suite. Il nous arrivait ainsi de changer six ou sept fois d'équipement au cours de la matinée.

Avec l'apparition des antibiotiques, ces manœuvres furent considérées par les nouvelles générations comme une espèce de rite magique et tombèrent en désuétude. Il en résulta l'apparition de germes résistant aux antibiotiques qui ont progressivement transformé les hôpitaux en niches écologiques pour des infections de plus en plus méchantes. Après nombre de réunions, symposiums et « conférences de consensus », on redécouvrit que la prévention était la meilleure méthode de lutte contre ces contagions hospitalières appelées « nosocomiales », et l'on remit en vigueur avec force circulaires la bonne vieille méthode de l'asepsie en croyant avoir fait une importante découverte !

Le premier souvenir que j'ai de ce passage à l'hôpital Claude-Bernard est celui des patients du pavillon des typhoïdes. L'approche de ces patients était terrible. Ces malheureux déliraient pendant des jours entiers, perdant leurs selles et leurs cheveux. La thérapeutique d'après-guerre était encore impuissante, elle comportait plus de compassion qu'autre chose. Il n'y avait strictement rien à faire qu'à attendre le résultat de la lutte entre la maladie et la bonne nature. À défaut de thérapeutique, la médecine d'alors avait développé à l'extrême les facultés d'observation. Les patients avaient bien cette langue desséchée que, dans nos manuels, on appelait « langue de perroquet ». Le pouls était bien bigéminé (une pulsation forte, une faible). Il y avait bien une efflorescence de légères macules (taches rouges) et la rate était perceptible mais peu développée. Chacun l'aura compris, la typhoïde était matière à un excellent entraînement aux concours et, après une phase de pitié vite émoussée, nous ne cherchions, à l'examen de ces patients, qu'à nous préparer au nôtre. Mais telle est la magie de l'image des hommes et des femmes en blanc que personne, à cette époque, ne doutait devoir sa guérison ou celle d'un être cher aux bons soins du personnel.

La guérison des typhoïdes fut, pour ma génération, un coup de tonnerre aussi percutant que la percée des Ardennes par les blindés de Guderian en mai 1940. Un jour on disposa d'un nouveau médicament appelé Chloromycétine et la typhoïde guérit puis disparut pratiquement de nos régions. Cette disparition, pour heureuse qu'elle fut, n'eut cependant pas le même retentissement que l'apparition d'autres antibiotiques et en particulier ceux dévolus à la tuberculose comme on le verra plus loin.

L'hôpital Claude-Bernard ne présentait pas seulement des tableaux particulièrement dramatiques comme celui des typhoïdes. Le pavillon des coqueluches constituait un autre modèle. Plusieurs vingtaines d'enfants y étaient parquées, toussant et vomissant à qui mieux mieux. Notre grande préoccupation était de détecter un éventuel poly-infecté. Quelles que fussent nos précautions il ne manquait pas d'arriver un coquelucheux qui, quelques jours plus tard, développait qui une rougeole, qui les oreillons ou une varicelle, ou plusieurs ensemble contractées avant son hospitalisation. Tous les enfants du pavillon devenaient alors suspects d'une surcontamination, ce qui jetait la consternation parmi le personnel car, avant l'époque des antibioti-ques, les pluricontaminés étaient particulièrement exposés à de graves complications et même après leur apparition, les otites étant monnaie courante.

Le stage dans ce pavillon fut ma première confrontation avec l'inégalité devant la maladie. Il n'y avait dans cette population d'hospi-talisés que des enfants issus de classes dites « économiquement faibles », enfants qui, les deux parents travaillant, ne pouvaient être soignés à domicile. À défaut des médecins que ce pavillon n'attirait guère, la surveillante, pleine de sagesse et d'impuissance, se chargeait de notre formation. Elle nous faisait remarquer les avanies subies par ces enfants. Ceux-ci restés chez eux auraient évité, pour l'immense majorité, les complications et les accidents dont nous étions les témoins. Un très grand nombre de sourds « malentendants » leur doivent leur infirmité. Aux économistes modernes de calculer si le coût social de ces infirmités ne dépassait pas très largement ce qu'aurait pu coûter à la société le maintien des mères au chevet de leurs enfants à domicile. Nous étions à la sortie de la guerre. L'influence du parti communiste était encore très grande. De nombreux membres du personnel en étaient membres ou sympathi-sants. Très curieusement, je n'ai pas gardé le souvenir que cet exemple vécu et connu ait été en quoi que ce soit utilisé pour soutenir les thèses du parti. Il est vrai que la bombe atomique n'était pas encore en possession de l'URSS, accaparant toutes les énergies du parti.

Quant aux maladies infectieuses, le tandem recherche fondamen-tale-recherche appliquée a, dans le domaine des vaccinations, fait merveille. Les vaccinations modernes sont plus efficaces qu'aupara-vant et surtout couvrent un champ beaucoup plus large permettant d'immuniser contre la coqueluche, la rougeole, le tétanos, les oreillons et la rubéole, entre autres. Ces vaccins sont soit des bactéries ou des virus tués, soit, grâce aux progrès de l'immunochimie moderne, ceux des facteurs de ces microbes ou de ces virus qui induisent quand ils font intrusion chez l'homme les mécanismes de reconnaissance d'une substance étrangère puis les mécanismes de défense. Ces vaccinations protègent très efficacement contre ces différentes maladies infantiles dont les patients atteints hantaient l'hôpital Claude-Bernard. Les bénéfices induits par ces disparitions sont immenses. D'abord en coût social et, à l'échelon individuel, elles entraînent bien des avantages. Une grande partie des surdités apparaissant au seuil du troisième âge étaient des séquelles de ces otites. Par ailleurs, il est probable que l'augmentation de la taille des jeunes générations leur en est également redevable, outre l'amélioration de l'alimentation et la diminution considérable des troubles digestifs du nourrisson. Mais il faut toujours, dans le domaine scientifique, réserver une part à l'inconnu : il est plus séduisant d'évoquer des phénomènes survenus à la fin de l'ère secondaire et qui auraient été à l'origine de l'apparition des espèces géantes telles que les dinosaures et autres diplodocus. Il est encore trop tôt pour conclure scientifiquement. Pour ma part, ce phénomène a été générateur de torticolis à force d'être obligé de lever la tête pour m'entretenir avec mes étudiants me dépassant au minimum d'une bonne tête.

Parmi ces vaccins pour maladies infantiles réputées bénignes, celui concernant la rubéole est à titre individuel l'un des plus importants. La rubéole est une maladie virale très fréquente n'entraînant que des manifestations discrètes chez l'enfant (ou chez le jeune adulte), un peu de fièvre, une très légère tuméfaction de la rate et une petite éruption, d'où son nom. La discrétion de cette maladie l'a longtemps fait classer parmi les légers inconvénients de la vie infantile, si bien qu'elle était souvent méconnue voire oubliée des parents. Après la guerre, on s'est aperçu que ce virus avait des effets quasi diaboliques sur le jeune embryon chez qui il entraîne des malformations diverses et considérables. La rubéole survenant chez la femme en début de grossesse est ainsi une véritable catastrophe. Après cette découverte, une contraction précoce de la rubéole a été favorisée, par exemple en faisant en sorte que les jeunes filles soient mises au contact d'enfants atteints. La vaccination développée depuis permet une couverture plus systématique.

Les études sur les embryopathies (accidents de développement de l'embryon) effectuées à propos du virus de la rubéole ont, depuis, été étendues à d'autres virus et nombre d'entre eux sont maintenant reconnus comme étant pathogènes pour le fœtus. Il y a là matière à réflexion sur l'intérêt à laisser faire parfois la bonne nature : la surprotection des filles pouvait les empêcher de contracter la rubéole dans leur jeunesse et être à l'origine de fœtopathies ultérieurement.

À l'hôpital Claude-Bernard, tout ne se résumait pas aux pavillons des maladies infantiles. Le pavillon central était le lieu magique où régnait le patron, le docteur Antoine Laporte. On remarquera que je ne l'ai pas appelé « professeur » car il ne l'était pas. À cette époque en effet, il y avait, d'une part la Faculté où les professeurs prodiguaient cours théoriques et travaux pratiques, et d'autre part les hôpitaux de l'Assistance publique de Paris (pour la capitale) dirigés par des chefs de service où les étudiants s'initiaient aux diagnostics et à la thérapeutique avec les malades hospitalisés. Le même personnage pouvait cumuler les deux fonctions, mais souvent ce n'était pas le cas. Ainsi pour ce qui était des maladies infectieuses, il n'y avait qu'un seul professeur alors qu'il y avait dans Paris plusieurs services. M. Antoine Laporte n'avait probablement pas fait ce qu'il fallait pour être professeur et n'était donc que chef de service. Démonstration de l'absurdité de ce système, ce fut le meilleur enseignant de tous ceux que ma génération eut l'occasion de connaître.

C'était un personnage hors du commun. Tout d'abord, il était fils de concierge, ce qui était unique dans la corporation des médecins des hôpitaux. Grand blessé de guerre, il en gardait des douleurs les jours de pluie, ce qui le rendait plus revêche qu'à l'accoutumée, et le faisait un peu plus traîner la jambe quand il arrivait dans le service. Cette guerre glorieuse était à l'origine de sa grande amitié avec le président Vincent Auriol, lui-même grand blessé de guerre et qu'il soignait avec affection, sans partager pour autant ses convictions politiques. Parfaitement éclectique dans ce domaine, Antoine Laporte soignait et fréquentait les plus grands du monde politique, du monde financier ou du monde tout court, mais il soignait également les dirigeants du parti communiste et c'est lui qui fit libérer de la Santé, pour complications diabétiques, le secrétaire général adjoint, Jacques Duclos. Ce dernier avait été emprisonné au cours d'une émeute à la place de la République suscitée par l'arrivée à Paris du général américain Ridgway qui avait commandé les troupes de l'ONU durant la guerre de Corée et qui bénéficiait à gauche du surnom de « Ridgway l'Assassin ». Ce doux surnom provenait du fait que les Coréens du Nord avaient accusé les Américains qu'il commandait d'avoir tenté de massacrer les populations civiles en parachutant des soupières contenant des soupes empoisonnées. Je me souviens encore de la photo d'une de ces soi-disant soupières dans *L'Humanité*. Ce que je ne me rappelle pas c'est si moi, nourri par mon père aux plus rigoureux des rationalismes j'avais ajouté foi à de pareilles fariboles. À distance et sachant ce que je sais maintenant de la duplicité des pouvoirs, ce qui était idiot n'était pas l'éventuelle tentative de guerre chimique contre des populations civiles mais tout simplement le type de vecteur présenté.

Quoi qu'il en soit, la bagarre à la République avait été exceptionnellement chaude, les matraques et les boulons avaient volé très bas, les arguments politico-policiers aussi. Un ministre de l'Intérieur vétérinaire et radical fit incarcérer Jacques Duclos pour flagrant délit de direction d'une émeute insurrectionnelle. Ce dernier fut arrêté alors que sa voiture était au voisinage de la République et contenait, outre le secrétaire général intérimaire, deux pigeons ! Ceux-ci furent accusés d'être des pigeons voyageurs destinés à téléguider l'émeute. La défense démontra qu'ils étaient destinés plutôt à voyager dans une casserole avec des oignons et des petits pois. L'autre partie n'était d'ailleurs pas en reste et, comme on l'a vu plus haut, elle brandissait les exemplaires de *L'Humanité* où était reproduite la photo des soupières empoisonnées. Tel était encore l'état émotionnel de la politique que chaque partie croyait dur comme fer aux énormes balivernes de sa propre propagande. Il me fallut beaucoup de temps pour comprendre la lassitude désabusée avec laquelle certains de nos grands aînés, dont M. Laporte, appréciaient ces palinodies.

Antoine Laporte faisait tous les jours la visite dans le pavillon central où était situé son bureau et celui de la surveillante générale. Celle-ci, une grande et majestueuse femme, sillonnait les couloirs telle une frégate de haute mer toutes voiles dehors. Elle était l'archétype achevé des surveillantes de l'époque qui approchaient toutes plus ou moins un profil spécifique, compromis de l'évolution au sens biologique du terme entre leurs origines prolétariennes et leur filiation professionnelle, les religieuses qui peu auparavant tenaient ce rôle. Elles avaient de celles-ci toute la nécessaire autorité. La touche laïque se manifestait par une coquetterie plus ou moins affirmée dans une mise soignée. Elles étaient souvent fardées ; on chuchotait qu'elles devaient leurs trois étoiles à des liaisons avec tel ou tel chef de service. Quoi qu'il en soit, elles étaient souvent amoureuses de leurs patrons. C'était le cas pour la surveillante de M. Laporte qui, de plus, le vénérait comme un dieu. Elle guettait dès le matin son arrivée qu'annonçait rituellement une sonnerie actionnée par le concierge de l'hôpital au passage de la voiture du maître. Elle se précipitait alors pour l'accueillir sur le perron du pavillon, lui ouvrir la porte, l'aider à revêtir blouse, tablier, capote et calotte. Il se laissait aider, gêné qu'il était par les séquelles de ses blessures de guerre. Nous ne savions pas si le fils de concierge qu'il était, approuvait cette attitude de servitude ancillaire.

La surveillante n'était pas la seule dévote de Laporte. Tous les externes étaient sous l'emprise de son extraordinaire charisme. Garçons et filles, nous éprouvions pour lui une adoration assez proche de cette espèce d'amour qui est en général l'apanage des adolescents que nous n'étions plus. Je pense que nous comptions beaucoup pour lui, compensant d'une certaine manière les avanies qu'il avait subies dans sa carrière. Par ailleurs, il avait de grands soucis familiaux, et je crois que nous jouions un peu un rôle de substitution.

Sa visite était extraordinaire. Il approchait les malades avec un mélange d'autorité et d'humanité qui agissait comme un tranquillisant sur eux. Il nous apprenait à les examiner systématiquement des pieds à la tête, quel que fût le motif de la consultation ou de l'hospitalisation.

Plus tard, appliquant cette même méthode j'ai, plus d'une fois, surpris mes propres patients en examinant leurs orteils alors qu'ils venaient consulter pour un mal de gorge. Plus tard encore cette même méthode globale m'a beaucoup servi au laboratoire pour examiner les appareils et détecter l'origine de leurs pannes.

Son interrogatoire des patients était une espèce de chef-d'œuvre. De l'interrogatoire on peut, en médecine, obtenir une quantité incalculable d'informations utiles, mais il doit être mené de façon à ne pas alarmer un malade inquiet et aux aguets d'un diagnostic alarmant. Il doit être également neutre de manière à ne pas orienter des réponses dans un sens confortant un diagnostic que l'examinateur aurait déjà dans sa tête. C'est l'une des grandes difficultés de l'art médical.

Pour les maladies infectieuses et les fièvres inexpliquées, cet interrogatoire était d'une valeur particulièrement importante et nous assistions, fascinés, à l'émergence du diagnostic sortant de la bouche du patient grâce à la baguette magique de Laporte qui faisait remonter la cause d'un abcès du poumon à une partie de pêche sous-marine avec inhalation malencontreuse d'un peu d'eau de mer, ou une fièvre bizarre à un voyage gastronomique récent en Corse où un abus de fromage de chèvre avait entraîné une contamination par la redoutée mais rare fièvre de Malte.

Dans la recherche des origines d'une fièvre, la palpation de la rate est un acte clé. Laporte la pratiquait avec un art qui tenait de la magie. Cet organe, petit, mobile, assez mou, se dissimule derrière les dernières côtes de la partie gauche de la cage thoracique. Jusqu'alors nous avions appris à rechercher son éventuelle tuméfaction par une palpation de l'abdomen sans précaution particulière. Le résultat était le plus souvent négatif car les muscles de la paroi abdominale se raidissent sous l'effet d'une palpation sans ménagement et font écran devant la rate. Laporte nous apprit ses secrets et c'est avec une joie quasi enfantine qu'après quelques essais, sous son contrôle, nous sentions le frôlement délicat d'une rate légèrement hypertrophiée venir au bout de nos doigts. Quarante ans plus tard je suis encore capable de détecter ainsi la plus discrète des splénomégalies.

La visite se poursuivait. Parfois Laporte évitait un lit. C'était celui d'un patient atteint d'une maladie incurable : cancer, leucémie ou infection au-delà de toute thérapeutique. Ce champion de la guérison ne supportait pas l'idée de l'échec et s'en détournait comme s'il en était responsable.

La visite se terminait par un cérémonial unique. Nous nous rassemblions dans son petit bureau dont les murs étaient couverts de tableaux noirs. Chacun d'entre nous devait alors mettre en quelques mots les signes essentiels d'un patient que nous avions vu avec lui, énumérer les diagnostics suggérés par l'examen, identifier la conduite à tenir, les examens à demander, les spécialistes à consulter, les traitements d'urgence à entreprendre. À la fin de nos exercices, il regardait les résultats de nos élucubrations d'un air impassible et donnait le corrigé du problème. Nous étions stupéfaits de voir tout s'ordonner avec une logique cartésienne, le diagnostic jaillir sans aucune ambiguïté et le traitement en découler. Dans sa jeunesse Laporte avait lu les mémorables aventures du héros de Maurice Leblanc, le journaliste détective Rouletabille, celui-là même qui avait été capable de résoudre le fameux « mystère de la chambre jaune ». La technique de ce champion était de « suivre le bon bout de la raison » et Laporte nous recommandait d'en faire de même et nous en montrait le chemin.

Notre extase était de courte durée. La médecine hospitalière de l'époque ne se pratiquait pas à « plein temps ». Les patrons devaient aller « faire leur clientèle en ville ». Pour ce faire Laporte s'éclipsait à l'anglaise par une petite porte qu'il avait fait percer à l'intérieur de ses toilettes. Il me fallut un certain temps, et l'application de la méthode de Rouletabille, pour comprendre comment, après avoir pénétré dans les toilettes sous notre nez, il n'en ressortait jamais tandis que sa Rover noire, don de la présidence de la République, avait mystérieusement disparu.

Je passai un an comme externe puis six mois comme interne dans ce service. Avec le recul, quatre épisodes remontent de ma mémoire. Telle cette patiente dont j'eus comme externe à rédiger l'observation car elle avait abouti dans l'un de « mes lits ». C'était une femme aux cheveux gris, d'apparence assez banale. Elle souffrait tellement du ventre que je n'arrivais pratiquement pas en faire un examen correct. Chaque essai de palpation de ma part déclenchait un accroissement des douleurs et cette contraction des muscles abdominaux que l'on appelle « défense ». Son interrogatoire était surprenant. Elle me racontait entre deux sanglots qu'elle avait été l'objet à maintes reprises de tels épisodes qui avaient entraîné nombre d'hospitalisations et plusieurs interventions chirurgicales exploratrices dont témoignaient des cicatrices sur son abdomen. On lui avait, me disait-elle, enlevé la rate, une partie de l'estomac et plusieurs longueurs de l'intestin, et les crises se répétaient toujours.

Le sujet me passionna. Je mis tout mon savoir-faire à rédiger cette observation que je concluais, comme cela était de mise dans ce service, par des hypothèses sur l'origine des troubles. La diversité des organes précédemment impliqués, l'inefficacité des traitements authentifiée par les récidives, me forçaient à chercher des causes peu fréquentes qui avaient dû échapper aux chirurgiens qui l'avaient opérée. Il devait s'agir d'une cause médicale, car chacun savait à l'époque le dédain des chirurgiens pour tout ce qui ne ressortissait pas à leur domaine, cancers, ulcères ou traumatismes !

En réfléchissant, il me revint à l'esprit un article que j'avais lu sur une maladie rare et très peu connue en France, dite « maladie périodique ». Le tableau que cet article décrivait ressemblait beaucoup à celui que présentait la patiente. Je lui demandai si par hasard elle n'appartenait pas à l'ethnie juive tunisienne au sein de laquelle cette maladie semblait, d'après l'article, être confinée. Sa réponse positive m'inonda de joie et c'est avec le sentiment d'être porté par des ailes que je lus mon observation, au pied du lit de la patiente devant mon maître, ses assistants et la cohorte des internes et des externes du service. Au fur et à mesure que j'avançais dans ma lecture, je ressentais « physiquement » l'étonnement, l'admiration puis la jalousie d'une partie de l'auditoire. Laporte, lui, restait impassible. Quand j'eus terminé, il nous demanda de le laisser seul avec la patiente. Quelques minutes plus tard, la porte s'ouvrit et Laporte, accompagné de ma patiente soudain totalement guérie se dirigea vers le bureau de la surveillante : « Vous pouvez faire sortir la dame », déclara-t-il à nos oreilles abasourdies, tandis qu'il nous faisait entrer dans son bureau. « Monsieur Rosa, me dit-il en me regardant sévèrement, je crois que vous n'avez pas observé les règles que je croyais vous avoir enseignées. Qu'avez-vous observé sur son dos, son cou, ses bras ? » Hypnotisé par son ventre douloureux et cicatriciel, j'avais omis de faire cet examen général et systématique. « Si vous aviez appliqué la règle du bon bout de la raison, vous n'auriez pas conclu à l'incompétence de vos maîtres chirurgiens mais compris qu'il s'agissait d'une malade atteinte d'un syndrome clinique bien particulier qui lui fait désirer par-dessus tout d'être reconnue pour un cas médical extraordinaire, et cela en dépit des mutilations qu'elle subit et que peut-être finit-elle par aimer. En conclusion, me dit-il, d'un point de vue somatique c'est une simulatrice, quant au point de vue mental il ne me regarde pas car je ne suis pas psychiatre. » Nous étions médusés et naturellement personne n'osa lui demander comment il avait abouti à ce diagnostic, mais pour nous cela tenait de la divination. Lors de l'enterrement de mon maître, bien des années plus tard, je rencontrai notre surveillante. Nous parlâmes du bon vieux temps et je lui remémorai cette scène fabuleuse, m'étonnant encore de la puissance déductive de Laporte. Elle me tapa doucement sur le bras en me disant : « Puisqu'il a disparu, je peux vous donner la clé du mystère. Laporte avait bonne mémoire et, quand il vit cette malade, il se souvint qu'elle lui avait déjà fait le coup des années auparavant dans un autre service. »

Autre souvenir, celui du jeune instituteur roux qui arriva un beau matin, comateux, dans un de mes lits. J'étais à ce moment-là interne, situation paradoxalement moins exaltante que celle que j'avais connue comme externe dans le même service. Certain désintérêt pour des gens moins vierges que ne l'étaient ses externes, réaction d'un vieux lion devant l'arrivée des jeunots aux dents longues qu'étaient les internes, Laporte n'avait plus à notre endroit ce comportement bourru, mais attentionné que j'avais tant aimé pendant mon stage d'externat chez lui. Le diagnostic de l'affection qui avait amené l'instituteur à Claude-Bernard était, malheureusement, évident. Il avait une méningite non purulente et des images radiologiques pulmonaires signant de façon non équivoque la forme la plus grave de tuberculose. Cette forme, beaucoup plus rare que les tuberculoses pulmonaires ou osseuses classiques, équivalait, au début de mes études, à un arrêt de mort. L'apparition de la streptomycine vers les années 1946-1947 avait permis de réviser ce pronostic sans appel en ce qui concernait les méningites isolées mais non la forme de notre instituteur. Connaissant la répugnance de mon patron à « perdre du temps » devant les cas sans espoir, je me bornai à lui en parler dans son bureau. « Vous êtes naturellement sûr de votre diagnostic ? me demanda-t-il à la fin de mon exposé, et d'ailleurs, ajouta-t-il, les radios que vous montrez en font foi. » Cela dit, il eut une brève conversation téléphonique à la suite de laquelle il me demanda si je pouvais me libérer de mon travail de laboratoire pendant un ou deux jours. « Un grand laboratoire suisse où j'ai

quelques amis voudrait, pour les cas analogues à celui de votre instituteur, essayer un nouvel agent chimique qu'ils viennent de synthétiser.
Il est très actif sur le BK[6] dans les tubes à essais, mais on n'a pas encore
de certitudes pour l'homme. Il y a urgence, conclut-il, je vous demande
donc d'aller chercher le médicament à Orly cet après-midi et de revenir
pour l'administrer immédiatement. De plus, comme nous ne connaissons pas ses effets, il faudra que vous le surveilliez pendant les
prochaines heures. » À une époque où l'on reçoit à domicile en
douze heures, par l'intermédiaire d'une messagerie privée, un objet
venant de la partie la plus éloignée du monde, le processus indiqué par
M. Laporte peut sembler incompréhensible mais, à l'époque, l'Assistance publique n'avait pas prévu qu'il pouvait être nécessaire d'aller
chercher un échantillon dans un aéroport lointain et il fallut donc un
bac + 10 pour négocier avec le service des Douanes, à l'époque non
rompu à ce genre d'arrivée. Les souhaits de mon maître étant naturellement des ordres, à 3 heures de l'après-midi mon patient recevait sa
première injection et le surlendemain matin, assis dans son lit, il lisait
le journal[7] !

Laporte, au cours de la visite, nous fit alors ce discours : « Mes
enfants (locution qu'il utilisait quand il était satisfait, c'est-à-dire rarement), vous venez d'assister à ce que les gazettes vont qualifier de
miracle. C'est à mon avis beaucoup plus, c'est une révolution. Ma
médecine a donné tout ce qu'elle pouvait mais, comme vous le voyez
à propos de ce type d'affection, elle n'était que descriptive et contem-
plative. Les jeunes gens méritants travaillant dans les laboratoires (ce
message codé m'était adressé) ont en leurs mains le sort de la médecine de demain et naturellement celui des patients. » Il était en veine
d'épanchement ce jour-là, probablement en raison de la guérison
quasi miraculeuse de notre instituteur. « Sans vouloir jouer les
prophètes, ajouta-t-il, et bien que je n'aie eu que des rapports quasi
inexistants avec la chimie et ses paillasses, je pense que les maladies
infectieuses qui sont intervenues avec autant de fureur dans nos
sociétés que les guerres, ne seront plus qu'un chapitre de l'histoire
ancienne de la médecine quand vous exercerez. Cet hôpital même, fief
des maladies infectieuses, sera banalisé ou même disparaîtra. » Il y
avait dans ces propos une vision fulgurante de l'avenir, car dans les
années 1960 son pronostic se révéla exact et l'hôpital, faute de
patients, fut mis en veilleuse par l'Assistance publique avec à la clé sa
destruction programmée. Mais, les Grecs le savaient déjà, seuls les
dieux voient l'avenir « et encore ! », murmuraient déjà d'horribles
iconoclastes à l'époque d'Aristote. L'hôpital Claude-Bernard, sur le

point d'être détruit, fut brusquement réhabilité dans les années 1983-1984 pour accueillir le flot croissant de malades atteints du sida, aucun autre hôpital à ce moment-là ne possédant l'infrastructure nécessaire.

Avant de quitter le box de notre instituteur Laporte ajouta : « Qu'avez-vous remarqué de particulier chez ce patient, chère fille ? », dit-il à l'une des externes dont probablement il appréciait le charme juvénile. Elle ne sut que répondre. « Eh bien, dit-il, il est roux et il a été remarqué que les gens jeunes roux font plus que les autres ce genre de tuberculose. » Les études épidémiologiques n'existaient pas à l'époque et ce type d'observation ne reposait que sur l'expérience de cliniciens avertis. Mais actuellement la notion empirique de « terrain » trouve sa confirmation au niveau moléculaire et il n'est pas impossible qu'avec le décryptage du génome, on puisse trouver des raisons moléculaires à cette association entre rousseur et sensibilité particulière au bacille de Koch.

La remarque de Laporte concernant la fréquence de la « miliaire tuberculeuse » chez les roux soulevait un problème que l'état des connaissances scientifiques de l'époque était incapable de résoudre : celui du « terrain » dans les maladies. Bien des années plus tard, les travaux de recherches immunologiques fondamentales effectuées par Jean Dausset devaient permettre de commencer à en concevoir les mécanismes de base. Jean Dausset avait décrit, ce qui lui valut le prix Nobel, les groupes tissulaires dits « HLA », présents dans toutes les cellules de l'organisme, analogues aux groupes sanguins pour les globules rouges. Cependant, alors qu'il n'y a qu'un nombre très limité de groupes sanguins, chaque individu a son propre groupe HLA différent de celui de toute autre personne. Nous avons déjà vu l'implication de ce phénomène dans les greffes d'organes à propos des greffes de rein. Il y a cependant des groupes qui sont communs à plusieurs personnes et l'on a remarqué que certains groupes sont retrouvés avec une relative fréquence chez des sujets sensibles à telle ou telle affection. Le décryptage du génome, ici encore, permettra d'identifier les molécules qui constituent le support de cette notion de terrain.

Un autre cheval de bataille de Laporte était le tétanos. L'évocation fréquente de cette maladie souligne le rôle qu'elle jouait en médecine, en raison de sa fréquence, et du caractère affreux des souffrances des sujets qui en étaient atteints. Laporte, qui avait eu la charge de très nombreux cas durant la guerre, se battait avec obstination contre cette maladie. À son instigation, les tétaniques étaient placés dans une obscurité totale, tout au fond du service, de sorte qu'ils soient soumis à un minimum de bruits. Les accès convulsifs de cette maladie étaient en effet déclenchés par l'une quelconque des stimulations sensorielles, bruits, lumières, touchers. Ils étaient de plus traités au chloral, une espèce d'anesthésique censé les plonger dans une torpeur bénéfique. En fait, ces pauvres moyens n'empêchaient pas les accès de contractures de se produire et le plus souvent d'entraîner une mort par asphyxie due à des spasmes prolongés des muscles respiratoires. La salle de garde de l'hôpital Claude-Bernard était l'une des plus petites de Paris, le nombre des internes n'y dépassant pas la dizaine. Cette situation ne se prêtait guère aux joyeusetés des grandes salles de garde et l'on y discutait plutôt de diagnostics et de traitements. Il n'y avait que deux services de médecine à Claude-Bernard : le nôtre et celui du professeur Mollaret, notre voisin. Ce patron n'avait pas la réputation de fin clinicien qu'avait Laporte, mais cependant il avait été choisi par le précédent titulaire de la chaire de maladies infectieuses comme son successeur. Pour Laporte, il faisait donc partie de la cohorte méprisée et honnie des « bonnets carrés de la Faculté ». C'est dire que la coexistence n'était rien moins que cordiale et l'interaction entre les deux services se résumait à la cohabitation de leurs internes en salle de garde. Souvent les serviteurs épousent les querelles de leurs maîtres, et durant l'année que je passai comme externe à Claude-Bernard je ne mis pas les pieds dans le service voisin. Le hasard fit que quand j'y revins comme interne, un de mes meilleurs camarades était interne chez le professeur Mollaret. La barrière dès lors n'existait plus et l'après-midi j'allais « regarder par-dessus le mur » dans le service de mon camarade. À un mètre des limites du mien, je me crus dans un autre monde qui me rappelait celui que j'avais connu en réanimation rénale dans le service Hamburger.

On y effectuait en effet une réanimation respiratoire[8] des polio-myélitiques qui, ayant une paralysie des muscles respiratoires, ne respiraient qu'à l'aide d'un poumon artificiel. Je vis également un traitement révolutionnaire des tétaniques. Ils étaient également placés dans un poumon artificiel pendant la période où ils recevaient du curare, un poison qui découple les muscles, et en particulier respiratoires, de leurs commandes nerveuses. Le curare supprimait les crises de contractures et ce traitement permettait d'attendre que la neurotoxine tétanique ait été détruite par les défenses de l'organisme.

Ce comportement tout à fait novateur était en fait une véritable recherche à laquelle s'adonnaient avec passion les deux assistants du service et un interne en pharmacie qui pratiquait pour eux les dosages. Ayant déjà un pied dans le monde de la recherche et entraîné à ce genre de démarche par mon passage dans le service Hamburger, je regardais avec le plus vif intérêt ce qui se passait dans ces lieux.

Enthousiasmé par ce que je venais de voir, j'en parlai le lendemain à mon patron qui, à ma grande surprise, critiqua de façon féroce le procédé que j'avais vu. « Ces gens-là, nous dit-il, sont de véritables barbares qui utilisent leurs malades comme des animaux d'expérience pour en tirer quelque gloire. Ce n'est pas avec des machines que l'on aidera ces patients mais en permettant à la bonne nature de prendre le dessus. » Venant du service du rein artificiel, je ne pouvais admettre un tel message, mais à l'époque, l'écart était tel entre le patron et ses internes que je ne pouvais pas répliquer.

Quelques semaines plus tard, en faisant ma contre-visite un après-midi, je trouvai un tétanique qui venait d'être hospitalisé dans le service. Nonobstant toute la considération que j'avais pour Laporte je fis transférer le patient dans le service voisin malgré la violente opposition de la surveillante qui y voyait un crime de lèse-majesté. Je m'attendais à une tempête le lendemain matin. Lorsque la visite passa devant le lit vide de mon patient Laporte se tournant vers la cohorte qui l'accompagnait déclara simplement : « M. Rosa a cru bon de mettre ce patient dans les mains des machinistes. Je souhaite pour le malade et pour lui que l'évolution soit favorable. » Elle le fut et il n'y eut plus jamais d'allusion à cet épisode mais je crois que, comme le disent les psychanalystes, j'avais dans une certaine mesure commencé à tuer le père.

Si le tétanos m'avait apporté un motif de contester l'infaillibilité de mon maître, il n'en était pas de même pour le traitement et la guérison de l'endocardite d'Osler, maladie inexorablement mortelle avant la pénicilline, et encore redoutable à l'époque que j'évoque.

L'endocardite d'Osler est due à la fixation et à la prolifération de germes très fréquemment rencontrés au niveau de plaies ou d'infections banales, les streptocoques, ainsi appelés parce que, au microscope, ils apparaissent comme de petites chaînes. Dans l'endocardite d'Osler, ces germes se fixent sur les valvules cardiaques porteuses de séquelles d'une autre maladie cardiaque, le rhumatisme articulaire aigu. Ces valvules sont de minces membranes résistantes siégeant entre les différents compartiments du cœur et à l'arrivée (ou à l'origine) des gros vaisseaux, aorte et veines caves, amenant ou emmenant le sang du cœur. Elles servent, en se fermant ou en s'ouvrant, à isoler temporairement tel ou tel secteur et jouent le même rôle que les soupapes d'un moteur à explosion. Leur efficacité, de même que pour ces dernières, tient à la qualité de leur étanchéité. Les streptocoques fixés sur ces valvules génèrent des lésions qui diminuent progressivement leur étanchéité. De plus, une partie des colonies microbiennes, du fait de leur localisation, peut se trouver emportée par le torrent circulatoire, créant une septicémie transitoire suivie de la greffe d'un foyer infectieux à distance. Le déroulement relativement lent de ce processus le rendait particulièrement dramatique, le patient mourant à petit feu. Avant l'introduction de la pénicilline, un tel diagnostic équivalait donc à un arrêt de mort. Au début de son introduction, quelques doses suffisaient à juguler la maladie. Rapidement l'affaire se compliqua du fait de la résistance de certains germes et les échecs devinrent nombreux, sauf dans le service Laporte. Notre maître avait une espèce de compréhension quasi surnaturelle du comportement de ce type de microbes. Il avait très rapidement intégré la bonne façon d'utiliser les antibiotiques et, avec le concours de son ami Reilly, trouvait toujours la recette idoine pour terrasser l'ennemi. Cette qualité lui était reconnue et les malades atteints d'Osler affluaient dans son service.

Pendant notre séjour à l'hôpital Claude-Bernard, nous eûmes droit à quelques conférences prodigieuses données par un de ceux qui étaient à l'origine de ce progrès thérapeutique majeur. Cette faveur particulière était probablement liée à la présence dans le laboratoire de bactériologie de l'hôpital d'un très singulier personnage : M. Reilly. C'était un homme haut et sec, avec le faciès rougeaud de l'Irlandais qu'il était et doté d'une humeur de dogue plutôt britannique. Reilly était une espèce de Léautaud scientifique, personnage attardé de l'épopée pastorienne. Célibataire, il habitait dans son laboratoire. Misanthrope, il méprisait tout le monde et en particulier la gent médicale, Laporte excepté. C'était un bactériologiste hors pair. Il avait inventé un dispositif particulier[9] pour faire pousser les germes délicats, anaérobies, c'est-à-dire ceux qui se développent en absence d'atmosphère et sont particulièrement difficiles à mettre en évidence. À chaque renouvellement d'internes, il venait en bougonnant mettre « la chose » entre les mains des nouveaux venus et faisait une démonstration de la technique à employer. Gare à celui qui n'avait pas saisi les finesses de cet art. Des germes contaminants apparaissaient dans la culture et le père Reilly surgissait alors en brandissant de manière vindicative la preuve de l'incurie du maladroit.

J'ignore si, avec l'industrialisation des procédés diagnostiques, les fameux longs tubes de gélose au sang existent toujours, mais ils étaient la preuve de ce qu'avait encore d'artisanal la pratique de laboratoire au milieu du XXe siècle.

Reilly avait, par ailleurs, effectué des travaux de renommée internationale sur le déterminisme de certains grands accidents survenant au cours des septicémies ou de la typhoïde. Ces travaux mettaient en cause d'éventuelles toxines libérées par les germes et agissant sur la partie du système nerveux qui contrôle le diamètre des petits vaisseaux capillaires irriguant le corps.

C'était donc la qualité scientifique de ce pastorien d'un autre âge qui attirait à l'hôpital Claude-Bernard les plus grands bactériologistes mondiaux, et c'est ainsi que nous eûmes droit à une conférence délivrée par le professeur Chain, le chimiste qui purifia la pénicilline et en permit l'utilisation médicamenteuse que l'on sait.

La pénicilline est une petite molécule synthétisée par une moisissure appelée *Penicillium notatum*, d'où son nom, genre de pourriture verdâtre que l'on voit apparaître sur des citrons qu'on laisse moisir. Dans les années 1930, un très grand bactériologiste britannique, le professeur Fleming, avait remarqué que sur une culture de staphylocoques accidentellement contaminée par cette moisissure, les microbes dépérissaient. Cette découverte était due au plus grand des hasards. La moisissure en question avait très probablement été amenée par le vent depuis un laboratoire situé à un autre étage du bâtiment où l'on travaillait sur les moisissures. Ce premier hasard s'enchaîna avec un deuxième, à savoir que Fleming travaillait justement sur les mécanismes capables de s'opposer au développement des germes. C'était en effet un spécialiste du « lysozyme », une molécule présente en particulier dans les larmes et douée de propriétés bactéricides. Fleming avait donc toutes les compétences requises pour remarquer l'effet du *Penicillium*. Il publia son observation puis s'en retourna à son sujet principal de préoccupation, le lysozyme. Sa publication faisait savoir qu'autour du *Penicillium notatum* le staphylocoque ne se développait pas. Il en déduisait que le *Penicillium* devait produire une substance diffusible inhibant le développement microbien, c'est-à-dire un antibiotique. Le savoureux de l'histoire est que Fleming publia cette découverte de façon tout à fait litotique. Il n'annonçait pas la découverte d'un antibiotique, il décrivait simplement une méthode très efficace pour obtenir des cultures de *Bacillus influenzae* non contaminées par d'autres microbes ! Bien avant l'attribution des prix Nobel aux découvreurs des oncogènes, attribution qui suscita quelques remous en France, l'attribution du prix Nobel à Fleming (conjointement à Chain et à Florey) entraîna quelques médisances. Certains crurent bon de murmurer que Fleming était passé complètement à côté de la pénicilline et que celle-ci n'était l'enfant que du seul Chain. Propos en l'air et autant en emporte le vent – le vent qui, quant à lui, joua, comme on l'a vu sans aucune discussion possible, un rôle majeur dans cette découverte. Mais a-t-on jamais attribué un prix Nobel au vent ?

Quoi qu'il en soit, après la publication de Fleming, l'épopée de la pénicilline stagna pendant plus de dix ans jusqu'à ce qu'un pathologiste anglais d'Oxford, Florey, et un chimiste allemand, Chain, fuyant les lois racistes et réfugié à Oxford, s'emparassent du problème. La conférence de Chain était passionnante mais, si dans la conversation courante il parlait en bon français comme c'était souvent le cas des savants originaires d'Europe centrale, sa conférence demandait beaucoup d'attention car, formé à s'exprimer en allemand et en anglais scientifiques, il était obligé de traduire et souvent d'inventer des néologismes en français. Il nous raconta comment, arrivant à Oxford, il étudia en chimiste, car telle était sa formation, les extraits de *Penicillium notatum*. S'étant aperçu que c'était un mélange de plusieurs composés, il décida d'essayer de les séparer les uns des autres et de rechercher quel ou quels étaient celui ou ceux qui étaient doués de cette activité antimicrobienne décrite par Fleming. Travaillant déjà au laboratoire, j'étais un peu averti des concepts qu'il développait mais je n'étais cependant pas conscient de la nature des problèmes qui s'étaient posés une vingtaine d'années seulement auparavant. Chain nous raconta qu'au moment où il avait entrepris ce travail, la séparation de différentes molécules biologiques dans un broyat de champignons était tout à fait aléatoire. On ne disposait, nous dit-il, que des méthodes utilisées dans l'industrie sucrière, c'est-à-dire faire précipiter[10] chacun des corps les uns après les autres en utilisant des sels de sodium ou de potassium à des concentrations différentes. Après de multiples tentatives infructueuses, il s'apprêtait à changer de sujet quand il apprit que deux chercheurs anglais d'un laboratoire voisin venaient de mettre au point une méthode d'isolement des molécules biologiques, révolutionnaire et d'une simplicité biblique.

Ces chercheurs, Martin et Synge, lui montrèrent que si l'on déposait un mélange de plusieurs substances colorées sur une feuille de papier à dessin et que l'on trempait le bas de celle-ci dans un liquide, les différents colorants se déplaçaient vers le haut avec des vitesses différentes pour chacun d'entre eux. Le procédé permettait ainsi de les distinguer, de les purifier et de les récupérer. C'était la « chromatographie sur papier », qui fit faire des pas de géant à la recherche biologique.

Chain, et c'est peut-être là que siégeait son génie, avait immédiatement saisi le parti qu'il pouvait tirer de cette technique et l'ayant appliquée sur-le-champ à son mélange, il obtint différentes taches ayant une activité antibiotique. C'étaient des pénicillines. Il purifia totalement la plus active d'entre elles qui devint la « pénicilline M », notre pénicilline.

Ce qu'il nous dit, en guise de conclusion, mérite d'être entièrement évoqué. Ce savant admirable, qui mettait en garde contre le danger des prédictions scientifiques, s'autorisa néanmoins à le faire. Il ne croyait pas, nous dit-il, en la découverte de nouveaux antibiotiques et ne voyait, comme développements ultérieurs, que l'accroissement des rendements de fabrication de la pénicilline. Là réapparaissait sa spécialité, celle de chimiste organicien. La suite des événements se chargea heureusement d'invalider totalement sa prédiction. Le développement de plusieurs variantes de pénicilline mais aussi la découverte de nombreux autres antibiotiques confirmèrent en effet combien il était dangereux, même pour un prix Nobel génial, de se livrer à des prédictions.

De retour auprès de nos malades, les staphylocoques et autres streptocoques nous paraissaient totalement à notre merci, ce qui n'était pourtant pas le cas. L'avenir se chargea en effet de démontrer les pièges de la biologie : l'apparition de germes résistants à la pénicilline puis aux autres antibiotiques qui nécessita des recherches de plus en plus poussées.

Déjà, pourtant, Antoine Laporte nous mettait en garde contre leur emploi abusif. Le traitement par la pénicilline des staphylococcies cutanées autrefois appelées « furoncles » était l'un de ses chevaux de bataille. Les furoncles et leurs formes graves, les anthrax, existent encore. Leur fréquence, leur importance, leur gravité n'ont cependant plus rien de comparable avec ce qu'il en était à cette époque. La France sortait de la guerre. Le savon, sans être rare, n'était pas encore un objet de très grande consommation aux énormes budgets publicitaires, et, disons-le clairement, l'hygiène corporelle était, en France, loin derrière celle des pays dits « développés » comme les pays nordiques, anglo-saxons ou allemands. Bref, le Français moyen était loin de prendre une douche quotidienne. Paradoxalement, Antoine Laporte s'en réjouissait. Il professait une étrange théorie sur l'origine de la furonculose, c'est-à-dire l'existence simultanée chez un même individu de plusieurs furoncles et la prolongation interminable de cet état de choses. À peine un furoncle était-il guéri qu'un autre apparaissait. L'affection était très pénible et source de graves complications : les staphylocoques à l'origine de ces furoncles pouvaient se propager à des organes comme le poumon ou le rein, y créant de très graves foyers d'infection.

Différentes théories étaient en vogue pour expliquer la permanence de cette infection cutanée. Certaines évoquaient un défaut de défense de l'organisme, une espèce de carence immunitaire. D'autres mettaient en cause un diabète insidieusement caché. À défaut d'avoir des preuves confortant ces hypothèses, on tâchait de les confirmer *a posteriori* en traitant les causes supposées. Certains patients, nullement diabétiques, recevaient ainsi de l'insuline qui, à défaut de les guérir, provoquait de sévères accidents. À d'autres, on prodiguait sérums et vaccins antistaphylococciques parfaitement inefficaces car tous les germes ne se prêtent pas à la production de vaccins ou de sérums, et c'est le cas du staphylocoque.

Tout cela stimulait la verve de Laporte et son mépris pour « les professeurs à bonnets carrés de la rive gauche », dont il n'était pas et qui, pour lui, étaient des ânes. Il nous le démontrait avec la simplicité et la rigueur d'un Descartes et d'un Claude Bernard. « Regardez, nous disait-il, où sont localisés la plupart des furoncles chez les malheureux atteints de soi-disant furonculose : souvent au niveau de la face, du cou et des fesses. Ce sont des endroits soit à friction (et c'était vrai pour le cou des hommes enserré dans des cols durs), soit des endroits que la main atteint facilement et où l'on se gratte. Les staphylos ne se propagent donc pas par voie sanguine, ce qui se serait signalé par des frissons à chaque passage, mais tout simplement par la main du sujet qui se contamine au niveau du furoncle et va ensemencer ici et là. » Il en déduisait un traitement singulièrement décalé par rapport à la conférence de M. Chain. « Point n'est besoin, disait-il, de thérapeutique lourde ou totalement incongrue, il faut du bon sens. Il faut enduire le premier furoncle apparaissant avec de la teinture d'iode, puissant antiseptique qui pénètre à l'intérieur de la peau, puis recouvrir le furoncle d'un pansement le plus étanche et hermétique possible, une espèce de catafalque en quelque sorte, et n'y plus toucher pendant plusieurs semaines. » Naturellement, le bain et les douches étaient totalement proscrits car il professait que le gant de toilette était avec les ongles le grand propagateur de staphylo.

Nous écoutions cette leçon, un peu déçus par des moyens aussi simples et nous nous disions : « Cette fois il exagère ! Si c'était aussi simple, cette technique aurait été généralisée. » Notre foi en notre maître était ébranlée et nous avions parfaitement tort, c'est lui qui avait raison, la furonculose n'existe pas et des règles d'hygiène et de bon sens en viennent à bout pour peu qu'on les applique scrupuleusement et avec suffisamment de ténacité. Les mythes sont cependant difficiles à tuer, on prescrit encore très souvent des antibiotiques pour un furoncle !

La résistance à la pénicilline était la bête noire d'Antoine Laporte et à juste titre. Sa découverte et son emploi comme agent thérapeutique étaient survenus quelques années seulement après la découverte en Allemagne de la première grande catégorie d'agents antimicrobiens, antibiotiques ou bactériostatiques, les sulfamides. Ceux-ci avaient commencé à être utilisés vers 1936 et firent merveille pendant quelques mois contre des infections comme l'érysipèle (infection de la face), les pneumonies à pneumocoques (pneumonies ordinaires) ou la très redoutable méningite cérébro-spinale à méningocoque. La déception fut à la mesure de l'enthousiasme soulevé par les résultats spectaculaires obtenus au début, quand en quelques mois on constata l'apparition de germes résistants à ces sulfamides.

Laporte, qui avait eu cette expérience, s'attendait donc à voir apparaître une résistance à la pénicilline, crainte qui se révéla rapidement justifiée malgré l'extrême différence existant entre les formules de la pénicilline et celles des sulfamides. Le dernier jour de notre stage, Laporte, qui était de bonne humeur, nous raconta l'histoire de la découverte des sulfamides. Sa verve de conteur et son ironie de gaulois trouvaient matière à s'exprimer aux dépens d'un chercheur allemand, Dogmack, l'inventeur des sulfamides. Les plus jeunes des lecteurs auront peut-être du mal à comprendre, maintenant que notre meilleur partenaire au sein de l'Europe est devenu l'Allemagne, eux qui, si l'on en croit les sondages, savent à peine qui était de Gaulle et ignorent superbement le nom de Clemenceau. La génération d'Antoine Laporte était marquée dans sa chair par deux guerres survenues à moins de vingt-cinq ans d'intervalle. Tout ce qui rappelait l'Allemagne sentait alors le soufre. Les Allemands avaient développé avec un très grand succès une chimie des colorants organiques qui fut l'un des piliers du fameux trust I.G. Farben. On savait depuis longtemps que certains colorants tuaient les microbes quand ils étaient mis directement en contact avec ceux-ci. Utilisant les ressources de la chimie organique allemande qui synthétisait de nombreux colorants nouveaux, Dogmack en testait systématiquement l'effet sur la pousse microbienne. Il découvrit ainsi, un peu avant la guerre, qu'un colorant orange, la chrysosulfamide, avait une très grande capacité d'inhibition sur la pousse de nombreux microbes *in vitro*, c'est-à-dire sur des boîtes de culture. Injecté à des souris, ce produit se montrait également très efficace, guérissant leurs septicémies à pneumocoques. C'était le premier colorant suffisamment bien toléré pour être injecté à des doses efficaces. Des essais chez l'homme reproduisirent les effets observés chez la souris. Dogmack et l'industrie allemande brevetèrent naturellement le produit et en escomptèrent d'énormes bénéfices. Ils allaient très vite déchanter. Tréfouel, à l'Institut Pasteur, démontra en effet que ce n'était pas le colorant qui était efficace mais la partie terminale de la molécule utilisée par Dogmack : un produit très banal non brevetable de structure assez voisine de celle de la saccharine, un sulfamide. De nombreux corps voisins furent alors testés avec succès, plus efficaces que celui de Dogmack qui fut abandonné. Il fallut longtemps à celui-ci pour admettre la réalité.

C'est sur cette histoire un peu caustique de la découverte en thérapeutique que se termina mon initiation aux maladies infectieuses et ma rencontre avec un fabuleux maître.

Pédiatrie

Dans les années 1950, la pédiatrie constituait un domaine particulier au sein de la médecine hospitalière. Contrairement à la médecine pour adultes, où existaient déjà des services spécialisés, les services pédiatriques étaient éclectiques, admettant des enfants porteurs de n'importe quelle pathologie.

La clinique pédiatrique des Enfants-Malades que j'ai fréquentée des années durant constituait un modèle un peu différent. Certes, dans le service de Robert Debré on recevait aussi bien des crises d'épilepsie que des méningites cérébro-spinales ou des cardiopathies congénitales, mais le patron avait déjà organisé dans l'hôpital une sorte de spécialisation. Étant en mesure de placer à la tête des autres services ses plus fidèles lieutenants, il les avait choisis en fonction de leur spécialisation et de ce fait leurs services s'étaient spécialisés. Le neurologue dirigeait de fait un service de poliomyélitiques, un autre ne recevait que des méningites tuberculeuses, un autre encore que des maladies génétiques. C'était extrêmement précieux quand, par exemple, en garde nous recevions une méningite tuberculeuse, maladie qui à l'époque était en pleine révolution thérapeutique.

Cette affection, qui a pratiquement disparu dans les pays développés, semait encore la terreur au début de nos études médicales. Faire ce diagnostic équivalait à une sentence de mort dans les quelques semaines et c'est ce à quoi j'avais assisté comme externe. Quelques années plus tard, la streptomycine étant apparue les enfants ne mouraient plus quand le diagnostic avait été posé suffisamment précocement. Les résultats cependant étaient loin d'être parfaits. La streptomycine, injectée par voie intramusculaire, ne passait qu'incomplètement dans les méninges. On était obligé de l'introduire directement par ponction lombaire, manœuvre délicate et douloureuse. Je me souviens de petits martyrs qui, deux fois par jour, devaient être soumis à ce supplice. S'ils guérissaient de leur infection, ils n'en sortaient pas indemnes pour autant. L'infection tuberculeuse avait créé des dégâts au niveau du cerveau et les enfants étaient, pratiquement toujours, devenus sourds. La streptomycine est en effet toxique pour le nerf auditif.

Robert Debré nous disait la joie qu'il avait ressentie avec la première méningite tuberculeuse qui avait survécu, l'espoir qu'il avait eu de posséder la « solution idéale » et les soucis générés par les difficultés et les complications signalées plus haut. Il avait été professeur de bactériologie et suivait donc avec pertinence les recherches dans ce domaine. Il nous disait que, malgré d'immenses efforts, aucun autre antibiotique n'apparaissait efficace contre le bacille de Koch. « Mes enfants, nous disait-il, n'oubliez jamais que rien ne remplace la prévention. Nous arrivons à ce que ces petits patients que vous voyez ne meurent plus, mais comme il aurait été préférable qu'ils eussent été prémunis contre la tuberculose par le BCG ! »

Il était à ce sujet un prophète de la « santé publique » par la prévention, mais en ce qui concernait le BCG, sa position tranchée soulevait force critiques. Ses adversaires ne manquaient pas de rappeler le terrible accident de Brême où plus d'une centaine d'enfants étaient décédés à la suite de cette vaccination. On rappelait aussi que les Américains contestaient son efficacité et qu'elle n'était pas pratiquée dans ce pays. Vaccin salvateur pour les uns, inefficace pour d'autres, ce thème nourrissait d'interminables discussions. À distance, elles m'évoquent les discussions scolastiques d'antan. On discutait à perdre haleine sans avoir d'élément concret pour faire avancer le problème, l'épidémiologie n'existant pas à l'époque, pas plus que des techniques de laboratoire suffisamment performantes.

Des années plus tard la « médecine nouvelle » n'a pas permis de résoudre complètement le problème. Des études épidémiologiques américaines ont certes démontré l'innocuité de la vaccination, études d'ailleurs actuellement à l'origine de revendications des Indiens d'Amérique. C'est en effet sur cette population, au mépris de toute éthique, que fut conduite une véritable expérimentation humaine. La population indienne étant très sensible à la tuberculose, les essais de vaccination par le BCG furent menés sur elle, sans demandes d'autorisations ni explications préalables. Quoi qu'il en soit les accidents de Brême ne se reproduisirent plus et l'on est amené à penser que le vaccin meurtrier injecté était défectueux, mais son efficacité est encore discutée. La révolution du génome permettra probablement d'élucider ce problème et de faire cesser les querelles d'écoles stériles grâce à la connaissance des séquences du bacille de Koch qui infeste l'homme et celui de Calmette-Guérin isolé chez les bovins, qui ont été obtenues pratiquement simultanément.

La révolution que je voyais s'effectuer à propos des méningites tuberculeuses touchait également d'autres secteurs de la pédiatrie. Il en était ainsi de la poliomyélite, maladie virale entraînant des paralysies musculaires. Touchant souvent mais non exclusivement les enfants, sa survenue imprévisible, sa contagiosité n'obéissant pas aux règles habituelles, la gravité des séquelles qu'elle entraînait, sa forme respiratoire terrifiante, tout contribuait à en faire un cauchemar qui hantait les mères.

Quand j'étais externe aux Enfants-Malades, les « polios », comme nous appelions les petits patients atteints par cette maladie, occupaient une aile entière du service. Pendant les heures qui suivaient leur arrivée, on guettait, désarmés, les progrès des paralysies, à l'affût de l'apparition de signes d'atteinte des muscles respiratoires, laquelle impliquait de les mettre dans des poumons d'acier identiques à ceux du service Mollaret à l'hôpital Claude-Bernard.

Hormis cette mesure conservatoire dans ce cas particulier, la seule chose que l'on pouvait pour ces petits patients était de tenter de leur éviter au maximum de très graves déformations des membres atteints grâce aux bons soins de ce que nous appelons maintenant des kinésithérapeutes et qui s'appelaient à l'époque des masseurs. Dès qu'ils n'avaient plus de fièvre, les enfants étaient donc envoyés à l'hôpital de Garches où ils restaient parfois des mois pour parfaire leur rééducation.

Quelques années plus tard, avant mon arrivée comme interne, des vaccins très efficaces contre cette maladie apparurent brusquement et le service des polios commença à être beaucoup moins rempli.

L'heureuse brutalité de cette évolution causa d'ailleurs bien des soucis aux responsables de la Santé et des Hôpitaux qui durent gérer la reconversion des services spécialisés qui étaient devenus sans objet. Il en fut de même pour les sanatoriums fraîchement reconvertis en centres de réadaptation fonctionnelle à la suite de l'apparition des antibiotiques efficaces contre la tuberculose. Mais la nature fait bien les choses, l'augmentation des accidents de la route, le sida et l'incidence sans cesse accrue des dépressions nerveuses permirent de trouver des solutions de remplacement à ce problème.

Curieusement, dans ces années-là où les antibiotiques faisaient merveille le conservatisme de beaucoup obérait encore la thérapeutique dans certains cas de maladies infectieuses. Je me souviens des discussions acharnées qui se déroulaient au pied des lits de mes petits patients atteints de maladie de Bouillaud, plus prosaïquement appelée « rhumatisme cardiaque ». Nombreux parmi mes patients étaient les petits enfants aux articulations gonflées et douloureuses et dont l'auscultation révélait un souffle au cœur. Ce souffle était dû à une fuite au niveau de soupapes situées soit à la sortie du cœur, soit entre deux de ses différentes cavités : oreillettes et ventricules. Comme pour un moteur de voiture, ces fuites au niveau des soupapes entraînent une perte d'efficacité du « moteur cœur », perte proportionnelle à l'importance de la fuite.

Les tenants de la médecine classique prônaient l'utilisation de fortes doses de salicylate de soude comme l'avait prescrit le docteur Bouillaud cent cinquante ans auparavant. Les lecteurs de revues américaines avançaient qu'il était prouvé que cette très grave maladie était consécutive à des angines provoquées par un streptocoque particulier. Ils préconisaient un traitement à la pénicilline associé à de la cortisone pour contrôler les phénomènes inflammatoires au niveau du cœur. Bien que la maladie fût fréquente, on ne comprenait pas pourquoi nombre d'enfants dans la gorge desquels on retrouvait ce germe ne faisaient pas de rhumatisme. Les recherches modernes en immuno-pathologie ont montré que, chez certains sujets prédisposés, les anticorps produits pour la défense contre l'infection s'attaquent au cartilage et au tissu des valves cardiaques du sujet infecté. Ici encore, c'est la prévention qui a triomphé. La maladie a totalement disparu des pays médicalisés grâce à un traitement systématique des angines de l'enfant par de la pénicilline buccale. Il y a gros à parier que les études sur le génome permettront d'identifier les sujets à risques.

Un des succès des cardiologues de la maison Debré était certaines malformations cardiaques congénitales. Quand il détectait un « enfant bleu » le chirurgien accourait et nous expliquait qu'il était maintenant capable de fermer la communication anormale située entre les deux cavités cardiaques. Cette communication réalisait un court-circuit qui empêchait le sang de passer par les poumons pour y recevoir de l'oxygène, d'où sa coloration bleue.

En dépit de ces succès, la médecine pédiatrique demeurait un exercice extrêmement pénible. La majorité des petits hospitalisés dans ma salle était atteinte de maladies alors incurables – ostéosarcomes, tumeurs cérébrales, leucémies variées – quand ce n'était pas de maladies génétiques devant lesquelles nous étions également impuissants.

Dans ce dernier domaine, nous en étions encore à une phase entomologique, c'est-à-dire de pure description et collectionnions à qui mieux mieux les « beaux cas » de myopathie de Duchenne de Boulogne, de syndrome de Toni-Debré-Fanconi ou de Turner.

Mes collègues ne menant pas de recherches se complaisaient à engranger dans leur mémoire le maximum de ces cas et constituaient des espèces de banques de données auxquelles on pouvait s'adresser pour retrouver tel ou tel article. Cette période est terminée, la plupart des internes effectuent des recherches pendant leur internat et l'ordinateur les a remplacés en tant que banque de données.

Les consultations de Robert Debré voyaient défiler ces petits malheureux dont l'aspect évoquait un véritable musée des horreurs.

Quand on lui présentait un myopathe le patron faisait monter Georges Schapira et soulignait pour l'assistance l'importance de la découverte dans son laboratoire des élévations du taux d'aldolase dans le sang des patients. Non seulement, disait-il, cela permettait de confirmer le diagnostic, mais encore cela ouvrait des pistes de recherches. Il ajoutait que le plus important, d'un point de vue pratique, était le taux d'aldolase anormal chez les mères des petits patients dites « mères transmettrices ». Robert Debré racontait le calvaire des patients et des familles devant cette maladie relativement fréquente dont les garçons atteints voyaient leurs muscles fondre inexorablement entraînant une impotence croissante puis la mort par paralysie respiratoire à la fin de l'adolescence. Personne ne pouvait imaginer que trente ans plus tard le gène défectueux serait isolé, ni que l'on pourrait prévenir la naissance de tels martyrs par des diagnostics prénatals. Je ne pouvais pas prévoir non plus que je serais en première ligne dans les recherches concernant cette méthode diagnostique.

De mon passage dans ce service prestigieux, quelques autres images surnagent. Celle d'un magnifique enfant de 2 ans arrivant secoué de crises convulsives épileptiques. Je n'avais jamais rencontré de crise d'épilepsie qui ne s'arrêtât pas spontanément au bout de quelques instants. C'était pourtant le cas de cet enfant qui convulsait sans interruption. Dans mon ignorance, je pensais que le gardénal en viendrait facilement à bout, ce qui ne fut pas le cas. Un de mes collègues, qui avait été interne en neurologie, m'affirma que de grosses doses de chloral seraient efficaces. En fait, ignorant le mécanisme de ce phénomène, nous étions devant ce cas comme des médecins de Molière et comme à son époque tous nos efforts furent stériles et le petit enfant mourut de son état de mal épileptique. En dépit de grandes avancées dans la compréhension des mécanismes impliqués dans l'épilepsie, on ne comprend toujours pas l'origine de cet accident et son traitement reste encore précaire mais, sans vouloir jouer au prophète, on peut espérer que les progrès en neurosciences permettront d'élucider ce problème dans les prochaines années. Les fantastiques progrès réalisés en imagerie médicale permettent déjà de voir s'illuminer un certain nombre de régions du cerveau au moment des crises, ce qui permet dans des cas précis de préconiser des ablations très limitées de régions qui seraient à l'origine du déclenchement des crises. Plus inté-ressantes encore sont les recherches qui montrent qu'en implantant des micro électrodes dans ces régions on pourrait empêcher la survenue des crises sans aucune mutilation.

J'ai également gardé le souvenir d'une étonnante consultation concernant une grande adolescente qui présentait depuis quelque temps des troubles comportementaux. Elle refusait d'aller en classe et tenait depuis la fenêtre de sa chambre des discours orduriers à destina-tion des passants. La pédopsychiatre qui la présentait était membre d'une des sectes de la psychanalyse. Elle nous expliqua de façon lumineuse que le stade oral de cette enfant avait été contrarié par une mère trop rigide, ce qui expliquait ses désordres. Robert Debré félicita la psychiatre pour sa présentation puis demanda qu'on lui présente les radios du crâne de l'enfant. Il n'y en avait pas. Faites les jours suivants, elles montrèrent une importante déformation du ventricule gauche du cerveau[11], indice d'une très probable tumeur, ce que confirma l'intervention.

Les gardes dans les hôpitaux pédiatriques étaient redoutables alors. Ainsi, une nuit, je reçus en urgence un garçonnet présentant des troubles respiratoires importants. Il s'agissait à l'évidence d'une laryn-gite aiguë qui, obstruant partiellement son larynx empêchait l'entrée normale de l'air dans ses poumons.

L'enfant était accompagné de son oncle, médecin de ville. Celui-ci me déclara avoir pris contact avec le professeur J., chef d'un excel-lent service de l'hôpital, qui demandait que l'enfant soit hospitalisé dans son service. Il me faisait dire de l'attendre pour l'institution d'une thérapeutique. J'étais au début de ma deuxième année d'internat et novice en urgences infantiles. La surveillante des admissions était une vétérante avertie. Devant l'état de l'enfant, elle me conseilla d'appeler d'urgence l'ORL de garde[12]. Arrivé dans l'heure ce dernier préconisa une trachéotomie d'urgence[13]. L'oncle toujours présent téléphona au professeur J. qui demanda à me parler et m'indiqua à nouveau de ne rien entreprendre avant son arrivée. La réputation de ce médecin, l'esprit de hiérarchie qui régnait alors, ma jeunesse dans la discipline firent que j'obéis. Avant l'arrivée du professeur J. l'enfant fit une défaillance cardiaque et décéda. Il aurait sans aucun doute survécu si j'avais su désobéir. Autres temps, autres mœurs, il y a maintenant dans les hôpitaux des seniors entraînés vingt-quatre heures sur vingt-quatre.

Une des particularités du service était la grand-messe du professeur Debré. Celle-ci avait un nom – « le Salut » – car elle se déroulait à 17 heures. Elle avait un lieu : tous les mardis dans une espèce de hangar préfabriqué qui servait de salle de cours attenante aux bâtiments majestueux de la clinique pédiatrique. Elle avait un public : le maître entouré de pratiquement tous ceux qui appartenaient à la « maison Debré » au sens latin du terme. Cela amenait un grand nombre de médecins – jeunes, moins jeunes ou pas jeunes du tout – à quitter leurs consultations en ville et à traverser précipitamment Paris pour assister à la messe. Une absence était tolérée. Sa répétition pouvait amener l'impétrant à être exclu de la communauté. Il n'y eut qu'un seul cas qui servit d'exemple.

On présentait les cas remarquables du service au maître assis dans un fauteuil sur l'estrade, à côté du récitant et du petit patient, face au public. Quand il s'agissait d'observations de petits patients qui avaient été hospitalisés durant la semaine précédente, c'étaient les internes du service qui officiaient. Le maître écoutait avec une attention extrême, sollicitant l'avis de tel ou tel de ses élèves présent dans l'assistance et dont la spécialité correspondait aux anomalies décrites.

L'impétrant était parfois une sommité confirmée. Il intervenait cependant avec une modestie que ses propres élèves découvraient alors avec surprise. Le charisme et le pouvoir intellectuel du professeur Debré étaient tels que les plus anciens de ses collaborateurs, eux-mêmes patrons de grands services, adoptaient automatiquement à son égard l'attitude d'élèves devant leur maître.

J'ai observé à différentes reprises le même comportement de sujets éminents face à des personnalités écrasantes, tel le général de Gaulle, par exemple. Je me plaisais alors à imaginer les maréchaux de l'Empire face à Napoléon. Les recherches du XXIe siècle permettront peut-être d'identifier les molécules responsables de ces comportements de domination et d'assujettissement.

Quoi qu'il en soit, les experts consultés, bien que rayonnants d'être mis à contribution, conservaient un maintien modeste et ils avaient raison. Parfois le maître décelait dans leur analyse une faute. Il la redressait sèchement. Plus dure était la chute de l'intervenant ! La réalité oblige à dire que, dans l'immense majorité des cas, le maître avait raison. L'étendue de ses connaissances, sa capacité d'analyse, la puissance de sa mémoire étaient stupéfiantes. Je pense que l'essor de l'humanité doit beaucoup à ce genre d'hommes qui ont dû exister depuis la nuit des temps. La Bible en est d'ailleurs pleine et les grands bergers comme Moïse en sont des prototypes.

À l'époque, je n'avais pas ce genre de réflexions. Je haïssais le Salut. Je méprisais profondément dans mon for intérieur cette révérence que chacun témoignait au maître. De surcroît, l'heure me gênait beaucoup car je n'avais le plus souvent pas fini mes expériences de la journée et il m'était très difficile de les interrompre. Une partie de mon internat se déroulant chez M. Debré j'étais l'un des récitants, donc obligé non seulement d'être présent mais aussi de préparer mon sujet d'exposition. Ma qualité de chercheur aidant, je trouvais la solution. Les trois autres internes du service n'avaient pas de préoccupations laborantines mais l'obsession d'être nommés médecins des hôpitaux. Ils brûlaient donc de se faire bien voir et le Salut leur paraissait être l'occasion rêvée. Je leur laissais volontairement mon tour de présentation. Je pense qu'ils me considérèrent alors comme une espèce de demeuré. Aux innocents les mains pleines, je fus nommé agrégé dix ans plus tôt que celui des trois qui a finalement atteint son objectif. Il est devenu sur le tard un petit peu savant et c'est à moi que revint la tâche, en tant que président du conseil scientifique de l'INSERM, position où m'avait précédé Robert Debré, de juger de son activité scientifique.

Le Salut n'existe plus depuis bien longtemps, mais les anciens, quand ils se retrouvent ne manquent pas d'évoquer ensemble cette merveilleuse période où un maître de génie leur annonçait la révolution que leur métier n'allait pas manquer de vivre.

Hématologie

Quand je débutai en médecine, l'hématologie n'était en France qu'une discipline mineure, non reconnue dans les hôpitaux de Paris où seuls quelques rares chefs de service s'intéressaient à cette pathologie.

Cette situation se reflétait dans nos programmes de concours qui ne comportaient que quelques rares exemples de cette spécialité, dont en particulier les maladies de la coagulation. Les recherches en physiologie de la coagulation avaient produit certains résultats et nous étions tout fiers de pouvoir décliner la liste d'une cascade de composés présents dans le sang et plus précisément dans le plasma que nous appelions « facteurs » et dont les actions successives aboutissaient à la formation du caillot. Ces maladies excitaient nos enseignants peut-être pour des raisons touchant plus à l'histoire qu'à la médecine proprement dite. C'est ainsi qu'on nous enseignait l'hémophilie[14] avec force références historiques sur les familles royales d'Europe. La révolution bolchevique avait triomphé à cause de l'hémophilie du tsarévitch qui avait permis au funeste Raspoutine de s'introduire à la cour en prétendant guérir l'enfant. Le roi d'Espagne Alphonse XIII, également handicapé par la maladie, n'avait pas pu conserver son royaume. Ces histoires avaient le mérite de nous apprendre la génétique de cette affection transmise par les femmes et qui ne touche que les garçons. L'étude des arbres généalogiques des cours d'Europe montrait que la reine Victoria (la grand-mère de l'Europe)[15] était transmettrice et donc que le gène provenait de la Maison Saxe-Cobourg. Le traitement des enfants atteints consistait en d'abondantes transfusions sanguines répétées à chaque hémorragie et qui finissaient par entraîner des phénomènes de sensibilisation et des accidents de plus en plus graves. Ce traitement douloureux, imparfait et finalement dangereux, faisait de ces enfants de petits martyrs qui mouraient le plus souvent à l'adolescence. Les progrès de la biologie permirent dans les années 1960 de remplacer ces transfusions par des extraits plasmatiques. On réussit à fabriquer des extraits où la concentration en facteur VIII était de plus en plus élevée et qui, s'ils ne guérissaient pas les hémophiles, supprimaient la survenue de toute hémorragie. Cette amélioration considérable – les sujets pouvant mener une vie tout à fait normale – fut un des éléments déterminants du drame lié à l'épidémie de sida. Afin d'obtenir des extraits très riches en facteur VIII il faut partir d'un mélange de prélèvements sanguins provenant de nombreux donneurs, de sorte qu'il suffit que l'un d'entre eux soit séropositif pour que de très nombreux hémophiles soient contaminés. Ils furent effectivement très nombreux à être les victimes de ce traitement que tous recevaient en raison même de son efficacité. Les progrès de la génomique permirent de sortir de cette funeste impasse en produisant, par des manipulations génétiques, du facteur VIII fabriqué artificiellement dans des bactéries.

Je ne pouvais deviner à l'époque où j'apprenais les rudiments de cette maladie que, vingt ans plus tard, mon laboratoire mettrait à la disposition des familles porteuses du gène la possibilité d'utiliser le diagnostic prénatal de cette terrible affection. Il n'est pas impossible d'ailleurs que mes successeurs voient sa guérison totale par thérapie génique ou cellulaire.

J'eus la chance insigne d'être interne de Jean Bernard au moment où cet homme d'exception, devenu chef de service à l'hôpital Saint-Louis et professeur de cancérologie, avait enfin les moyens d'atteindre ses fins, à savoir créer une hématologie française digne de ce nom.

En France, l'hématologie avait eu quelques représentants de qualité : Hayem avait décrit le rôle des plaquettes dans l'hémostase ; Prosper-Émile Weill avait développé et vulgarisé la ponction sternale ; Paul Chevallier, forte personnalité non conformiste, qui avait été exercer en Iran à une époque où la mondialisation n'avait pas cours, avait su entre autres déceler les capacités hors du commun de son élève Jean Bernard et l'avait formé à être l'hématologiste du renouveau français. Pour des raisons obscures, ce dernier n'avait pas obtenu la chaire d'hématologie, mais avec l'appui de Robert Debré, son autre patron, celle de cancérologie.

Quand j'arrivai à l'hôpital Saint-Louis, l'empire de Jean Bernard était en plein développement. Implanté depuis relativement peu de temps, il avait déjà créé un service qui recevait et traitait un florilège de pathologies hématologiques de haut vol. En six mois, je vis défiler dans mes lits, dans ceux de mes collègues ou en consultation, de quoi remplir un traité d'hématologie.

Le premier malade que j'eus en charge était atteint de la maladie de Biermer. Jean Bernard profita de l'occasion pour présenter cette affection rare mais passionnante aux étudiants[16]. Il leur dit qu'elle était due à un défaut d'absorption de vitamine B12 et, juste avant la guerre, elle était traitée avec des extraits de foie de veau, épreuve redoutable pour les patients obligés d'en recevoir des quantités considérables. Puis une percée décisive survint dans ce domaine. Des chercheurs anglais purifièrent le principe actif contenu dans le foie de veau et en établirent la formule. Cette molécule complexe, quoique petite, fut baptisée « vitamine B12 », parce que la douzième vitamine découverte. Rappelons qu'on désigne sous le nom de « vitamine » une substance indispensable à l'organisme, que seule peut procurer l'alimentation car l'organisme ne peut pas la fabriquer à partir d'éléments précurseurs. On s'aperçut alors que cette molécule jouait un rôle très important dans de nombreuses réactions chimiques de l'organisme. On essaya de la synthétiser mais, l'opération étant très délicate, le coût en fut exorbitant. On extrait actuellement la vitamine B12 de boues fluviales riches en certaines bactéries qui la synthétisent.

La vitamine B12, dans le domaine de l'anémie de Biermer, agit vraiment de façon spectaculaire. En quelques jours, des sujets gravement anémiques récupèrent une excellente santé. Jean Bernard ajouta que la vitamine B12 fut alors utilisée à toutes les sauces, à propos de n'importe quelle anémie, voire de n'importe quelle fatigue. Il va sans dire qu'en dehors de l'anémie de Biermer, la vitamine B12 agit comme un cautère sur une jambe de bois. Jean Bernard expliqua que, malgré cela, elle était très largement réclamée par les patients. Son utilisation, analysa-t-il, rassurait les patients chez qui existait un goût prononcé pour les remèdes miraculeux. Elle confortait les finances des fabricants et contribuait au déficit de la Sécurité sociale qui en avait pourtant limité le remboursement à 40 %. À y regarder de près, ajouta-t-il, les choses n'étaient pas si simples. Le coût d'une utilisation journalière de vitamine B12 inutile mais non dangereuse était de l'ordre de 3 francs. C'était bien moins cher que beaucoup d'autres fortifiants ou tranquillisants que des patients fatigués ou inquiets réclameraient et obtiendraient de leur médecin traitant. Jean Bernard termina en remarquant que la politique de santé aboutissait parfois à des solutions en contradiction avec les données scientifiques. Les règles qui s'appliquent aux cobayes ne sont pas finalement toujours transférables à l'homme, conclut-il.

La présentation avait été lumineuse, tout était clair, logique et l'on avait l'impression d'être très intelligent. Il nous avait montré comment l'étude de malades avait été à l'origine d'une découverte de biologie fondamentale : l'existence et la caractérisation d'une molécule jusque-là inconnue, la vitamine B12. On remarque que les premières grandes découvertes en pathologie moléculaire ont été faites sur des maladies à carences en vitamines comme le béribéri (vitamine B1), le scorbut (vitamine C) ou le rachitisme (vitamine D). De même, des renseignements fournis par les études cliniques sur des maladies génétiques aidèrent grandement au décryptage du génome humain.

Après la conférence de Jean Bernard, je lui demandai ce qui avait motivé son grand intérêt pour la maladie de Biermer, lui qui était le pape des leucémies. J'eus droit à la réponse articulée en trois points, digne d'un énarque :

1°) Il avait une espèce d'attachement passionnel pour cette maladie en raison de la révolution à laquelle il avait assisté. « Lorsque j'étais jeune étudiant, me dit-il, les "biermériens" mouraient tous. Étant externe, la nouvelle est arrivée que cette maladie était due à la carence d'un produit présent dans le foie de veau. J'ai vu alors ces patients être soumis à un traitement d'une sauvagerie que votre génération ne peut même pas concevoir, consistant en l'administration quotidienne d'un kilo de foie de veau cru. Les patients étaient très rapidement secoués par des nausées insurmontables et, ne pouvant recevoir le principe qui les aurait sauvés, la plupart décédait. Interne, je vis arriver des extraits de foie de veau contenant ce principe à l'état concentré. Leur goût n'en était pas fameux, vous avez certainement eu l'occasion de le tester vous-même car on en donnait à tous les enfants un peu pâles, ce qui ne servait absolument à rien. Cette habitude a d'ailleurs perduré jusqu'à nos jours sous la forme de la prescription de vitamine B12 elle-même comme remontant. Il est absolument démontré que cette molécule n'a aucune possibilité directe d'agir ainsi et que l'on entre dans le domaine mystérieux de l'effet placebo.

2°) Comme vous le savez, nous ne comprenons pas pourquoi les biermériens ne se suffisent pas des quantités de vitamine B12 qui se trouvent dans l'alimentation et dont vous et moi nous satisfaisons parfaitement. Une piste de recherche pourrait naître de la notion que cette affection ne se déclenche que chez des adultes. Certains chercheurs en immunologie de notre laboratoire imaginent qu'il y aurait chez ces patients une espèce d'attaque des cellules qui normalement absorbent la vitamine dans l'estomac par des anticorps que leur organisme aurait illégitimement fabriqués. Cette question me semble ouvrir des horizons en ce qui concerne d'autres maladies ne survenant qu'à l'âge adulte.

3°) Et surtout, ajouta-t-il, parce que la vitamine B12 possède une action chimique voisine de celle d'une autre vitamine, l'acide folique. Or, comme vous le savez, un antagoniste de cette vitamine, un anti-folique a une action contre les cellules leucémiques et nous sommes en train de l'essayer chez certains de nos petits patients. »

J'eus également en charge un petit garçon atteint de la maladie de Blackfan-Diamond. Il s'agissait d'une anémie génétiquement déterminée, on disait à l'époque « héréditaire », accompagnée d'un certain nombre de malformations. On ignorait complètement à l'époque la physiopathologie[17] de cette affection. Ces enfants ne fabriquant pratiquement pas de globules rouges étaient tributaires de transfusions répétées et mouraient pratiquement tous avant l'adolescence d'une leucémie aiguë. Mon patient ayant, comme c'est la règle dans cette affection, un taux anormalement élevé d'hémoglobine fœtale, nous avions essayé de voir si la présence de celle-ci était en quelque manière responsable de cette anémie. Nous constatâmes que les relations de cause à effet étaient l'inverse, à savoir que c'était l'importance de l'anémie qui était responsable de la poursuite de la synthèse d'hémoglobine fœtale. L'origine de cette maladie ne fut découverte que par la génétique moléculaire qui identifia le gène défectueux.

Quarante ans plus tard j'ai à nouveau été confronté à cette affection au sein du Comité national d'éthique[18]. Nous eûmes en effet à y examiner la recevabilité éthique de la demande d'un couple de parents d'un enfant atteint de cette maladie. Ils demandaient au service de PMI[19] de faire en sorte qu'ils engendrent un enfant sain qui puisse servir de donneur de moelle à son frère malade. La maladie peut en effet être guérie par une greffe de moelle, mais l'enfant malade appartenait à un groupe tissulaire très rare pour lequel il n'avait pas été possible de trouver un donneur. L'espoir des parents était que l'on sélectionne parmi plusieurs embryons obtenus par fécondation *in vitro* un embryon sain, au groupe tissulaire très proche de celui du malade. Ce cas est assez exemplaire des problèmes éthiques qui naissent des avancées biologiques et médicales. On comprend naturellement l'attitude des parents désespérés par la maladie de leur enfant, qui cherchent par tous les moyens à le sauver et à effacer la « faute » de lui avoir transmis un mauvais gène. Mais quel serait le devenir psychique de l'enfant « fabriqué » pour sauver son frère ? Se vivrait-il comme un héros ou au contraire comme un simple « objet-médicament » ? Et quel serait son sentiment de culpabilité si, malgré le don de sa moelle, son frère malade venait à mourir !

Une aile entière du service était consacrée aux enfants leucémiques. C'était un couloir digne de l'Enfer de Dante. Malgré transfusions sanguines et antibiotiques, les enfants mouraient d'hémorragies et de complications infectieuses. À part, se trouvaient les enfants chez qui l'on essayait un traitement par les antifoliques. Ces substances agissent en détruisant les cellules en train de se diviser, ce qui est le cas des cellules leucémiques. Malheureusement, ces drogues s'attaquent aussi à des cellules normales en train de se diviser, ce qui est le cas d'un certain nombre de tissus en renouvellement permanent comme le foie ou la muqueuse intestinale. Les enfants traités souffraient donc, entre autres, de terribles troubles digestifs aggravés par des infections dues à des levures que l'on ne savait pas traiter à l'époque. Le plus grand nombre finissait par succomber à des septicémies, les antifoliques détruisant les cellules qui produisent les globules blancs. On ne savait pas, à cette époque, placer ces enfants dans des chambres stériles qui les mettent à l'abri de tous les germes du milieu extérieur.

Je n'avais pas en charge cette salle, trop accaparé que j'étais par mes travaux de laboratoire, mais je visitais ces malheureux au cours de mes contre-visites. J'y rencontrais un personnel hospitalier au dévouement extraordinaire, dont la motivation était exemplaire, qui se dévouait corps et âme aux soins de ces enfants et qui vivait chaque agonie comme si c'était celle de leur propre enfant.

Les recherches sur les leucémies étaient naturellement suivies avec passion dans le service, notamment au cours de *brain-stormings*[20] qu'organisait régulièrement Jean Bernard. Y participaient un cortège de jeunes gens plus brillants les uns que les autres, que la renommée du lieu avait attirés et qui colonisaient le service et les différentes parties du laboratoire, lequel allait devenir le grand institut de recherche hématologique que le patron était en train de concevoir.

À cette époque, la question la plus débattue au cours de ces réunions concernait la greffe de moelle osseuse. Le schéma théorique consistait à remplacer la moelle leucémique par une moelle saine. En pratique, cela signifiait pouvoir d'abord détruire complètement la moelle malade, la moindre persistance de cellules malades risquant une recolonisation de la moelle greffée. L'obstacle était qu'il ne fallait pas détruire les cellules d'autres tissus en division. Certains, dans la réunion, prédisaient que l'on pourrait trouver des drogues miracles qui ne s'attaqueraient qu'aux cellules leucémiques. D'autres étaient sceptiques, ils pensaient qu'il serait beaucoup plus réaliste d'utiliser des rayons X à fortes doses centrés sur la moelle osseuse, manœuvre rapidement suivie d'une greffe de moelle. Mais les essais de greffes s'étaient jusqu'alors terminés par des rejets dramatiques. Jean Bernard se tourna alors vers un personnage silencieux qui nous intriguait beaucoup et lui demanda ce qu'il en pensait. Le résultat fut stupéfiant. L'interpellé dit qu'il y aurait une solution qui pourrait venir de son laboratoire. De même, dit-il, qu'il existe des groupes sanguins concernant les globules rouges, les fameux groupes A, B et O, il doit exister des groupes pour les globules blancs et probablement pour toutes les cellules de l'organisme. C'était une notion totalement inconnue à l'époque, mais les travaux qu'il menait en donneraient la preuve.

Il était en train de typer les globules blancs d'un très grand nombre d'individus en recherchant ceux qui auraient les mêmes types. Jusqu'alors il avait constaté que, contrairement aux globules rouges, il semblait y avoir un nombre quasi infini de types de globules blancs. Il avait cependant bon espoir parce que les jumeaux avaient des types identiques. À l'objection de Jean Bernard, lui faisant remarquer qu'il était hasardeux de penser que tous les enfants leucémiques auraient des jumeaux, il ajouta que, dans une même famille, si les types n'étaient pas identiques, ils étaient parfois très voisins. « Je n'ai pu examiner que quelques centaines d'individus, disait-il, si je peux en tester cent fois plus, j'ai la conviction que je trouverai des sujets identiques. »

En sortant de la réunion, j'entendis force commentaires ironiques. Les plus charitables disaient que Jean Bernard était bien gentil de laisser cet individu s'amuser de la sorte. Ceux qui s'offusquaient de la sorte avaient tort car vingt-cinq ans plus tard, le doux bricoleur qui s'appelait Jean Dausset recevait le prix Nobel de médecine pour sa découverte des groupes tissulaires, découverte qui allait révolutionner le traitement des leucémies et de très nombreux autres états pathologiques.

À la fin de mon internat à l'hôpital Saint-Louis, Jean Bernard me proposa de monter un laboratoire dévolu aux globules rouges au sein du Centre Hayem.

« La recherche médicale moderne nécessite, me dit-il, de concilier deux paramètres en apparence contradictoires : une spécialisation de plus en plus poussée d'une part, et d'autre part la communication sans contrainte avec des spécialistes d'autres disciplines. Cela ne peut être obtenu à l'heure actuelle qu'en rassemblant en un même lieu des savoir-faire aussi variés que possible. Une des forces de la recherche américaine tient à ce que leurs universités remplissent ces conditions à l'encontre de ce qui se passe en France dans nos facultés qui sont tout sauf éclectiques. C'est ce que nous tentons de réaliser dans notre Centre Hayem. Si vous décidiez de travailler ici, vous auriez comme voisins des virologues, des immunologistes, des spécialistes des facteurs de coagulation sanguine ainsi que, bien entendu, des hématologistes spécialisés en biologie cellulaire. Nous avons aussi un de vos collègues qui a une formation en biophysique, qui s'intéresse aux anémies dues aux carences en fer. Vous y seriez donc en bonne compagnie. »

J'étais, à cette époque, en plein travail de thèse sur le vieillissement de l'hémoglobine et, fasciné par ce que je faisais, je ne voyais pas d'autre avenir pour moi que des recherches en biochimie de base très éloignées de toute pathologie du globule rouge que je considérais comme mon hobby.

J'expliquai donc avec force circonlocutions ma position à Jean Bernard, lui disant de plus que je me sentais engagé vis-à-vis du directeur d'un laboratoire qui m'avait accueilli et formé. Sa réaction fut radicalement différente de celle qu'avait eue Hamburger dans des circonstances voisines. En effet, Jean Bernard me donna raison. « Votre présence parmi nous aurait été très utile, me dit-il, mais je comprends parfaitement votre position et je pense que vous pourriez, si vous en étiez d'accord, nous aider à distance. Accepteriez-vous de mener des analyses biochimiques pour nos patients atteints d'anémies ? » Cette offre m'agréait naturellement et je devins une excroissance virtuelle du Centre Hayem. De cette collaboration sortirent plusieurs travaux qui eurent un certain retentissement international dont l'hémoglobine Saint-Louis et le premier déficit en 2,3 bisphosphoglycérate mutase qui font l'objet d'autres chapitres.

Bien des années plus tard, au cours d'un séminaire à la Guadeloupe dont nous avions confié la présidence à Jean Bernard, nous parlâmes ensemble des rapports entre Napoléon et la Révolution. Je lui demandai si, à son avis, Napoléon avait été un produit de la Révolution ou au contraire un « accident de l'histoire » qui avait modifié le cours de la Révolution. Il me répondit qu'à son avis les deux phénomènes étaient intervenus. Sans la Révolution, Bonaparte serait probablement demeuré un petit nobliau de la caste dirigeante en Corse, mais qu'à l'inverse, sans Napoléon, l'aura de la Révolution et l'histoire du monde n'auraient pas été ce qu'elles furent. Il ajouta qu'il avait apprécié que je lui pose cette question à propos de Napoléon plutôt que de l'hématologie française. Ma question était en fait parfaitement biseautée et je pensais en effet à l'hématologie française et au rôle joué par un certain Jean Bernard dans sa révolution.

Une autre aile du service était consacrée aux patients atteints de cancer. Contrairement aux leucémies, ils étaient peu nombreux bien que Jean Bernard fût détenteur de la chaire de cancérologie. Ce paradoxe tenait à une cause médicale et à l'organisation de la Santé en France.

La cause médicale en était que le traitement des cancers était, à l'époque, essentiellement d'ordre chirurgical de sorte que les cancéreux peuplaient les services de chirurgie. Seules quelques variétés de cancers étaient accessibles à des traitements par les rayons qui, dans la plupart des cas, n'amenaient que des rémissions transitoires. Jean Bernard nous montrait avec plaisir l'exception qui confirmait la règle, à savoir les patients atteints par la maladie de Hodgkin[21]. Il nous disait que c'était d'abord les anatomopathologistes qui en avaient fait progresser les connaissances en montrant la présence, dans les ganglions de ces patients, d'une cellule cancéreuse facilement identifiable. Puis on avait découvert qu'une substance voisine du fameux gaz moutarde, utilisé durant la guerre de 1914, était efficace dans cette maladie, en association avec la radiothérapie. Outre le bénéfice pour les malades, ces découvertes rompaient le dogme que les maladies « malignes » fussent au-delà de tout espoir thérapeutique.

Le petit nombre de cancéreux traités à l'hôpital Saint-Louis tenait surtout à une cause structurelle. Parce qu'il n'existe pas une maladie « cancer » mais « des » cancers, l'Assistance publique n'avait pas jugé bon de créer des services de cancérologie. De tels services, cependant indispensables, se développèrent donc dans des structures privées sans but lucratif comme l'Institut Gustave-Roussy ou l'Institut Curie pour la région parisienne. Cette situation est particulièrement regrettable car elle freine considérablement l'avancée des connaissances. Celles-ci dépendent en effet beaucoup d'analyses épidémiologiques qui nécessitent de grandes collections de patients qui, éparpillés dans des services non spécialisés, échappent le plus souvent à ces enquêtes. Qu'on était loin, à l'époque, des méthodes qui ont permis les avancées actuelles dans le domaine de la cancérologie. Personne dans nos services n'avait connaissance de ce que pouvait apporter l'épidémiologie moderne en train de naître en Angleterre. Le rôle du tabac dans les cancers du poumon était bien soupçonné mais non prouvé, et personne n'avait pensé que les cancers de la plèvre pouvaient être dus à l'amiante. Si l'on imaginait que certains virus pouvaient être responsables de cancers, c'était parce qu'on venait de découvrir qu'un virus était responsable d'un sarcome chez la poule. Les années ont passé, et bien que le problème des cancers soit loin d'être réglé, la situation n'a plus rien à voir avec ce qu'elle était à une époque où l'on ne pouvait même pas imaginer ni ce que pouvaient être des oncogènes[22], ni l'imagerie à haute résolution que donnent les scanners et la résonance magnétique, ni des traitements miraculeux pour certaines tumeurs comme celles du testicule ou des os.

CHAPITRE III

À la poursuite d'une thèse et ce qui s'ensuivit

L'hémoglobine vieillie

Après la période des transaminases, le temps de commencer un travail de thèse était arrivé et le sujet en fut d'étudier le vieillissement moléculaire de l'hémoglobine. C'était la concrétisation d'une hypothèse très originale pour l'époque qui avait germé dans le cerveau de mes maîtres. Selon eux, l'hémoglobine qui séjourne pendant plusieurs mois dans les globules rouges avant leur mort devait subir des modifications de structure, constituant un modèle inédit du vieillissement d'une molécule.

Pour mener à bien cette recherche, il fallait pouvoir disposer d'une technique d'isolement particulière. Une méthode qui semblait répondre à ces besoins venait d'être publiée par des chercheurs de Boston. Le premier travail consistait à domestiquer cette technique. Dans mon ignorance, je pensais pouvoir en venir à bout en quelques après-midi. En fait, il me fallut un an d'efforts et l'aventure mérite donc d'être contée, car elle illustre ce qu'était la recherche dans les années 1950, ce dont les générations de chercheurs actuels n'ont pas la moindre idée.

Pour utiliser une technique nouvelle, le mieux est d'aller l'apprendre à la source. Il ne pouvait être question de faire un saut à Boston : les Boeing n'existaient pas, les Constellation à hélice mettaient vingt-quatre heures pour vous amener à bon port et, surtout, le coût du voyage était totalement prohibitif pour le laboratoire. Il fallait donc travailler sur la recette écrite, reproduisant ainsi le geste des cuisiniers. Encore fallait-il posséder cette recette !

Le laboratoire n'étant pas abonné à la revue où elle avait été publiée, il fallait donc aller la lire dans l'unique bibliothèque parisienne la recevant.

À l'époque, les revues voyageaient par bateau et mettaient des semaines à arriver à bon port (remarque destinée aux jeunes générations qui atteignent en deux minutes le texte recherché grâce à Internet). Les revues qui arrivaient au laboratoire passaient alors de main en main car il n'y avait pas de photocopieuse. La chaîne débutait par le patron qui, après une lecture plus ou moins rapide, la transmettait au second de la hiérarchie et ainsi de suite. L'autogestion qui règne dans les laboratoires modernes n'existait même pas en rêve. En fait, les règles de vie dans les laboratoires n'avaient presque pas changé depuis l'époque où Pasteur ne consentait même pas à expliquer à ses plus proches collaborateurs le pourquoi du comment des manipulations qu'il leur ordonnait d'exécuter.

Une fois que je fus en possession de la recette, les vrais problèmes débutèrent. La recette était naturellement rédigée en anglais. J'avais été un élève de la langue moyen au lycée. Je comprenais donc sans difficulté des mots aussi utiles à connaître que « renoncules », « peupliers », ou « rayon de soleil » qui peuplent les textes de Shakespeare ou de Shelley, mais la terminologie biochimique anglaise m'était du chinois. Puisque les termes techniques ne figuraient pas dans mon dictionnaire, quelques contresens en résultèrent.

Quand on est enfant, l'importance exacte des erreurs que l'on commet n'est pas toujours correctement appréciée. Traduire dans ma version latine *ora* par « orifices naturels » au lieu de « bouches » ne m'avait pas semblé valoir quatre points de moins, car la phrase, « ils vomissaient des injures par leurs bouches délétères » qui s'était transformée en « ils émettaient des bruits infamants par leurs orifices naturels » était à mes yeux un peu approximative mais partiellement exacte. Le professeur et mes peu charitables condisciples ne partageaient pas ce point de vue, et s'écroulèrent de rire à l'audition de ma traduction lue d'une voix impitoyable par le professeur.

Mais traduire qu'« il fallait remuer la préparation avec précaution en évitant tout échauffement », alors qu'« il fallait agiter très vivement », aurait naturellement conduit à un échec total. Mon patron m'évita cet aléa. Il demanda à voir ma traduction. Quand je la lui portai, il me demanda l'original anglais que je ne possédais naturellement pas, l'ayant péniblement traduit dans la bibliothèque où je l'avais trouvé. Je n'étais donc derechef « qu'un demeuré à peine descendu de son arbre natal ; nous étions en 1954, la science et la technique avaient progressé depuis Gutenberg, un certain Nicéphore Niepce avait inventé la photographie, même le dernier des espions de Basse-Saxe connaissait l'existence des microfilms ! ».

Il fallait donc lui procurer le microfilm de l'article avant le coucher du soleil sous peine d'aller garder les oies ou de m'occuper exclusivement du service dont j'étais l'interne, ce qui revenait d'ailleurs au même. Ce mépris de mon patron pour l'exercice médical m'était incompréhensible. Un samedi après-midi de détente, il consentit à m'expliquer la source de cette détestation. Les médecins croyaient tous faire de la recherche alors qu'ils n'avaient ni formation ni expérience. Leur réputation chez les vrais scientifiques étant donc épouvantable. Pour être crédible dans le milieu de la recherche scientifique, il fallait gommer toute référence à son origine médicale. Je crois que cet ostracisme vis-à-vis de la médecine tenait aussi au fait qu'il avait été écarté des grands concours médicaux durant l'Occupation et probablement aussi parce que son extrême anxiété avait dû le gêner au moment de poser un diagnostic et d'instituer un traitement.

Je pus finalement obtenir un microfilm, objet que l'on introduisait religieusement entre deux plaques de verre et qui se lisait comme une préparation microscopique. C'était d'une commodité toute relative d'autant que l'unique lecteur de microfilms du laboratoire était installé dans le bureau du patron et par conséquent d'une accessibilité limitée. J'appris au bout d'une semaine que de ce microfilm pouvait être tirée une copie sur papier. Je garde religieusement ce tirage jauni non seulement pour utiliser un stéréotype ou plutôt un « stéréotic » rédactionnel – les vieux documents doivent être jaunis –, mais surtout parce qu'il avait traîné pendant des mois durant sur ma paillasse de laboratoire, le temps que je passai à mettre au point cette damnée technique.

La traduction faite, les manipulations purent commencer, la première d'entre elles étant de confectionner une espèce de galette d'amidon de pomme de terre sur laquelle serait déposée la solution à étudier. À cette occasion, je découvris (ou redécouvris) la poudre, à savoir que pour avoir une surface parfaitement horizontale, il fallait un niveau d'eau et un trépied que confectionna l'ouvrier du laboratoire. Je passai ensuite un grand nombre d'heures à imaginer un dispositif permettant à ma suspension d'amidon d'être drainée de façon à atteindre la consistance d'une pâte humide, homogène, parfaitement rectangulaire et d'épaisseur constante.

On me vit ensuite essayer de siphonner à la bouche d'horribles solutions de véronal. Ce produit (très à la mode au début du siècle comme somnifère) était reconverti dans les laboratoires en solution permettant le passage du courant électrique en s'opposant aux variations d'acidité que le courant engendre dans les milieux salins ordinaires. Naturellement, j'en ingurgitai au début force centimètres cubes jusqu'à ce que je trouve un dispositif (naturellement) ingénieux permettant de freiner la montée brutale du liquide vers ma bouche. Je n'en ai jamais absorbé suffisamment pour m'endormir, mais je crois que, comme le gardénal, il s'agissait d'une véritable drogue, car j'avais fini par trouver son goût amer... très agréable.

La technique impliquait aussi l'utilisation de courants électriques de haut voltage (5 000 volts). Les générateurs électriques nécessaires à la production de pareils courants n'existaient pas en France, il fallait donc les faire fabriquer. Nous finîmes par trouver une petite entreprise artisanale qui se lançait dans la fabrication de postes de télévision. À cette époque, les innovations étaient produites par de petites entreprises avant d'être récupérées par les grands trusts. Le patron de l'entreprise était un centralien passionné par la recherche. Il accepta donc d'enthousiasme de nous fabriquer les appareils dont nous avions besoin. Ils étaient d'une qualité exceptionnelle et nombre d'entre eux, quarante ans plus tard, fonctionnent encore dans de nombreux laboratoires. Cet homme était bien meilleur réalisateur d'appareils compliqués que gestionnaire. Ses difficultés de trésorerie qui apparaissaient à chaque fin de mois altéraient son équilibre psychique à tel point que certains soirs, je le voyais surgir dans le laboratoire en tenant des propos inhabituels. Il m'a aidé à reconnaître les états hypomaniaques induits par l'angoisse et l'effet du whisky pris à jeun en quantité estimable !

Mes manipulations devaient s'effectuer dans une chambre froide dont le plancher était toujours humide, car elle était utilisée pour exécuter toutes sortes de techniques nécessitant la manipulation d'importantes quantités de liquide. Au début, j'utilisai donc des techniques de haute protection : bottes de caoutchouc, gants spéciaux, etc., puis petit à petit je me familiarisai avec le risque et abandonnai tout cet attirail. J'en ai cependant gardé l'habitude que les appareils électriques doivent être en position « OFF » avant d'y toucher !

Un beau matin, après des semaines de soucis et d'échecs, j'eus le bonheur de voir que mon système avait fonctionné correctement et de distinguer devant la grosse tache d'hémoglobine une espèce de petit prolongement pointu qui pouvait, que dis-je, qui devait être l'hémoglobine vieillie de nos rêves. Il fallait dès lors le prouver et je me transformai en injecteur d'acide aminé radioactif aux lapins, en grand spécialiste de prise de sang à l'oreille de ces malheureux animaux puis en candidat frénétique à l'utilisation de l'unique compteur de radioactivité du laboratoire.

Je passai des heures devant des lampes diodes clignotantes, à attendre les résultats des comptages de la radioactivité des hémoglobines que j'avais séparées sur mon bloc d'amidon. Et le miracle eut lieu, les radioactivités des taches d'hémoglobine étaient différentes, ce qui, sans entrer dans des détails prouvait que l'une venait d'être fabriquée tandis que l'autre était présente dans les globules rouges depuis plusieurs semaines et s'était modifiée pendant cette période de temps. C'était la preuve attendue. J'étais bien en présence d'un phénomène d'« haemoglobin aging », comme l'annonça ma première publication scientifique dans la très cotée revue anglaise *Nature*.

C'était un bon début, mais, pour avoir une thèse, il en fallait beaucoup plus. Nous avions seulement obtenu la preuve qu'il existait un vieillissement moléculaire, restait à déterminer la structure de cette hémoglobine vieillie et à comprendre le mécanisme de sa formation. C'était un programme nouveau et des méthodes totalement différentes de celles que j'avais utilisées jusqu'alors.

J'avais acquis un peu de bon sens biochimique depuis mes débuts sur le dosage de l'aldolase mais, enhardi par ce premier succès, je ne mesurais pas correctement les données du problème. La recherche aurait dû à cette étape être le fait d'un chercheur à temps plein. Or j'étais toujours interne, donc pris tous les matins par mon service hospitalier que je devais rituellement revisiter dans la soirée pour effectuer la contre-visite[1]. Cette contrainte et d'autres, comme le Salut par exemple, posaient donc de sérieux problèmes quand une manipulation se prolongeait.

Rencontre avec Jacques Monod

Les charges hospitalières, les contre-visites, les incontournables activités sociales comme le Salut, la préparation des certificats de licence puis celle de l'agrégation, n'étaient donc pas des conditions optimales pour une recherche de pointe. Je tournai donc en rond puis je m'égarai sur une fausse piste pour avoir cru aux dires d'un chercheur anglais que je rencontrai dans un congrès international à Moscou. J'y avais présenté mon « aging haemoglobin » devant un auditoire de trois personnes dont lui. Il vint me féliciter de mon travail et me susurra que ce que je recherchais était en voie d'être trouvé par un chercheur hollandais, comme en témoignait la thèse de ce dernier.

Pendant des mois, je cherchai à vérifier ses assertions : il prétendait que le vieillissement de l'hémoglobine était dû à une fixation de glutathion[2]. Celui-ci était introuvable (et pour cause, il n'y en avait pas) mais je m'acharnai, croyant encore à l'époque que tout ce qui était publié était avéré. Il y avait cependant un élément qui aurait dû éveiller mes soupçons : la découverte en question ne figurait que sur une thèse et n'avait pas fait l'objet d'une publication dans une revue scientifique. Mais telle était à l'époque la réputation des thèses qu'il ne m'était pas venu à l'esprit que le résultat annoncé pût ne pas correspondre à la réalité.

Le temps passait, il fallait en finir. J'allai présenter mon travail à Jacques Monod qui était censé être le président de mon jury de thèse.

Il me reçut dans son célèbre bureau de l'Institut Pasteur qui détonnait avec l'ordinaire car, sur les murs, il y avait outre un tableau noir qui était blanc, deux magnifiques tableaux de peintres contemporains et un canapé. Mon travail ne relevait pas de son domaine de recherche, mais il en avait immédiatement compris l'essentiel. Il vit tout de suite le point évoqué plus haut et avec beaucoup de gentillesse me fit comprendre que je faisais fausse route en m'acharnant sur ce sujet. Ce que j'avais trouvé était certes intéressant mais insuffisant pour une thèse de sciences suivant les critères du moment. Il me dit grand bien de mon laboratoire qu'il estimait être le seul laboratoire médical de recherche digne de ce nom, mais son orientation générale et son savoir-faire ne correspondaient pas à ma propre recherche. Je n'étais donc pas, à son avis, dans un environnement qui pouvait me permettre d'aboutir à une thèse correcte dans un délai raisonnable.

« Vous n'avez d'ailleurs que faire de cette peau d'âne, me dit-il, votre carrière est assurée puisque vous êtes agrégé. Il se développe actuellement une fantastique révolution. Appliquez-la donc à la pathologie. Allez en année sabbatique dans un laboratoire qui utilise la biologie moléculaire et la génétique. »

Il s'agissait d'une décision difficile. L'abandon d'un sujet de recherche auquel on a consacré plusieurs années de sa vie est en effet un exercice extrêmement douloureux, surtout quand il s'agit de son sujet de thèse. En utilisant un concept popularisé par les psychana-lystes, il s'agit littéralement de « faire son deuil ». Cependant, à moins que le sujet de thèse n'ouvre sur des perspectives totalement nova-trices, cet abandon est souhaitable sous peine de sclérose compulsive. Un certain nombre de chercheurs n'arrivant pas à faire ce deuil devien-nent rapidement improductifs et malheureux.

Je fus aidé dans ce processus d'abandon par deux facteurs. Tout d'abord, la parole de Jacques Monod était celle d'un oracle. Par ailleurs, un groupe américain bien mieux armé que nous conceptuellement et matériellement, venait de démontrer, de façon très convaincante, que l'hémoglobine « vieillissait » durant la vie du globule rouge en fixant sur l'une de ses extrémités une molécule de sucre.

L'annonce de cette découverte m'avait évidemment consterné. Dans mon subconscient, je devais cependant probablement recon-naître la justesse des résultats de l'équipe rivale et la sentence de Monod fut une chirurgie cruelle mais salvatrice. La conclusion fut que j'arrêtai ce travail et partis à Gif-sur-Yvette où je passai deux ans à travailler sur des levures dans le laboratoire de génétique physiolo-gique du Centre national de la recherche scientifique, le CNRS.

Les thèses inachevées peuvent s'avérer utiles. En effet, le travail sur le vieillissement de l'hémoglobine, au départ sujet de recherche fondamentale, aboutit à une application médicale pratique et importante : le suivi des diabétiques. Au cours de cette maladie, l'augmentation du sucre dans le sang entraîne une augmentation de quantité de l'hémoglobine vieillie et le dosage de celle-ci est devenu le meilleur outil de surveillance des diabétiques. Notre expérience dans le dosage de cette hémoglobine fit que, plus tard, nous devînmes une référence pour cette méthode.

Gif-sur-Yvette

Le laboratoire de génétique physiologique de Gif-sur-Yvette était un nouveau monde pour un chercheur médical. Ce laboratoire faisait partie du très grand institut CNRS implanté dans une magnifique propriété de plusieurs hectares dans la vallée de l'Yvette, au sud de la vallée de Chevreuse, à quelques kilomètres du Centre d'études atomi-ques (CEA) de Saclay, de l'université d'Orsay et de l'École polytech-nique. Il y a là, dans le sud de la banlieue parisienne, la plus grande concentration française de scientifiques, mais paradoxalement, aucune recherche médicale n'y était alors conduite.

Ce centre de Gif-sur-Yvette avait été installé sur la propriété d'un « tycoon[3] » de l'avant-guerre qui avait fait une énorme fortune en inventant et en fabriquant un liniment miracle, le Synthol, réputé soulager à peu près toutes les douleurs. Il était aussi propriétaire d'un quotidien parisien à très grand tirage. Ce journal ayant été, pendant l'Occupation, l'un des principaux instruments de la propagande collaborationniste, ses biens avaient été saisis à la Libération, ce qui permit l'implantation du CNRS.

Durant les gouvernements tripartites d'union nationale qui suivirent la Libération, l'aile gauche de ce gouvernement avait été en charge de la recherche et des scientifiques fortement engagés à gauche, tels que Paul Langevin, Frédéric Joliot-Curie ou Georges Teissier, en profitèrent pour développer le CNRS qui, à leurs yeux, devait permettre de court-circuiter les bastions universitaires qu'ils estimaient être entrés dans une période de glaciation. Le laboratoire de génétique physiologique était un exemple de cet état de choses. Sa création n'aurait en effet jamais pu avoir lieu en milieu universitaire où la génétique n'était pas considérée comme une discipline digne d'intérêt.

Dans ce laboratoire, la génétique de la mouche du vinaigre – la drosophile –, celle d'un champignon poussant sur du crottin de cheval et celle de la levure de bière étaient étudiées. Suivant les différentes ailes du bâtiment, on bénéficiait donc d'odeurs différentes mais chacune très forte.

Habitué aux visites matinales dans les hôpitaux que je fréquentais depuis quinze ans, j'étais surpris du calme qui régnait dans les laboratoires jusqu'à une heure avancée de la matinée. J'étais aussi surpris d'apercevoir par la fenêtre de mon laboratoire des chercheurs arpentant nonchalamment les sentiers du parc ou mollement étendus sous un arbre. J'étais prêt à penser avoir affaire à de joyeux fainéants jusqu'à un certain dimanche soir où, obligé de revenir au laboratoire, je vis tout un peuple de ces supposés fainéants en train de s'activer.

Dans ce domaine, le record était détenu par le directeur du laboratoire, Piotr Slonimski. Il apparaissait régulièrement dans le laboratoire vers midi et demi, entamant avec un des chercheurs pressés de rejoindre la cantine une interminable et passionnante discussion sur un sujet d'actualité. Il avait une horloge biologique complètement décalée, ne s'endormant qu'à 6 heures du matin. Cette bizarrerie n'était pas due à un des virus lents des encéphalopathies bovines transmissibles mais à l'un des épisodes singuliers d'une vie qui n'en était pas dépourvue.

Polonais d'origine, successivement persécuté par les Allemands puis par les Russes, il avait traversé à pied l'Europe centrale pour venir travailler à Paris. Très brillant étudiant, il avait été admis dans le phalanstère de la recherche biologique de la rue Pierre-et-Marie-Curie, l'Institut de physico-chimie biologique. Son maître, Boris Éphrussi, était un Russe émigré, génial, dominateur et méprisant tout ce qui touchait à la Pologne et aux Polonais. Il s'était installé entre lui et Slonimski des rapports probablement sadomasochistes. Il en résultait que Slonimski avait en charge toutes les cultures nécessaires au laboratoire, ce qui nécessitait sa présence toutes les nuits et pendant toute la nuit. Par fierté, il ne demanda jamais à être aidé dans cette fonction et acquit de cette façon un décalage de son horloge biologique.

L'antagonisme russo-polonais n'avait pas empêché plus tard que Boris Éphrussi lui confiât le laboratoire de génétique physiologique lorsqu'il partit pour un séjour prolongé à Detroit (États-Unis).

Boris Éphrussi avait puissamment imprimé sa marque sur le laboratoire qu'il avait organisé d'une façon quasi prussienne. La fantaisie slave en matière de gestion qui s'exprimait chez Piotr Slonimski n'avait pas eu de répercussion négative sur le fonctionnement du laboratoire tant la structure et les cadres mis en place par Boris Éphrussi étaient solides.

Étant un oiseau de passage dans ce milieu et médecin de surcroît, j'attirais les confidences. Nombre des grognards de Boris Éphrussi venaient donc me raconter l'ordre qui régnait du temps de sa direction et prédisaient une prompte catastrophe s'il ne revenait pas rapidement.

Dans ce milieu quasi insulaire, la plupart des chercheurs et des ingénieurs habitant sur place dans une espèce de HLM qui leur était consacrée, les rumeurs allaient bon train, évoquant pour moi les célèbres « bouteillons[4] » de la Grande Guerre. C'est ainsi que, au moins deux fois par mois, quelqu'un avait vu un message annonçant l'arrivée de Boris Éphrussi pour le lendemain, mais je ne vis jamais apparaître cette statue du Commandeur pendant les deux ans que je passai dans ce laboratoire.

Au moment où j'y arrivai la génétique nouvelle était en train de naître qui allait, une trentaine d'années plus tard, aboutir à la révolution du génome et par là même à celle de la médecine.

Depuis les travaux géniaux, cent ans auparavant, du moine Mendel, on connaissait les lois simples de la transmission génétique. On savait que les supports de l'hérédité étaient des entités spécifiques pour chaque caractère. On avait baptisé ces entités « gènes », mais on ignorait totalement quelles étaient leurs localisations cellulaires et leurs supports chimiques. Ce n'était que dans les années 1940 que Morgan avait démontré que les facteurs héréditaires, les gènes, étaient localisés sur les chromosomes (grossière mystification de la science bourgeoise pour les suppôts de la génétique soviétique !) et, jusqu'aux années 1950, on n'étudiait les gènes que par les manifestations morphologiques qu'ils induisaient : taille des petits pois, pelage des souris ou couleur des yeux par exemple.

À Gif, la recherche génétique moderne commençait à être mise en œuvre. On y utilisait une nouvelle et très prometteuse approche. On cherchait à caractériser les mutants non plus seulement par l'étude de leurs caractères morphologiques mais aussi par l'étude de leurs protéines. C'était une application du nouveau dogme de la biologie moléculaire selon lequel à un gène correspondait une protéine et vice versa. À défaut d'être en mesure de « voir » un gène, on essayait de le cerner par son produit immédiat, à savoir sa protéine. C'était d'ailleurs en tant que spécialiste de l'étude des protéines que j'avais été admis dans le laboratoire.

À Gif, on étudiait non seulement les protéines de levures normales, mais surtout, on créait artificiellement par irradiation avec des rayons ultraviolets des mutants de la levure de bière, une espèce dont on ne connaissait qu'un tout petit nombre de mutants naturels. On en obtenait ainsi un grand nombre en une nuit. Restait ensuite à sélectionner ceux qui présentaient de l'intérêt pour les recherches que l'on menait.

Mon programme consistait à étudier un gène « codant[5] » pour une protéine intervenant dans la respiration de la levure : le cytochrome c.

La mode était alors à l'opéron[6] que Monod et Jacob venaient de décrire, et l'hypothèse de départ était que le cytochrome c pouvait être un facteur de régulation d'un opéron du système respiratoire de la levure. D'où l'idée de créer le plus grand nombre de mutants de cytochrome et de regarder comment en était affectée la respiration cellulaire.

Mes résultats ne confirmèrent pas l'hypothèse de départ, mais ce séjour à Gif modifia complètement mes conceptions sur la recherche et eut de ce fait des retombées positives sur le diagnostic et le traitement de certaines maladies que j'étudiai ultérieurement.

Je voyais, grâce aux recherches de mes voisins de paillasse[7], les extraordinaires possibilités ouvertes par l'étude des mutants. Des chaînes de réactions chimiques jusqu'alors totalement obscures étaient décortiquées et des gènes inconnus découverts. Je voyais l'intérêt capital de pouvoir coordonner des informations sur la morphologie et le fonctionnement d'un être vivant avec les renseignements fournis par l'étude de ses protéines.

J'apprenais aussi une rigueur expérimentale de très haut niveau et ce qu'était la motivation pour des recherches apparemment sans retombées pratiques. Il régnait là-bas une fièvre créatrice extraordinaire. Chacun d'entre nous ayant « ses » mutants, il ne pouvait donc pas y avoir de jalousie et nous suivions avec passion les résultats de chacun. L'évaluation de nos résultats, les critiques, les suggestions venaient des plus prestigieux chercheurs du domaine tant français qu'étrangers qui passaient par Gif pour y chercher des mutants de levure ou y donner des séminaires.

J'appris aussi qu'il valait mieux ne pas publier plutôt que d'énoncer des résultats médiocres ou incertains.

Je vis aussi ce qu'était un enseignement supérieur digne de ce nom. Les enseignants chercheurs de Gif avaient en effet la charge des étudiants du diplôme d'études approfondies de génétique (DEA) et avaient développé un système d'enseignement unique à cette époque en France. Leurs étudiants – ils n'en acceptaient qu'une douzaine à la fois – devaient reproduire des expériences en cours dans le laboratoire. Ils étaient en outre tenus d'assister à tous les séminaires du laboratoire et des laboratoires voisins.

Je pâlissais d'envie devant cette formation. Mes camarades enseignants grognaient un peu, se plaignant que cette période nuisait à la progression de leurs recherches en raison du temps passé à encadrer les étudiants. Ils étaient cependant à terme gagnants, car ils repéraient les plus doués et les récupéraient ensuite comme jeunes chercheurs. Ce type d'enseignement a fait école et nombre de DEA fonctionnent maintenant de la sorte, dont le DEA de génétique humaine à la création duquel je participerai, sur ce modèle, des années plus tard.

Au terme de ces deux années extraordinaires, j'eus un grand état d'âme à l'idée de quitter cet endroit béni des dieux de la recherche et projetai d'abandonner « l'homme » et de me consacrer à la génétique pathologique des levures. Piotr Slonimski me fit remarquer que, en dépit de mes brillantes qualités, les recherches sur les levures progresseraient sans doute très bien sans moi mais « par contre, ajouta-t-il, vos hémoglobines me semblent constituer un matériel de qualité encore vierge. Vous ne pourrez pas, à l'évidence, faire dans ce cas des mutations artificielles[8], mais la grande taille de la population humaine devrait pouvoir vous fournir tous les mutants dont vous aurez besoin ».

Un peu rasséréné, je rentrai au bercail bien décidé à mettre en œuvre ce que j'avais appris.

À la recherche de mutants humains

De retour dans mon laboratoire parisien, je devais choisir mon futur thème de recherche. Il s'agissait d'un choix difficile. Il n'était plus question de revenir sur « l'hémoglobine vieillie », ni de poursuivre mes recherches sur le cytochrome c de levure ; mais je revenais avec des idées sur la manière de conduire mes recherches futures assez différentes de celles que j'avais avant mon stage. Au cours de celui-ci, puisque j'avais constaté l'extrême intérêt d'utiliser des mutants de la levure pour progresser et dans la connaissance de la transmission génétique de cette espèce et dans la compréhension de sa respiration, j'en conclus naturellement que l'étude des hémoglobines anormales pourrait, chez l'homme, présenter les mêmes avantages.

Mes maîtres parisiens ne partageaient pas ce point de vue. Fascinés par les possibilités offertes par la biologie moléculaire, ils souhaitaient que, rentrant d'une formation à cette discipline, je me consacre exclusivement à des travaux fondamentaux sur les mécanismes de la synthèse des protéines qu'ils étaient en train de mener. À leurs yeux, l'étude des hémoglobines anormales était un « machin » beaucoup trop superficiel, à laisser à des cliniciens voulant s'amuser en bricolant. Ils me disaient que, comme tous les chercheurs « postsabbatiques », je revenais avec la « grosse tête » et qu'il fallait que je revienne à la raison. Leur position provenait probablement d'une analyse des défauts de la recherche médicale qu'ils avaient faite en fondant leur laboratoire dix ans auparavant. Cette analyse les avait amenés à constater que pour revenir à un niveau international, cette recherche devrait renoncer aux facilités apparentes de l'étude des pathologies humaines et se consacrer à la recherche fondamentale, mais ce qui était juste dix ans auparavant ne l'était déjà plus au moment que j'évoque.

Nous parvînmes finalement à un compromis. Je collaborerais à leurs recherches avec mon savoir-faire en isolement des protéines, et parallèlement je pourrais étudier telle hémoglobine anormale qui me passerait sous le nez.

À l'époque que j'évoque, la caractérisation d'une hémoglobine anormale nécessitait la mise en œuvre de techniques complexes entièrement manuelles et artisanales. L'hémoglobine du patient, après son extraction de ses globules rouges, devait être complètement purifiée. Cela s'effectuait grâce à l'extravagante cuisine de l'électrophorèse sur gâteau d'amidon que je maîtrisais. On découpait ensuite l'hémoglobine ainsi purifiée à l'aide d'une réaction chimique en une trentaine de morceaux que l'on comparait avec ceux provenant d'une hémoglobine anormale. Comme l'on n'est jamais mieux servi que par soi-même, c'était naturellement mon hémoglobine qui servait de témoin et je garde encore au pli du coude les traces des prélèvements répétés que je subis à cette période.

Si l'hémoglobine étudiée était anormale, l'un de ses morceaux ne se comportait pas comme son analogue provenant de mon hémoglobine. Ce morceau et son homologue normal, récupérés par des méthodes dignes d'une cuisinière de cantine, devaient ensuite révéler leurs compositions respectives en leurs molécules de base : les acides aminés. Très peu de laboratoires en France maîtrisaient alors cette technique qui avait été mise au point quelques années auparavant par deux chercheurs américains.

La méthode consistait à faire bouillir dans de l'acide chlorhydrique concentré à 110° pendant vingt-quatre heures le produit à analyser. Celui-ci était ensuite déposé à l'extrémité supérieure d'un tube rempli de billes de « résine échangeuse d'ions », des espèces d'appendices chimiques hérissant la surface de ces billes, les unes se liant avec des acides qui se présenteraient, les autres avec les alcalis.

On devait faire traverser la colonne par les produits à analyser en poussant du liquide avec des pompes exerçant de très fortes pressions. Ce qui sortait de la colonne devait ensuite être coloré avec un produit appelé nihydrine, puis passer dans un colorimètre lui-même couplé à un enregistreur.

À l'heure actuelle, l'industrie produit de merveilleuses machines capables d'effectuer l'ensemble de ces opérations avec une fiabilité, une sensibilité et une vitesse extraordinaires. Ces machines peuvent traiter automatiquement quatre-vingts échantillons en l'espace d'une nuit, faire tous les calculs afférents et stocker le tout dans l'ordinateur du chercheur qui n'a plus qu'à consulter son écran le lendemain matin. En 1950, lorsque les promoteurs de la méthode officiaient, ils mettaient trois semaines pour analyser un seul échantillon, et pour réaliser ce projet, il leur fallait des quantités de matériaux cent fois supérieures à celles qui sont actuellement nécessaires[9].

Nous ne possédions pas l'appareillage permettant ces analyses. Après d'assez rudes discussions avec ma hiérarchie, j'obtins finalement des crédits. Il y avait deux types d'appareils sur le marché. Le premier, très élaboré, était hors de notre portée eu égard aux crédits dont nous disposions. Celui dont nous nous contentâmes provenait d'une jeune société américaine récemment apparue sur le marché de l'appareillage de laboratoire avec un automate préparant, sans intervention manuelle, les biopsies opératoires à fins d'examens microscopiques pour détecter notamment les tumeurs cancéreuses. C'étaient des révolutionnaires en termes d'automatisation et d'industrialisation des techniques de laboratoire, d'ailleurs leurs recherches technologiques allaient totalement bouleverser l'analyse biochimique et les méthodes commerciales.

À la suite de notre commande, je fus très surpris d'être invité dans leur usine pour trois journées de formation à l'analyseur d'acides aminés commandé. Cette pratique, maintenant courante, était inédite à l'époque et m'apparaissait, à moi, agrégé de biochimie, comme iconoclaste. Ravalant mon orgueil de caste, je me rendis un beau matin dans une lointaine banlieue nord où siégeait l'entreprise en question. Réception à l'américaine avec une grande décontraction, et un superbe petit déjeuner servi par d'accortes hôtesses pour la dizaine d'élus que nous étions. Introduction ensuite dans une salle de conférences admirablement équipée, pour l'époque, en matériel audiovisuel et là, j'assistai à l'un des meilleurs cours qu'il m'ait été donné de recevoir au cours de mes quelque vingt ans de scolarité antérieure. Cet enseignement théorique fut suivi par des travaux pratiques consistant à monter l'appareillage fait d'un grand nombre de composés, puis à pratiquer de A jusqu'à Z les opérations de dosage d'acides aminés.

Nous avions laissé à la porte nos diplômes, nos savoirs artisanaux et notre morgue de petits mandarins pour redevenir des élèves motivés par l'intelligence de cet enseignement et la qualité de nos moniteurs. Ces derniers étaient des ingénieurs qui n'avaient reçu aucune formation pédagogique académique, mais qui avaient été admirablement formés à cette tâche par leur entreprise.

Le stage terminé nous eûmes droit à une soirée d'adieu à la Comédie-Française et il me fallut autant de dextérité que le metteur en scène de la pièce du génial Feydeau à laquelle nous avions assisté pour, de retour au laboratoire, maîtriser cette diabolique technique d'analyse d'acides aminés.

Ce qui avait si lumineusement marché lors du stage devint en effet un véritable calvaire. Comme le dispositif était fait de pièces et de morceaux, on dirait maintenant qu'il était en « kit », il fallait, pour en réussir le montage, posséder les compétences tout à la fois d'un plombier, d'un électricien, d'un électronicien, d'un mécanicien, d'un spécialiste des hautes pressions ainsi que, par réciproque, celles des grands vides, sans oublier celles de frigoriste, de chauffagiste, et d'un spécialiste en plastiques aussi variés que le chlorure de polyvinyle, le polyéthylène, ou le téflon. Il fallait qu'il n'y ait pas de sautes de courant électrique, que l'obus d'azote nécessaire à la protection des liquides réactifs soit de qualité « U » et non pas « N » qui m'avait été livré initialement. Il fallait posséder un thermostat régulant exactement à 110°, ce qui, eu égard aux étuves françaises, était une exigence frôlant l'arrogance.

Ni de longues études universitaires, ni ma formation hospitalière ne m'avaient procuré ne serait-ce que le début de ces savoir-faire cités. Ce n'est donc qu'après plusieurs semaines d'efforts que je finis par réaliser un montage correct : il n'y avait plus de fuite aux raccords des différentes tuyauteries, les pompes acceptaient de fournir la haute pression requise, l'encre de l'enregistreur alimentait correctement la plume traceuse.

Je me crus donc sorti d'affaire et commis une faute majeure : celle de le proclamer *urbi et orbi*. J'allais démontrer ce que l'obstination et la motivation pouvaient obtenir de la technologie moderne. Le lendemain matin de cette triomphante proclamation, je me précipitai dans mon laboratoire pour recueillir les résultats de ma première chromatographie. Mon cher patron, arrivé avant moi aux aurores, était assis devant mon appareillage. « Mon cher Rosa, me dit-il en me voyant arriver, j'appartiens à cette vieille génération de chimistes qui ne s'est jamais servie d'un enregistreur, mais j'aimerais comprendre ce que représente cette longue traînée horizontale rouge qui s'étend pendant plusieurs mètres sur le papier enregistreur. » Il ajouta : « Je croyais savoir, mais mon savoir est sûrement défaillant, que les acides aminés séparés par votre machinerie (il appuyait ironiquement sur ce dernier mot) devaient apparaître sur votre papier comme une succession de creux et de bosses, chaque bosse appelée "pic", dans ce que j'ai lu, représentant un acide aminé différent. » Je regardai le tracé qui était aussi dépourvu de bosses et de creux que la « morne plaine glacée » que parcourait la Grande Armée napoléonienne lors de la retraite de Russie. En fait de « retraite de Russie », c'était la « Bérézina » : il n'y avait rien, absolument rien, sur le papier enregistreur. Je m'attendais à recevoir un « savon » particulièrement soigné. Ce fut bien pire. Mon maître quitta mon labo en me demandant benoîtement si finalement je ne ferais pas mieux pour mon équilibre mental et la sécurité de ma famille d'aller soigner les paysans de Lozère atteints de dépression nerveuse causée par l'irruption chez eux d'écologistes en déroute.

Une des conditions pour être un bon chercheur est sa résistance à l'adversité. Je me voulais bon chercheur, donc je résistais. Ce qui veut dire que des jours durant je recherchai l'origine de cette absence de signaux sur le tracé. J'invoquai naturellement chacun des éléments de mon montage et, appliquant des années plus tard les préceptes de Antoine Laporte, je m'efforçai de suivre le bon bout de la raison. Si je n'obtenais pas ces pics caractéristiques des acides aminés, la première hypothèse était qu'il n'y avait pas d'acides aminés dans le mélange que je déposais sur ma colonne. Cette hypothèse ne tenait pas car j'avais obtenu une parfaite réponse avec ce mélange durant mon stage de formation. S'ils étaient absents à l'arrivée alors qu'ils étaient présents au départ, c'est qu'ils devaient s'être détruits pendant l'opération. Mes lectures me démontrèrent de façon irréfutable que la solidité remarquable des acides aminés excluait toute destruction dans les conditions où j'opérais. Après une nuit de réflexion, je conclus que si les acides aminés ne se signalaient pas, c'est que la réaction avec la ninhydrine n'avait pas lieu. Les acides aminés sont en effet incolores et pour les détecter avec mon système, ils devaient avoir été en contact avec un colorant spécifique, la ninhydrine. Or, ma ninhydrine était de premier ordre comme en témoignait la couleur violette qui tachait mes doigts (la sueur contient des acides aminés qui servaient ainsi de témoin), ce qui, chaque soir, était une source d'interrogation et de moquerie de la part de mes enfants.

Pendant cette période, je lus des dizaines d'articles sur la réaction à la ninhydrine, écumant dans ce dessein toutes les bibliothèques scientifiques consultables à Paris.

Un beau jour mon espoir renaquit. Un chercheur japonais avait démontré que « ma » réaction n'avait pas lieu au contact d'ozone[10].

À Gif-sur-Yvette, j'avais utilisé une ampoule électrique remplie de xénon générant de l'ozone pour tester l'effet mutagène de ce gaz sur les levures. Je connaissais donc l'ozone, or justement à côté de mon analyseur d'acides aminés un chercheur utilisait un spectrophotomètre équipé d'une lampe à xénon. Le coupable était donc sûrement cette maudite lampe à xénon.

J'étais en présence de l'alternative suivante, soit éloigner mon analyseur de cette maudite source, soit obtenir de mon voisin qu'il change son appareil de pièce. À distance, les choses peuvent paraître simples et logiques mais sur le terrain il n'en allait pas de même. Il était en effet hors de question de pouvoir déplacer mon analyseur, tributaire, tel un malade en réanimation, d'un obus d'azote U (ne pas oublier le U), l'azote N, comme je l'ai dit plus haut, contenant des traces d'oxygène aussi toxiques pour ma réaction que l'ozone, d'un robinet d'eau muni d'un contrôleur de pression et d'un tableau électrique disposant de dix prises avec terre. Nous étions en 1960, l'âge des cavernes en ce qui concernait les infrastructures des laboratoires de recherche et la pièce de l'analyseur était la seule de tout le laboratoire à répondre aux besoins énoncés plus haut. Il me fallait donc convaincre mon camarade de déloger. Les discussions qui s'ensuivirent me rappellent irrésistiblement le célèbre « Holà Madame la belette » du bon La Fontaine, car les choses évoluèrent à la façon de celles de la fable. Incapables d'arriver à un accord, nous allâmes solliciter l'arbitrage de notre maître. Celui-ci méditait alors de développer encore « sa » biologie moléculaire. Le laboratoire étant plein comme un œuf, il voyait soudain naître de notre dispute une occasion rêvée pour loger ses nouvelles recherches. Il nous conseilla donc d'émigrer dans deux pièces lointaines qu'il venait d'acquérir d'un directeur d'hôpital compréhensif et qui, selon lui, nous conviendraient à merveille. Ayant visité les lieux, mon camarade et moi-même nous comprîmes que le *statu quo* entre nous était un moindre mal et nous ne bougeâmes pas.

Il n'en demeurait pas moins que l'idée de l'ozone maudite m'empêchait de dormir. On me vit donc tenter de créer d'immenses courants d'air pour ventiler la pièce, tentatives naturellement vouées à l'échec, mon camarade n'étant pas candidat à la congestion pulmonaire refermait immédiatement la fenêtre que je venais d'ouvrir. Je lui présentai de sémillantes jeunes internes (il était alors célibataire) dans l'espoir qu'il se jetât dans une aventure amoureuse qui l'aurait éloigné de ses manipulations. Ici encore mes tentatives échouèrent car, ce que j'ignorais, il avait déjà « quelqu'un » et il lui restait fidèle.

J'eus alors une illumination. Si son appareil tombait en panne, il n'y aurait plus de dégagement d'ozone. J'avais dès lors deux solutions : prier que l'appareil tombe en panne ou aider la puissance céleste. J'étais sur le point de commettre le crime de sabotage quand mon collègue fut invité pour huit jours dans un laboratoire de province et arrêta donc ses manipulations.

Après un week-end d'intense aération de notre laboratoire, assuré qu'il ne pouvait plus y subsister la moindre molécule d'ozone, je repris avec espoir mais rempli de fébrilité mon expérience. Les résultats, comme je l'ai dit plus haut, n'apparaissaient qu'après une nuit. J'arrivai donc dès l'aube du lendemain pour constater que rien n'avait changé. L'hypothèse de l'ozone était fausse.

J'étais à bout d'imagination, d'espoir, de courage et pendant plusieurs semaines j'arrêtai cette expérience, bricolant misérablement de minables essais. Un matin, mon patron m'amena un grand gaillard doté d'un profil rappelant les bas-reliefs perses. « Je vous confie, me dit le patron, notre ami que voici. C'est un réfugié iranien qui voudrait travailler en France après un stage d'ingénieur aux États-Unis. Pouvez-vous l'aider à rédiger la thèse de médecine qui lui est indispensable pour pouvoir rester en France ? » Le gaillard était intelligent mais handicapé par sa faible connaissance de notre langue. J'avais sous la main l'observation d'un patient que j'avais étudié pour une anomalie assez courante du globule rouge déterminant une anémie. Ma passe à vide expérimentale me rendait disponible. En quelques jours la thèse était rédigée et mon pupille la passait sans encombre. Les Orientaux ont un sens aigu de la reconnaissance. Le lendemain de la soutenance de sa thèse, il apparut dans mon laboratoire et me tint ce discours : « Je ne pourrai jamais me libérer de la dette que j'ai contractée à votre égard, mais ma formation américaine en ingénierie pourrait peut-être me permettre de vous aider à trouver l'origine de vos ennuis. » C'était dit dans un mélange d'anglais et de français, l'étude de l'iranien ne faisant pas partie de la formation à l'internat des Hôpitaux de Paris. Il était quasiment suppliant. On est plein d'aménité envers qui l'on a rendu service. Je lui abandonnai donc mon montage, convaincu que cette démarche serait inutile. Comment quelqu'un ne connaissant rien à mon appareil et à ma technique, appartenant par ailleurs à une population, certes très sympathique, mais faisant partie des joyeux Bachi-Bouzouks des bandes dessinées de mes enfants, réussirait-il là où moi, biochimiste de grande qualité (n'avais-je pas été major au concours d'agrégation en biochimie ?), j'avais échoué des mois durant ?

Le lendemain matin, mon enregistreur présentait la plus magnifique courbe d'acides aminés imaginable. Stupéfait, j'interrogeai mon ami. Il m'expliqua qu'il n'avait fait qu'appliquer ce qu'on lui avait enseigné à Boston en cas de panne d'allumage de voiture. « Il faut, me dit-il, tout nettoyer. » Et il mimait comment nettoyer la cuve d'un carburateur, gratter les électrodes, les bougies et surtout souffler à travers le trou du gicleur. « Mais, lui dis-je, il n'y a ni carburateur, ni bougies, ni gicleur dans mon appareil. » Il bredouilla quelque chose que j'interprétai comme quoi en toute chose il y avait un gicleur, et comme je ne comprenais pas, il me montra sur le schéma détaillé de mon appareil un tout petit objet de verre qui se trouvait à l'entrée du colorimètre. « Il y avait une saleté là, me dit-il, et rien de ce qui sortait de votre colonne ne passait dans le colorimètre mais tout dans le *waste* (en anglais *waste* signifie évier). J'avais perdu plusieurs mois de ma vie à cause d'un minable cristal d'acétate de sodium de 2 mm de large, ou plutôt parce que j'avais omis d'appliquer une règle élémentaire, celle de nettoyer correctement mon matériel.

Je pus donc enfin commencer mon programme d'étude des hémoglobines de certains patients. La première d'entre elles était le fait d'une patiente porteuse d'une vague anémie, qui m'était adressée par un collègue de l'hôpital Saint-Antoine. Après plusieurs semaines d'un travail fébrile, le grand matin arriva où mon analyseur d'acides aminés me révéla la nature de l'hémoglobine de la patiente. Le résultat me sauta aux yeux dès la porte de mon laboratoire.

Dans le peptide n° 3 de la chaîne de l'hémoglobine, une des deux molécules de glycocolle normalement présentes était remplacée par une molécule d'alanine.

Pour qui n'est pas biochimiste, il s'agit évidemment de chinois, mais sur moi ce remplacement me fit autant d'impression que le résultat de l'agrégation. J'avais analysé une mutation jusqu'alors non décrite. Je rentrais de ce fait dans le club, extrêmement fermé alors, des chercheurs capables d'identifier au niveau moléculaire la cause d'une maladie.

Il faut dire, pour être tout à fait honnête, qu'à cette époque, seules les anomalies de l'hémoglobine pouvaient être analysées (pour des raisons techniques qu'il serait oiseux d'expliciter). Par ailleurs, dans le monde, très peu de chercheurs en hématologie abordaient les problèmes par la biochimie, et réciproquement, les biochimistes ne s'occupaient pas d'hématologie. Ma double formation médicale et scientifique trouvait alors sa justification.

Pendant les mois interminables que j'avais passés à essayer de surmonter toutes les embûches techniques, je n'avais pas publié quoi que ce soit, et ma statue intérieure commençait à me traiter de fruit sec.

Je passai la nuit qui suivit ma « découverte » à m'escrimer sur une vieille machine à écrire léguée par mon grand-père, pour rédiger dans les plus brefs délais l'article décrivant mon nouvel « enfant ». J'étais en effet pris d'une panique paranoïaque à l'idée qu'à Cambridge ou à Houston où opéraient les grands maîtres des hémoglobines anormales, la même mutation ait pu être en cours d'analyse et qu'un article puisse paraître, dans les jours à venir, en me coupant l'herbe sous les pieds.

Dans le domaine de la recherche comme dans celui du sport, seul le premier arrivé est pris en compte. Le lendemain matin, j'étais à 8 heures devant la porte de la *Nouvelle Revue française d'hématologie*, mon manuscrit sous le bras. Mon hémoglobine était bien inédite. Sous le nom d'hémoglobine J^{Paris}, elle prit place dans le bestiaire des hémoglobines anormales et il m'arrive encore de relire avec émotion la très modeste et médiocre petite page la décrivant en français.

Nous avions chaque semaine des réunions de laboratoire où chacun devait exposer ses résultats. Je présentai donc l'hémoglobine J^{Paris} avec enthousiasme. Certains des membres du laboratoire ayant effectué des stages postdoctoraux aux États-Unis en avaient ramené les pratiques. Celles-ci consistent à argumenter le plus sévèrement possible les travaux présentés, fussent-ils d'un prix Nobel. Aux États-Unis la notoriété du présentateur semble stimuler l'agressivité des plus jeunes qui attaquent l'orateur comme de jeunes lions essayant de détrôner le mâle dominant. Je n'étais ni prix Nobel ni mâle dominant pour le groupe, mais n'en subis pas moins un tir roulant de questions. « Pourquoi avoir consacré tant de temps pour constater que ala a été remplacé par gly ? », me fut-il demandé. Je répondis qu'il était utile de comprendre pourquoi l'hémoglobine de notre patiente avait un comportement électrique anormal. « Vous nous avez dit que votre malade était anémique, le Ala-Gly trouvé peut-il expliquer l'anémie ? », me demanda l'*alter ego* de mon patron qui ne rejetait pas totalement son brillant passé d'interne en hématologie. Je lui répondis que je n'en savais rien, mais que la coexistence de l'anémie et de l'anomalie de l'hémoglobine me semblait indiquer que ceci conditionnait cela. Un étudiant me demanda s'il n'y avait pas un test en éprouvette qui aurait pu répondre à la question, test qui de fait n'existait pas alors.

Mon patron, resté silencieux jusqu'alors, me déclara : « Cher Rosa, vous nous avez trahi pendant plus de deux ans en allant bricoler on ne sait quelle levure dans un parc de la vallée de Chevreuse. Y avez-vous fait autre chose que vous amuser et jouer au tennis ? » Je ne comprenais pas où il voulait en venir. « C'était dans *le* laboratoire français de génétique, ajouta-t-il, or vous ne semblez pas y avoir acquis l'once d'un réflexe. » Je ne saisissais toujours pas. « Gé-né-tique ! » me dit-il enfin en appuyant sur chaque syllabe. « Cette femme a-t-elle des enfants, des frères, des sœurs, un père, une mère ? Comment sont leurs hémoglobines ? Y a-t-il parmi eux des anémiques ? Et si oui, y a-t-il d'autres personnes dans la famille associant ou dissociant les deux phénomènes ? » Il avait totalement raison, une réponse pouvait en effet être déduite de l'étude familiale. « Cela étant, dit-il, de deux choses l'une, ou l'anomalie est responsable de l'anémie ou elle ne l'est pas. Si elle est responsable, peut-on faire quelque chose pour la patiente ? Si elle ne l'est pas, à quoi tout ce que vous avez fait peut-il servir ? » Les problèmes étaient parfaitement posés. Si la mutation était responsable de l'anémie, cela n'aboutissait, dans l'état des connaissances de l'époque, à aucune sanction thérapeutique. Le seul avantage pour la patiente était qu'ultérieurement elle ne serait pas soumise à de nouveaux examens. « Si l'anomalie n'était pas responsable de l'anémie, ce qui était le cas, ces travaux avaient amené à un peu mieux connaître le fonctionnement de l'hémoglobine », répondis-je. « Eh bien ! continuez, continuez mon jeune ami, conclut le patron, il y a 287 acides aminés dans une molécule d'hémoglobine, chacun d'entre eux peut être remplacé en moyenne par quatre acides aminés différents. Je vous souhaite beaucoup de souffle. »

Ainsi se termina ma première découverte d'hémoglobine anormale. Beaucoup d'autres, ainsi que me l'avait prédit mon maître, s'ensuivirent et j'y reviendrai un peu plus tard, car à l'épisode de l'hémoglobine J[Paris] succédèrent des épisodes assez différents : la construction et l'installation dans un nouveau et gigantesque laboratoire hospitalier, la secousse de Mai 68 et mon émigration dans le Far-Est du tout nouveau centre hospitalier de Créteil.

CHAPITRE IV

Mouvements

Un bon génie au ministère

Au début des années 1960, j'étais accaparé au laboratoire par les exigences de mon analyseur d'acides aminés et plus encore par la conception et la réalisation d'un analyseur de peptides, machine dont le fonctionnement reléguait les difficultés du premier au rang d'aimable plaisanterie.

Je n'avais aucune fonction ou responsabilité hospitalière et, en dehors du laboratoire, mes seules contraintes consistaient à aller tous les samedis enseigner la biochimie aux étudiants en médecine de Rouen. Je menais donc la vie bien tranquille d'un « turbo-prof » et, dépourvu d'imagination à cet égard, je n'imaginais pas la possibilité d'une autre vie. Le baby-boom, la révolution industrielle des trente glorieuses et les idées-forces de Robert Debré allaient en décider autrement.

Tout commença par un banal appel téléphonique émanant d'un chef de bureau du ministère de l'Éducation nationale qui souhaitait que je passe le voir. Un beau matin, je mis donc pour la première fois de ma vie les pieds dans un ministère, à savoir la sombre bâtisse de la rue de Grenelle.

Mon interlocuteur me dit qu'il était en charge du personnel enseignant des facultés de médecine. À cette occasion, il avait eu sous les yeux mon dossier et s'étonnait qu'un brillant major de l'agrégation, de surcroît demeurant à Paris, moisisse depuis si longtemps à Rouen. Alors que des postes allaient s'ouvrir dans la capitale, il n'avait en effet pas reçu ma candidature à quoi que ce fût.

Il tenait donc à s'assurer que c'était bien l'attrait de la cuisine normande qui était à l'origine de ce phénomène pour lui paradoxal.

Il n'en était naturellement rien car, si j'aimais bien en effet mes petits étudiants de Rouen et les moules marinières que je dégustais rituellement entre les cours du matin et les travaux dirigés de l'après-midi, mes cinq années de relégation commençaient à me peser. Comme il n'était pas question de manquer le laboratoire en semaine, mes samedis commençaient en effet à 6 heures du matin à la gare Saint-Lazare pour se terminer à 10 heures du soir chez moi. Cette situation ne faisait pas, en s'en doute, le bonheur de mon épouse ni de mes enfants qui récupéraient, le dimanche, un personnage totalement recru de fatigue.

À l'écoute de son discours, je tombai donc des nues, n'ayant pas eu vent des possibilités qu'il m'annonçait. J'eus alors droit de la part de mon interlocuteur à un véritable cours sur ce que les jeunes gens actuels appellent un « plan de carrière ». Je ne voulais certainement pas moisir toute ma vie dans un « machin » qui n'était même pas une faculté mais une minable école de médecine dont la seule gloire était d'avoir eu le père de Flaubert comme directeur. Comment pouvez-vous concilier votre activité de recherche à laquelle vous me dites être si attaché en menant cette vie d'enfer ? Et où allais-je trouver des collaborateurs dans le futur avec un pareil « diastasis » ? – l'agrégé de grammaire que devait être mon interlocuteur jubilait de jouer sur ce mot utilisé en médecine. Je le quittai, confus comme si j'étais en faute, après l'avoir assuré que j'allais entreprendre les formalités nécessaires. Ainsi fut fait et je me retrouvai à la rentrée à enseigner à Paris dans la vieille faculté de la rue de l'École-de-Médecine. Je pourrais, croyais-je naïvement, avoir enfin une vie normale, c'est-à-dire aller tranquillement au labo le samedi plutôt qu'à la gare Saint-Lazare.

La tranquillité en question dura exactement trois mois au terme desquels un vent d'autan se mit à souffler qui m'amena des rives de l'hôpital Saint-Vincent-de-Paul à celles de l'hôpital Henri-Mondor dans les lointaines steppes de l'Est parisien.

L'origine de cet événement émana une fois encore de Robert Debré. Au moment où j'étais rapatrié à Paris, celui-ci commençait en effet à mettre en place sa réforme des études médicales, et c'est cette dernière qui agit sur ma destinée.

Réforme des études médicales

Le premier volet de cette réforme consistait à supprimer la dualité existant alors, en médecine, entre les activités d'enseignement et les activités de soins. Les premières étaient, jusqu'alors, prodiguées par des enseignants recrutés sur concours de la faculté de médecine et qui appartenaient donc à l'Éducation nationale, les secondes étaient exécutées par un personnel hospitalier recruté sur concours, totalement distinct, de l'Assistance publique. Certains individus avaient les deux casquettes mais c'était loin d'être la règle ce qui était absurde car un enseignant de pneumologie, par exemple, pouvait très bien ne pas avoir de malades et inversement un pneumologue hospitalier n'était pas payé pour enseigner la pneumologie à ses stagiaires. La réforme de Robert Debré corrigeait cette anomalie en instituant une double appartenance : un même individu exercerait dorénavant les deux fonctions. Pour les cliniciens, cette situation était facile à réaliser. Pour les enseignants des disciplines dites « fondamentales[1] », leur application hospitalière devant se faire dans des laboratoires, les choses étaient plus délicates car l'organisation des laboratoires dans les hôpitaux était alors particulièrement complexe.

À titre d'exemple, les examens chimiques – on ne disait pas à l'époque « biochimiques » – étaient exécutés à la pharmacie de l'hôpital par des pharmaciens hospitaliers, gens dévoués au pouvoir médical et qui faisaient ce qu'ils pouvaient eu égard aux faiblesses des savoirs de l'époque et aux conditions particulières de leur formation, qui était essentiellement chimique aux dépens de toute biologie.

Ces laboratoires des pharmacies hospitalières étaient particulièrement mal équipés et le travail qui s'y faisait restait totalement artisanal. Les chefs de service de médecine de pointe avaient donc tenté de pallier ces insuffisances en créant leur propre laboratoire. On tâchait d'y exécuter les examens que les pharmaciens hospitaliers n'étaient pas en mesure de faire et d'y mener quelques recherches. Ces laboratoires, dits de service, dépendaient entièrement du chef de service et leurs moyens n'étaient que du bricolage. Les équipes y étaient hétérogènes. Elles comprenaient des techniciennes que les patrons puissants obtenaient de l'administration de l'Assistance publique en les soustrayant aux effectifs des pharmacies. L'encadrement était constitué par les plus entreprenants des pharmaciens écœurés par l'absence de moyens des pharmacies hospitalières. À partir des années 1950, un certain nombre de jeunes médecins, souvent des internes en cours d'exercice, avaient rejoint ces structures dans l'espoir de pouvoir s'intégrer à un grand service hospitalier. Les équipes ainsi constituées étaient enthousiastes et motivées, mais souffraient de handicaps sérieux. Outre le « bon plaisir patronal » qui imposait (nécessité oblige !) l'exécution de tel ou tel examen dont la justification scientifique n'était pas toujours évidente, le biais majeur de ces laboratoires résidait dans la faiblesse de la formation scientifique de ces cadres médicaux qui n'avaient ni la formation chimique des pharmaciens, ni la formation biologique moderne nécessaire.

C'est cet état de choses qui avait conduit le réformateur à décider la création de laboratoires centraux indépendants des pharmacies qui devaient être confiés aux futurs « hospitalo-universitaires ». Ce schéma rencontrait naturellement l'hostilité des pharmaciens qui se voyaient délestés de la responsabilité d'exécuter les examens de laboratoire ainsi que celle des chefs de service médicaux possédant des laboratoires de service dont les techniciennes devaient être réaffectées aux futurs laboratoires centraux ! Ces effectifs n'étaient pas minces, comme je pus le constater, il y avait plus de techniciennes dans les labos de service de l'hôpital Saint-Vincent-de-Paul que dans le laboratoire central.

Par ailleurs, bien souvent ces laboratoires centraux étaient à créer à partir de rien, d'où d'infinis problèmes de locaux et de crédits s'ajoutant à celui de l'affectation des techniciennes. Les administrations hospitalières tant locales qu'au niveau du siège de l'Assistance publique vivaient encore, au moins en ce qui concerne la biologie, au rythme du début du siècle où les examens de laboratoire ne constituaient qu'une partie très mineure de l'activité hospitalière. À leurs yeux, les dépenses à engager pour l'achat d'appareillages modernes leur apparaissaient démesurées, d'autant plus qu'ils n'avaient aucun point de comparaison dans leurs habitudes. Quant aux délais de mise en œuvre, ils correspondaient à des plans d'équipement dont la programmation s'étalait sur des années !

La réforme suscitait d'autres réticences liées en particulier au statut des futurs « hospitalo-universitaires ». Elle impliquait en effet que les futurs « bi-appartenants » exerceraient leur activité à plein temps. Devant la levée de boucliers de cette disposition qui supprimait la clientèle privée, celle-ci fut maintenue à condition qu'elle s'effectuât à l'hôpital et dans des conditions particulières. Cette disposition très pragmatique ne rassurait cependant pas complètement les futurs hospitalo-universitaires et il fallut, pour démarrer la réforme, des volontaires qui donnassent l'exemple. Il me fut donc impérativement suggéré d'être « intégré[2] » comme chef de service du laboratoire de biochimie de l'hôpital Saint-Vincent-de-Paul qui allait être créé.

Saint-Vincent-de-Paul

Ancien interne de Robert Debré et membre du laboratoire de biochimie qu'il avait créé et qui dépendait de lui, j'étais en effet tout désigné pour inaugurer le système. J'hésitai naturellement beaucoup car nous, les futurs chefs de service et cadres de ces laboratoires « nouvelle formule », n'étions pas formés pour cette tâche. À cette époque, la biologie étant considérée comme une voie très accessoire, elle n'était pas investie comme elle l'est actuellement par de brillants anciens internes en quête de carrière hospitalière. Les très rares anciens internes dont je faisais partie n'avaient exercé leur activité hospitalière qu'en tant qu'internes en médecine, si bien qu'aucun d'entre nous n'avait l'expérience de la biochimie clinique et des problèmes de gestion inhérents aux laboratoires hospitaliers. Nous étions formés aux techniques de la biochimie de recherche, le plus souvent très étroitement spécialisés dans quelques techniques pointues, qui en hormonologie, qui en enzymologie, qui en biochimie de la structure des protéines, techniques qui, dans la majorité des cas, n'avaient rien à voir avec les dosages d'urée, de glycémie ou de cholestérol ! Nous avions d'ailleurs pour ces activités un mépris qui se traduisait par l'expression « pipimétrie » que nous utilisions quand nous parlions de ces dosages. Plus grave, si la plupart d'entre nous étions alléchés par la perspective de recevoir un traitement hospitalier qui devait pratiquement doubler nos revenus, nous n'étions cependant pas décidés à quitter la quiète position d'enseignant pour cette activité hospitalière de nous inconnue. Enfin, un certain nombre d'entre nous étions conditionnés pour nous comporter en chercheurs quasiment plein-temps et la perspective d'une activité hospitalière était en contradiction absolue avec ce conditionnement.

J'étais donc dans une situation schizophrénique. J'appartenais à une équipe qui, comme je l'ai dit ailleurs, avait intégré les règles de la compétition moderne en recherche biologique et qui, de ce fait, nous inculquait l'absolue nécessité d'atteindre l'excellence anglosaxonne. Cet objectif, eu égard au handicap français, constituait un vaste programme qui n'était concevable que par une mobilisation « compulsive » de toute notre activité et de toute notre énergie. Dans ces conditions, il était hors de question de s'égarer en biochimie hospitalière. Mais, en même temps, notre groupe ne pouvait pas ne pas être d'accord avec la révolution médicale que Robert Debré mettait en place contre vents et marées, et surtout contre l'ensemble de la classe hospitalière. Jouant sur ce facteur, et probablement aussi sur des arguments plus matériels, Robert Debré procurait au laboratoire la quasi-totalité de ses moyens, il nous fallait participer activement à la réforme en cours, pour donner l'exemple et avoir un effet d'entraînement, les volontaires ne se bousculant pas. Ainsi, faute de pouvoir éluder mon entrée dans la réforme hospitalo-universitaire, je m'efforçais d'en oublier les aspects inquiétants pour n'en retenir que les avantages. Je me souviens cependant, le dernier jour des vacances sur une plage en Catalogne, avoir regardé la mer avec des yeux de condamné à mort pensant qu'il s'agissait de mes dernières vacances. Il ne s'agissait pas d'un fantasme, comme la suite allait me le montrer.

Cette aventure devait néanmoins me permettre d'assister et, à mon modeste niveau, de participer à la fantastique aventure de la mutation des examens biologiques. À l'hôpital Saint-Vincent-de-Paul, je trouvai un laboratoire qui, pour l'époque, était bien organisé. L'hôpital était à taille humaine et mes clients, les pédiatres (il s'agissait d'un petit hôpital d'enfants) m'étaient bien connus, eu égard aux années que j'avais passées comme interne aux Enfants-Malades. Ce laboratoire fonctionnait néanmoins suivant les anciennes normes. L'encadrement, chef de laboratoire en tête, n'était présent que quelques heures durant la matinée. Le plus clair de l'activité des quinze techniciennes consistait en des dosages d'urée sanguine, à l'aide d'un stupéfiant appareillage sortant droit du XIXe siècle et constitué essentiellement d'une gigantesque éprouvette remplie de mercure. Ce dosage, comme celui de la glycémie, requérait de grandes quantités de sang difficilement prélevées sur de petits enfants que l'on rendait artificiellement anémiques du fait de ces soustractions sanguines. Le plus singulier était que, dans l'immense majorité des cas, les résultats de ces dosages n'étaient pas nécessaires pour les pathologies dont ces enfants étaient porteurs. Leur prescription obéissait à une espèce d'automatisme, de même que celle du fameux test de Bordet-Wassermann, dit « BW » dans notre jargon, destiné à détecter la syphilis. Les dosages d'urée et de glycémie achevés, le laboratoire entrait en dormance, l'après-midi y étant occupé par des opérations ménagères comme le tricot ou la broderie jusqu'à la fermeture à 15 heures. Les quelques urgences étaient assumées jusqu'au lendemain par de malheureux internes en pharmacie encore plus dépourvus de moyens que nous-mêmes.

Je fus rejoint par quelques pharmaciens que l'aventure tentait ainsi que par un interne et un externe qui pensaient, utopie de jeunesse, pouvoir faire de la recherche dans ce laboratoire. Nous fonctionnâmes ainsi pendant plusieurs mois. Les pharmaciens géraient les analyses et s'efforçaient d'introduire des méthodes plus modernes que celles utilisées jusqu'alors. L'interne et l'externe tentaient de monter quelques « manips » de recherche. Quant à moi, je faisais la terrible expérience de « l'intégration ».

Enseignant-chercheur, j'étais brusquement obligé d'apprendre sur le tas deux nouveaux métiers qui m'étaient parfaitement étrangers : celui de biologiste pour les examens courants et celui de chef de service. Rien dans ma formation ou dans ma pratique antérieure, à l'exception du dosage des transaminases, n'avait concerné l'exécution des examens de routine. J'étais un honnête spécialiste du fractionnement des protéines et du dosage délicat des groupements soufrés de l'hémoglobine, mais j'étais totalement incompétent pour le dosage de l'urée, de la glycémie ou du cholestérol. J'arrivai à surmonter ce handicap car finalement c'était quand même de la biochimie, mais il n'en fut pas de même pour l'autre volet de mes responsabilités, celui de la gestion d'un laboratoire d'analyses médicales au sens large du terme.

Un laboratoire d'analyses médicales fonctionne en effet comme une entreprise commerciale d'un type un peu particulier. Les commandes, en l'espèce des demandes d'examens provenant de nombreux clients, les médecins prescripteurs, sont en effet accompagnées d'échantillons de sang et d'urines provenant d'autres clients, les malades. La satisfaction des commandes doit se faire dans des délais aussi courts que possible et ne supporte pas la moindre erreur. Il en résulte une gestion très spéciale, qui emploie un temps considérable, d'un nombreux personnel de gestion. Il s'y mêlait des problèmes de couleur de tubes à prélèvements, de déchiffrage des noms de patients inscrits à la main par des infirmières souvent pressées, des appels comminatoires des services réclamant d'urgence un résultat. La surveillante venait me voir, éplorée, pour que je résolve un problème d'effectif quand par malheur deux agents du même secteur venaient à manquer. Il était naturellement de mon devoir d'arbitrer l'épineux problème des dates de vacances pour chacune, un effectif minimum incompressible devant être présent pendant toutes les périodes de vacances, et aussi la non moins délicate mission d'attribuer en fin d'année les notes au personnel. Je n'avais naturellement ni le savoir-faire ni le goût de ce genre de travail et j'éprouvais une impression terrible d'y perdre non seulement mon temps mais aussi mon âme. Les rapports avec les services administratifs de l'hôpital n'étaient pas faits pour arranger les choses. Pour tenter d'obtenir le remplacement d'un agent, il fallait faire le siège de la direction du personnel qui d'ailleurs n'en pouvait mais le plus souvent. L'acquisition du moindre appareillage demandait une véritable campagne de persuasion auprès d'un économe qui veillait sur ses sous comme un véritable Harpagon. Quand par hasard la demande était acceptée, le résultat concret ne se manifestait que plusieurs mois après, quand il n'était pas reporté au budget de l'année suivante.

Dans mes quelques heures de répit que me laissait mon activité de chef de service et d'enseignant – car je continuais naturellement à enseigner la biochimie à deux groupes de trois cents étudiants dans un amphithéâtre pouvant en contenir cent cinquante – j'essayais de poursuivre dans mon laboratoire d'origine mes recherches avec l'insuccès que l'on imagine aisément. Je serais mort pour la recherche si un séisme, non organisé celui-là par Robert Debré, Mai 68, n'était apparu. Avec mes trois casquettes d'enseignant, de chercheur et d'hospitalier, il me fut donné d'en observer des aspects assez variés.

Mai 68

Dans mon fief de Saint-Vincent-de-Paul, les choses furent extrêmement ordonnées. À cette époque, le syndicat CGT était encore très puissant à l'Assistance publique. On sait la distance que ce syndicat et le parti communiste prenaient avec le mouvement étudiant. En ce qui concernait les techniciens et les infirmières, Mai 68 se traduisait donc simplement par des assemblées générales dans la cour de l'hôpital où étaient réclamées des augmentations de salaire et une meilleure prise en considération du travail. Mon personnel se mit donc comme toute la France en grève, mais service de santé oblige, la grève n'était que virtuelle et toutes les demandes d'examens nous arrivant étaient exécutées. Une partie du personnel défila cependant lors du grand défilé populaire qui succéda à la nuit des barricades de la rue Gay-Lussac et j'effectuai une partie du trajet à côté des techniciennes du laboratoire que j'y rencontrai par hasard. La nouvelle de ma présence dans ce défilé arriva aux oreilles des mandarins de l'hôpital qui n'appréciaient guère les événements et ce ne fut pas sans conséquences sur mon sort à Saint-Vincent-de-Paul, et d'ailleurs sur la suite de ma carrière.

Si le personnel hospitalier vivait sagement la révolution de Mai, il n'en était pas de même du corps médical qui était profondément divisé. Les internes, avec toutes les contradictions inhérentes à cette révolution, étaient au cœur du dispositif. À cette époque encore, l'immense majorité des étudiants en médecine et des internes appartenait aux classes aisées dont ils se montrèrent les plus farouches contempteurs des règles sociales et morales. Jusqu'alors ils ne faisaient preuve d'anarchie que dans l'espace douillet et clos des salles de garde par le biais des chansons de corps de garde et des fresques graveleuses s'étendant sur les murs de la salle à manger. Le summum de leur contestation s'exprimait au moment des « tonus », repas dionysiaques qui parfois débordaient un court instant dans les rues, notamment lors du fameux « bal de l'Internat ». Hormis cela, les internes obéissaient au doigt et à l'œil à la règle quasi militaire qui régentait le fonctionnement de l'hôpital. Le patron de chaque service était maître après Dieu dans son secteur, assisté par le corps des surveillantes, véritables adjudants faisant régner un ordre monacal sur leurs troupes et parmi les malades. La guerre et l'Occupation n'avaient apparemment en rien perturbé cet ordre établi. Les premiers signes de politisation du corps des internes étaient apparus à l'occasion de la guerre d'Algérie, généralement motivés par le peu d'envie d'aller perdre deux ans dans le bled algérien. Les internes finissent en général leur internat vers l'âge de 30 ans ou plus et savent qu'ils n'auront qu'une période relativement courte d'exercice de la médecine en ville. Mais les thèmes de la vague de revendications de Mai 68 collaient parfaitement à leur situation. Les plus actifs d'entre eux ne furent donc pas longs à entreprendre la destruction des principes qui étayaient l'*establishment* médical et c'est d'eux que vint le concept de « mandarins ».

J'eus, par chance, l'occasion d'assister au grand psychodrame qui inaugura la prise de pouvoir de la classe étudiante dans les facultés de médecine.

Sortant de mon cours, je tombai sur un ancien interne de mes amis qui m'annonça que quelque chose de drôle allait se produire dans le grand amphithéâtre où le conseil de faculté était en train de siéger. À l'époque, cette structure constituait le véritable pouvoir de la Faculté. Cette assemblée était faite des seuls professeurs titulaires de chaire et de quelques rares professeurs dits « sans chaire ». Les professeurs agrégés (dont j'étais), beaucoup plus nombreux, n'en faisaient pas partie, ce qui naturellement suscitait chez eux un certain sentiment de frustration. Mon camarade m'entraîna donc vers les portes donnant accès aux rangs supérieurs de l'amphithéâtre. Elles n'étaient pas verrouillées et je pus voir, pour la première fois, cette assemblée mythique d'où sortaient les ukases régentant notre vie. J'étais assez déçu, car les membres du conseil qui étaient en civil, alors que je me les représentais en toge, discutaient tranquillement, et rien de ce que je voyais ne ressemblait à l'image de l'espèce d'Olympe que je m'étais forgée. Tout changea l'instant suivant.

Mon camarade appartenait, ce que j'ignorais, à un groupe de gauchistes purs et durs qui l'avait envoyé jeter un gros pavé dans la mare de l'ordre médical établi. Soudain, du haut de l'hémicycle il apostropha brutalement l'assemblée à ses pieds, utilisant à dessein (c'était la technique de l'époque) les termes les plus grossiers et les qualificatifs les plus insultants. Il dénonçait leur stupidité, leurs carences médicales, leur accaparement du destin de leurs collaborateurs et de leurs patients. Il annonçait, tels les Gardes rouges dont son discours s'inspirait, qu'eux, stupides mandarins, seraient chassés de leurs emplois avec des bonnets d'âne sur la tête et des écriteaux suspendus à leur dos fustigeant leurs carences et leur stupidité. Nos vénérables maîtres étaient figés de stupeur. Seuls quelques-uns d'entre eux, appartenant à la plus jeune des générations de professeurs et aussi à l'opposition libérale de cette assemblée, écoutaient avec intérêt. Je crois même qu'un ou deux réprimèrent difficilement un sourire. Il est vrai que certaines des critiques contenues dans la harangue de mon camarade rejoignaient des positions qu'ils avaient eux-mêmes vainement défendues pendant des années. L'un de ces professeurs progressistes entama une espèce de dialogue avec mon camarade, essayant d'argumenter ses propos. Cela ne faisait pas partie du scénario et il fut rapidement remis à sa place. L'affaire se termina par l'irruption massive dans l'hémicycle des étudiants en grève et une expulsion en bonne et due forme des membres du conseil. Le pouvoir avait changé de mains. Ma présence accidentelle n'échappa ni aux yeux des gauchistes, ni à ceux des mandarins, de sorte que je fus pris bien malgré moi au centre du cyclone.

Quelques jours après, je reçus un coup de téléphone comminatoire. J'étais convoqué par le comité des étudiants. Je devais me présenter au foyer des professeurs de l'ancienne faculté au début d'un certain après-midi. Avec toujours le désir de servir de conciliateur et peut-être aussi par curiosité, je me rendis à cette réunion. Le fond de la salle était érigé en tribune où trônait une table derrière laquelle siégeaient une dizaine d'internes et de chefs de clinique. J'en connaissais certains, j'en ai rencontré depuis la plupart à des postes de responsabilité importants (ou très importants) tant dans les facultés que dans les organismes de recherche. Ce tribunal révolutionnaire était aussi une pépinière de futurs mandarins. Face au tribunal, nous n'étions que trois. Je pense que nous avions été choisis selon la bonne technique marxiste en tant que « social traîtres », c'est-à-dire « simili sociaux démocrates ». Nous étions connus comme ayant des opinions de gauche modérées et l'un d'entre nous avait beaucoup aidé la jeune démocratie algérienne en organisant le service de néphrologie de l'hôpital Mustapha à Alger.

Pendant quatre heures d'affilée, nous subîmes une furieuse homélie au cours de laquelle nous furent déversés tous les griefs soixante-huitards concernant nos modalités d'enseignement, le contenu de ceux-ci, les critères de sélection et d'examen des étudiants, l'organisation des concours médicaux, la façon de traiter les patients et, naturellement, les personnels hospitaliers. Il y avait une part de vérité dans certaines de ces critiques et un certain nombre d'améliorations en sont ultérieurement issues. La façon dont elles étaient exposées était saisissante. Il s'agissait d'une véritable mise en accusation faite sur un ton d'une agressivité extrême et dont le discours emprunté à la phraséologie de Marcuse était pratiquement incompréhensible. À la sortie de cette première séance – il y en eut plusieurs autres –, nous étions totalement abasourdis. Non seulement ils avaient réussi à nous culpabiliser, mais aussi à nous crétiniser complètement. Après plusieurs séances de ce genre, on nous remit le livre blanc de la réforme, avec injonction de l'étudier dans les vingt-quatre heures. J'ai très malheureusement égaré ce document qui constituait un témoignage extraordinaire du délire de l'époque.

Le lendemain, n'ayant rien compris à l'extravagant jargon contenu dans ce rapport, nous nous apprêtions à subir les pires avanies. Le scénario était en fait différent. On avait jugé que nous avions été suffisamment conditionnés pour porter la bonne parole aux mandarins déchus et, pour commencer, à leur chef, c'est-à-dire au malheureux doyen qui habitait la faculté. Les membres de notre tribunal et nous-mêmes allâmes donc le trouver et nos procureurs lui indiquèrent qu'ils nous avaient chargés de faire sa rééducation. Restés seuls avec lui, nous lui indiquâmes que nous avions affaire à des dérangés et lui conseillâmes de faire le mort, ce qu'il fit fort bien d'ailleurs. Mais la secousse avait été trop brutale et il perdit très rapidement son poste.

Du côté du laboratoire Schapira, les choses n'étaient guère très simples. Nous constituions une microsociété avec son chef, ses sous-chefs et ses exécutants. L'esprit de Mai 68 ne pouvait naturellement pas ne pas y souffler et cela d'autant moins que les milieux de la recherche sont, par la structure mentale de leurs membres, des révolutionnaires. Je m'explique sur le concept : révolutionnaire. Le bon chercheur est un révolutionnaire dans son domaine de recherche puisque le plus souvent il recherche des notions nouvelles qui remettent en cause l'ordre établi, et ce qui remet en cause l'ordre établi est par définition révolutionnaire. Cela ne veut pas dire que tous les chercheurs soient d'extrême gauche, et j'en connais de nombreux, et parmi les meilleurs, qui, sur la société en général, ont des positions parfaitement calmes, pour ne pas dire conservatrices. Je suis d'ailleurs convaincu que, lors d'élections politiques, le vote des personnels de la recherche doit être très proche de ceux de la moyenne nationale, comme c'est le cas par exemple... des policiers !

Donc notre petite république laborantine était agitée de remous et, comme tout le monde, nous faisions assemblée générale sur assemblée générale. Les chercheurs étant par essence imaginatifs, de ces AG surgissaient donc pêle-mêle des idées de nouvelles recherches, de nouvelles techniques et aussi une très profonde remise en cause de la façon dont notre patron gérait le laboratoire. Le pauvre, de par sa position de patron, était notre cible désignée, et naturellement les attaques les plus vives venaient des chercheurs qui se croyaient brimés. Il se défendait avec véhémence, mais je l'avoue, il était moins convaincant que dans son rôle habituel et naturel qui était celui d'attaquant. L'ailier droit surdoué d'une équipe de football ne fait pas automatiquement un goal remarquable ! Cependant, plus de vingt ans de direction lui avaient enseigné les ficelles de la dynamique de groupe et il était capable d'amener l'AG en cours à l'épuisement sans conclusions pratiques, celles-ci étant remises au lendemain où tout recommençait comme la veille.

Le fonctionnement du laboratoire prêtait bien à certaines critiques. Quelles que fussent les options politiques personnelles de notre patron, perçu à l'extérieur comme *le* biochimiste « au couteau entre les dents », et l'excellence de ses qualités humaines, il n'échappait pas aux règles en vigueur et dirigeait son laboratoire de façon autocratique. Il n'y avait aucun conseil de laboratoire, aucune information sur l'arrivée de moyens, aucun débat un peu général sur la répartition de ces moyens. Le patron prenait l'avis, en fonction des problèmes, de tel ou tel de ses plus anciens collaborateurs. Avec du recul, je pense que ce fonctionnement était alors parfaitement explicable. D'abord notre patron, tel un Ben Gourion, avait littéralement « engendré le laboratoire », dans un milieu très hostile à ce genre d'entreprise et à une époque où la biochimie moderne était pratiquement une *terra incognita* en France, et d'abord, des milieux médicaux. Peu de moyens à répartir justifiait probablement pour lui l'absence de concertation. En fait, les choses n'étaient quand même pas aussi simples : il y avait l'attribution de surfaces de travail et l'affectation des personnels techniques – on disait à l'époque laborantines –, main-d'œuvre qui jouait un rôle très important en raison du caractère artisanal et manuel des techniques. Et c'étaient ces répartitions qui faisaient principalement l'objet de critiques durant nos assemblées générales. De plus, la passion de ces débats trouvait à se nourrir dans un contexte qui nous était propre : nous étions en train de changer d'état et de lieu.

Notre patron, devenu par la grâce de Robert Debré professeur de pathologie moléculaire, avait conçu de créer un institut de cette spécialité qui naturellement devait être d'une tout autre envergure que celle de notre laboratoire d'origine. Ce projet arrivait au bon moment, Robert Debré, par l'intermédiaire de son fils, étant aux affaires. Le Premier ministre avait classé la recherche parmi les priorités de son gouvernement et institué à cet effet la DGRST. On avait récemment créé un institut de recherche médicale (l'INSERM) qui devait permettre d'échapper à la tutelle trop « sciences dures » du CNRS. Jacques Monod considérait que notre groupe était le seul interlocuteur acceptable en recherche médicale et, très puissant alors, soutenait l'idée de l'Institut. Enfin, il se construisait à l'hôpital Cochin un grand bâtiment universitaire voué à la recherche. Bref, ce concours de circonstances favorables fit que l'opération aboutit et que nous nous trouvâmes soudain devant la perspective de passer d'un laboratoire surpeuplé de 300 m^2 à un institut occupant trois étages de 1 000 m^2 chacun. Cette situation créa littéralement un sentiment de vertige chez les membres du laboratoire. Comment se répartir dans cet espace d'une taille pour nous presque inimaginable ? Quels équipements acquérir ? Quels aménagements effectuer ? Aucun d'entre nous n'avait de recul en ce domaine et l'emménagement avait eu lieu au printemps 1968, juste avant la révolution de Mai. C'était donc sur des occupants déjà très perturbés par cette grande transformation que Mai 68 survenait.

Il se dit, comme dans beaucoup d'endroits, beaucoup de choses au cours de ces AG : des choses justes et des choses tout à fait injustes. Cela a été pour moi une grande surprise de constater qu'après de si sévères échanges de propos disgracieux et parfois extrêmement insultants, les membres du laboratoire se regroupèrent dans une communauté pérenne presque totale, mon départ pour Henri-Mondor devant être pratiquement isolé.

Pour en revenir à notre malheureux patron, il était dans une situation insoutenable : accusé d'être le pire des mandarins dans son laboratoire le matin, il était considéré comme un mandarin honteux et trahissant sa classe sociale l'après-midi au cours des assemblées qui réunissaient ses pairs et devant lesquels il soutenait les arguments du SNESup, le syndicat de l'enseignement supérieur dont la direction avait été investie par les tenants du mouvement de Mai. Assistant à ces deux types de réunions, elles m'apparaissaient, du fait de leur antinomie, totalement oniriques.

Onirique et pas simple du tout, telle était la situation des enseignants-chercheurs pétris de bonnes intentions que nous étions. Quelques jours après l'épisode de la faculté, alors que de retour au laboratoire je tâchais de renouer avec mes expériences, mon travail fut interrompu par l'irruption de nombreux étudiants. Ils avaient été commis par une assemblée générale pour inspecter notre laboratoire. Nous venions d'emménager à Cochin pour constituer l'Institut de pathologie moléculaire. En le concevant nous avions cherché à approcher au plus près ce que nous avions vu en Angleterre et aux États-Unis. Cela impliquait d'avoir en son sein les outils indispensables aux développements des recherches modernes, c'est-à-dire, entre autres, une grande bibliothèque, une laverie spécialisée et une animalerie pouvant recevoir des animaux d'espèces différentes. Au terme de leur inspection, nos enquêteurs nous déclarèrent que notre organisation était parfaitement conforme aux critères de la recherche bourgeoise et capitaliste. La véritable recherche ne pouvait se faire qu'en retournant sur le terrain avec humilité (en latiniste averti, j'appréciai le lacanisme inconscient qui leur faisait utiliser le mot « humilité » à propos du retour à la terre cher aux gauchistes qui d'ailleurs ne savaient pas qu'ils rejoignaient en cela un des thèmes favoris du maréchal Pétain). Notre bibliothèque était un gadget de nantis. Ils allaient la réquisitionner pour y établir une crèche pour les mères travailleuses (infirmières, étudiantes). La laverie se prêterait bien à être une annexe pour la confection des biberons et la lessive des couches. Une partie du personnel technique serait attachée au service de la crèche, quant aux ingénieurs et aux chercheurs qui jusqu'alors s'étaient comportés en enfants gâtés du régime et donc en parasites sociaux, ils seraient affectés à l'opération « Castor ». Il s'agissait de construire pendant l'été, par les étudiants et les enseignants, des locaux pour accueillir à la rentrée prochaine les étudiants beaucoup trop à l'étroit dans les bâtiments existants. Ce programme était directement inspiré par les préceptes du *Petit Livre rouge*. Il suscitait l'enthousiasme d'un jeune agrégé de physiologie qui souhaitait mettre à la disposition des étudiants ses connaissances mathématiques acquises en préparation à

Polytechnique pour réaliser les plans. Il ne put, pour raisons de cessation de la révolution, les mettre à exécution. Sa carrière reprit son cours normal et il fut amené à présider la conférence des présidents d'Université. L'opération Castor, pour en revenir à elle, ne suscitait pas que de l'enthousiasme sur le campus. Elle inquiétait fortement nombre d'enseignants du « marais », car le terrain que prévoyaient d'utiliser les étudiants n'était autre que leur parking. Si ce plan en inquiétait certains, il désespérait littéralement le secrétaire général du campus. Il s'agissait d'un très honorable officier de marine à la retraite dont les compétences, la droiture et le dévouement nous avaient été extrêmement précieux lors de la construction de notre institut. Il assimilait le bâtiment universitaire qui dépendait de lui à une belle unité de la Royale dont il aurait eu le commandement. La révolution étudiante devait lui sembler un hybride de la révolte des marins du *Bounty* et de la mutinerie des marins de la mer Noire. Je lisais dans ses yeux une désapprobation totale lorsque nous engagions le dialogue avec les enragés dans l'espoir de comprendre leurs motivations : on ne discute pas avec les mutins dans la marine, on les pend haut et court.

En fait, nombre d'enseignants et de chercheurs étaient dans un état de schizophrénie avancée. D'un côté, nous nous réjouissions de la remise en cause d'un certain ordre établi dont nous dénoncions depuis des années les effets pervers sur le développement de la recherche, en particulier. Nous entendions avec bonheur les étudiants dénoncer la dictature des patrons cliniciens qui, majoritaires dans les conseils de faculté, étaient à nos yeux responsables des difficultés que nous rencontrions à développer nos moyens. Par ailleurs, enseignants des étudiants les plus jeunes, nous étions plus près de ceux-ci que les cliniciens. Nous étions aussi ébranlés par les critiques sur nos programmes et sur la finalité de nos enseignements, objets de nos propres interrogations depuis longtemps. Mais les dérives gauchistes du type « bibliothèque transformée en crèche » nous inquiétaient profondément et nous poussaient objectivement dans le camp des cliniciens. Pas plus que beaucoup d'adultes pendant quelques semaines, nous n'arrivions à saisir le sens du fantastique paradoxe constitué par l'origine sociale de ces jeunes révoltés en qui, lors de ces épuisantes assemblées générales, je reconnaissais nombre d'enfants de grands patrons ou de personnalités en vue du monde politique ou, comme on le dira plus tard, de la « société civile ». Pour ma part, je ne réalisais pas bien qu'il s'agissait pour la plupart d'une remise en cause de la tutelle parentale à laquelle en tant qu'enseignants ils nous assimilaient.

Vint le 30 mai. J'ai gardé un souvenir éclatant des trois minutes d'intervention radiophonique du général de Gaulle, l'après-midi de son « retour de Colombey ». Nous étions plusieurs du laboratoire, dont mon patron et son bras droit, dans le couloir devant mon laboratoire. J'avais apporté une radio portative. Le Général disait qu'il ne démissionnerait pas et qu'il dissolvait l'Assemblée nationale. C'était le couperet qui tombait, tranchant nos espoirs de voir arriver au pouvoir Mendès France pour qui nous conservions une admiration un peu fétichiste datant de son gouvernement en 1954. Les plus rigoristes des mandarins allaient reprendre les affaires en main et notre côté gauchiste était accablé, mais en même temps les affres de la « pouponnière pour étudiants » se dissipaient et je n'allais plus subir les avanies du « tribunal de Salut public ». Tous ces sentiments nous submergèrent en ces trois minutes mais l'onde de choc de Mai 68 n'était pas épuisée comme les semaines, les mois et même les années suivantes allaient nous le montrer.

Son effet le plus important pour nous fut l'éclatement de la faculté de médecine de Paris. Cette vénérable institution était devenue un monstre gigantesque et ingérable. Le nombre des étudiants avait décuplé depuis qu'elle avait été créée. Les amphithéâtres en nombre ridicule étaient aussi trop exigus. Je me souviens avoir fini un cours dans la cour de la faculté, les étudiants ne pouvant se loger dans l'amphithéâtre qui nous avait été affecté. Les salles de travaux pratiques étaient semblables à celles des illustrations du XIXe siècle représentant les physiologistes disséquant des grenouilles. Les seules salles adaptées à leur vocation étaient les salles de dissection. Elles avaient été conçues à une époque où la chirurgie représentait la partie la plus active de la thérapeutique médicale et la dissection des cadavres avait probablement une espèce d'aura mystérieuse et redoutable qui renforçait le pouvoir des anatomistes, maîtres des chirurgiens à une époque où la radiologie n'existait pas. Bref, il n'y aurait pas eu besoin de Mai 68 pour changer cet état de choses, mais les événements firent que dès le mois de juin étaient créés huit centres hospitalo-universitaires où les étudiants de la région parisienne allaient être répartis. D'un seul coup, les problèmes de l'ancienne faculté disparaissaient et, en même temps, la réforme de Robert Debré qui avait suscité tant d'oppositions parmi ces mandarins qui reprenaient le pouvoir était brusquement mise en œuvre.

Pour nous, biochimistes, cela prit corps au cours de longues réunions dans la bibliothèque de la chaire de biochimie située dans les locaux de la « nouvelle faculté de médecine » rue des Saints-Pères.

Le titulaire de la chaire de biochimie médicale parisienne y présidait nos assemblées générales d'enseignants de biochimie de rang magistral – malgré l'air du temps, la plus stricte ségrégation sociale persistait parmi nous et il n'était pas question de débattre de nos problèmes avec des enseignants d'un rang inférieur au nôtre. Le professeur Jayle était un homme éminent, profondément respectable et respecté. Il avait totalement perdu la vue, jeune agrégé, lors de l'explosion d'un appareil où il distillait un réactif nécessaire à ses expériences. En dépit de ce handicap considérable, il assumait avec un brio extraordinaire ses tâches d'enseignement.

Il dirigea avec sérénité nos débats qui furent tout sauf sereins. Les enjeux étaient en effet considérables. Il s'agissait de rien de moins que de partager un gâteau. La faculté de médecine avait éclaté en huit parties, chacune constituant un centre hospitalo-universitaire (CHU) indépendant, entre lesquelles nous devions nous répartir. Chaque nouveau CHU était constitué par un ensemble comprenant une faculté et un hôpital. Dans la plupart des cas il s'agissait d'un ensemble fonctionnel virtuel, les locaux des deux entités étant disjoints. Les enseignants étaient incités à s'intégrer, c'est-à-dire à devenir bi-appartenants et assumer dorénavant des fonctions hospitalières.

Nos réunions avaient donc pour objectif de nous répartir dans ces nouvelles entités. Cela commença par l'affectation des futurs « *chairman* » qui, tradition oblige malgré le 10 mai, furent les anciens titulaires de chaires ou les professeurs à titre personnel. Les choix ne se firent pas sans quelques remous. Les CHU n'avaient pas la même cote et à leurs yeux certains comme La Salpêtrière, Necker ou Saint-Louis étaient considérés comme nobles alors que d'autres situés dans les faubourgs tels que Bichat ou Tenon n'attiraient personne. Finalement les choses s'arrangèrent, les postulants ayant fini par choisir en fonction de la proximité de leur domicile ! L'affectation des têtes de série achevée, il fallut ensuite qu'ils constituent leurs équipes, chaque CHU devant avoir à côté du chairman deux agrégés. Parfois l'équipe existait déjà, mais il fallait qu'elle accepte d'être « déportée ». Dans certains cas, les équipes préexistant au 10 mai avaient éclaté pendant les événements ou explosèrent en temps réel au cours de ces réunions. Bref, pour utiliser une terminologie maintenant banale, ce ne fut pas triste.

Ma position était particulière parce que, déjà bi-appartenant, j'étais en charge d'un service hospitalier qui faisait partie du nouveau CHU de Cochin. Or mon patron, chairman de la biochimie de Cochin, ne pouvait pas me prendre dans son équipe universitaire. Il gardait en effet auprès de lui deux de mes collègues qui auraient pu devenir chairman d'un autre CHU eu égard à leur ancienneté, mais qui avaient préféré rester dans le douillet cocon de l'Institut de pathologie moléculaire. Il me fallait donc appliquer, universitairement parlant, à un autre CHU, or je me voyais mal accroître encore une dispersion dont je souffrais déjà tant. Il y avait bien une solution. Le premier CHU intégré, c'est-à-dire constitué d'un ensemble comportant à la fois un hôpital, des locaux d'enseignement et des locaux destinés à la recherche venait d'être terminé à Créteil dans la banlieue sud-est. Il n'avait tenté personne car considéré comme un véritable exil dans une improbable banlieue. Il échut donc à l'honorable professeur de biochimie de Reims qui, comme moi du temps de Rouen, était un turbo-prof cherchant à rentrer à Paris. Comme il ne ramenait pas d'agrégé, des postes étaient disponibles et il m'en offrait un.

M'incorporer à son équipe était une solution qui aurait réglé mes problèmes, mais d'autre part, faire ce pas était pour moi une révolution. Je devais quitter le cœur de Paris pour un endroit qui avait la réputation de n'être qu'un minable Far-Est, abandonner ma maison mère et cet institut de Cochin à la construction duquel j'avais très fortement contribué et repartir à zéro tant du point de vue hospitalier que du point de vue recherche. Il y avait de quoi réfléchir. Peu disposé finalement à tenter l'aventure je fis cependant un saut sur place avant de décliner l'offre qui m'était faite. Je vis un magnifique hôpital ultra-moderne pour l'époque, une très avenante petite faculté et surtout d'immenses locaux de recherche. Après plusieurs nuits d'insomnie je me décidai à sauter le pas et j'allai exposer mon cas à mon patron. Il refusa tout d'abord mon départ, m'accusant de le trahir. Sa femme, ma première patronne, vint à mon secours en faisant valoir que j'avais l'âge de m'émanciper et en menaçant son mari que je ne finisse par être un mameluk dangereux pour le calife. Il finit donc par accepter en me prédisant l'avenir le plus sombre loin de lui. Du côté de Saint-Vincent-de-Paul je fus aidé par la réputation, totalement usurpée, de gauchiste que j'avais acquise pendant les événements. Les pédiatres de l'hôpital qui étaient tout sauf des révolutionnaires ne mirent donc aucun obstacle à ma mutation pour Henri-Mondor et je soupçonne même qu'ils s'agitèrent un peu pour la favoriser.

Restait le problème de mon équipe de recherche. Pour des raisons diverses, seul mon indéfectible Yves Beuzard, interne de l'époque, m'accompagna et fut la pierre angulaire du redémarrage de nos recherches à Henri-Mondor.

Et c'est ainsi qu'un beau jour de juin 1969 je rejoignis le CHU Henri-Mondor où m'avaient précédé « mes pharmaciens » de Saint-Vincent-de-Paul qui allaient former l'équipe de démarrage du laboratoire d'analyses.

Henri-Mondor

En arrivant à Henri-Mondor tout restait à faire. La première urgence était de monter le laboratoire d'analyses biochimiques pour les 1 200 malades de l'hôpital, ce qui n'avait rien de commun avec ce que j'avais connu en arrivant à Saint-Vincent-de-Paul dont le laboratoire existait déjà.

Plusieurs paramètres intervenaient en effet. D'abord, la taille et la composition de l'hôpital – un hôpital de 1 200 lits, comprenant des services de réanimation cardiaque, rénale, hématologique, adossés à un SAMU (service d'admission des urgences médicales), qui disposait d'un héliport. Ces unités demandaient qu'on leur fournisse des résultats d'analyses biochimiques vingt-quatre heures sur vingt-quatre et toujours en urgence.

Par ailleurs cet hôpital regroupait à peu près toutes les spécialités médicales, ce qui nécessitait autant d'examens spécialisés. Notre cahier des charges était donc extrêmement lourd. Il s'y ajoutait que, contrairement à ce que j'avais connu à Saint-Vincent-de-Paul, le laboratoire était à créer à partir de zéro et que nous devions donc essuyer tous les plâtres inhérents au démarrage du monstre qu'était ce CHU. Et les surprises ne manquèrent pas, par exemple de brutales pannes d'électricité dues à des disjoncteurs différentiels mal implantés. Nous subîmes ainsi des coupures à répétition parce qu'un petit réchaud électrique situé à sept cents mètres de notre laboratoire avait une mauvaise prise de terre. Parmi les autres « bugs[1] », il faut citer le système d'acheminement des prélèvements. L'hôpital ayant quinze étages et s'étendant sur plusieurs centaines de mètres, l'architecte avait implanté un réseau pneumatique analogue à celui qui permettait, il y a encore quelques années, de faire parvenir en quelques minutes une lettre d'une extrémité de Paris à l'autre. Le système pneumatique d'Henri-Mondor était conçu non seulement pour acheminer du courrier entre les différents services et l'administration, mais aussi pour envoyer les prélèvements à analyser des services vers les laboratoires.

Si l'idée en était séduisante, les résultats furent catastrophiques. Les prélèvements qui étaient véhiculés par des espèces d'obus supportaient mal le voyage, de sorte que nombre de tubes arrivaient brisés quand ils ne s'égaraient pas à la lingerie ou dans le bureau du directeur. Ce magnifique système qui avait dû coûter quelques millions aux contribuables eut très rapidement le sort du chemin de fer de la petite ceinture, c'est-à-dire fut bientôt relégué au « musée des Erreurs ».

On en revint donc au bon vieux système des porteurs, agents déambulant le long des coursives interminables du vaisseau Henri-Mondor, une boîte de prélèvements à la main. Bon vieux système qui nécessite non seulement un nombre considérable de coursiers, mais à l'arrivée un personnel récipiendaire disponible en permanence jour et nuit. Je laisse imaginer au lecteur les pertes en charge, litiges, procès, recours pour échantillon perdu en route et réclamé à cor et à cri par les prescripteurs.

Le système de coursiers fonctionnait aussi dans l'autre sens, des laboratoires vers les services pour acheminer les feuilles de résultats, le téléphone n'étant qu'un palliatif en raison de fréquentes erreurs de transmission.

Ce problème logistique préoccupe toujours les concepteurs de structures médicales. Différents systèmes existent actuellement, allant de la « tortue cybernétique » qui a dans son ordinateur le plan des itinéraires qu'elle doit parcourir, au caténaire fixé au plafond le long duquel circulent à travers tous les bâtiments des wagonnets chargés de dossiers ou d'échantillons.

Le compte rendu des analyses se fait maintenant aussi en utilisant les réseaux informatiques avec de délicats problèmes de confidentialité.

Une autre difficulté à surmonter dès notre arrivée fut le choix des appareils car en 1969 la technologie des analyses était en pleine révolution. Contrairement à la situation que j'avais connue dans le service Hamburger, les appareils qui pouvaient doser les ions réclamés par les réanimateurs existaient. Les cardiologues avaient besoin, dans l'heure, de dosages d'enzymes comme la transaminase avec laquelle j'avais eu tant de déboires. D'une façon plus générale, la biologie avait envahi toutes les spécialités médicales avec pour corollaire autant d'examens différents à exécuter. Le problème était que la diversité de ces exigences excluait l'ancienne organisation d'un travail manuel et artisanal, et impliquait un appareillage automatique. Or la technologie de ces appareils n'était pas encore stabilisée et nous verrons un peu plus loin les problèmes de choix que cela posa.

Il fallait simultanément participer à l'ouverture de la faculté de médecine de Créteil, appartenant à la nouvelle université dite « Paris-XII ». À la rentrée d'octobre, nous devions accueillir plus de 1 000 étudiants de première année préparatoire dite « PCEM 1 ». Enfin, pour ne pas perdre notre raison d'être, notre activité de chercheur, il fallait créer un laboratoire de recherche. Avec du recul, je pense que si j'avais réellement eu conscience de ce qui nous attendait, je n'aurais certainement pas franchi le pas... et j'aurais eu tort, car cette migration nous permit d'obtenir des résultats que nous n'aurions très probablement pas eus en restant à Paris. Et cela non seulement égoïstement dans notre production scientifique, mais aussi dans la lutte contre la drépanocytose.

Pour faire face à ces tâches notre équipe était au début des plus restreintes. Comme je l'ai indiqué dans le chapitre « Mouvements », le chef du service hospitalier de biochimie et chairman de l'enseignement, était auparavant titulaire de la biochimie à l'école de médecine de Reims et directeur du laboratoire de biochimie de la maison d'hospitalisation de Nanterre, structure d'accueil des clochards de la région parisienne. C'était un homme, déjà d'un certain âge, discret et affable. Il nous laissa quartier libre pour la gestion du laboratoire d'analyses et de l'enseignement, se consacrant au montage d'un laboratoire de recherche sur des médiateurs du système nerveux. Il trouvait à Créteil la possibilité de créer enfin ce dont il rêvait depuis de nombreuses années et n'avait pu accomplir jusqu'alors faute de moyens.

Comme je n'avais ni compétence ni attirance pour les analyses de routine destinées aux malades, je laissai sans états d'âme la gestion de ce secteur à mon collaborateur pharmacien qui m'avait suivi depuis Saint-Vincent-de-Paul et qui prit volontiers en charge ce secteur. Ce garçon, fils d'instituteurs de la campagne mancelle, avait en effet plusieurs passions : d'abord, celles de l'enseignement et de la gestion administrative qui avaient bercé son enfance, ses parents ayant, outre leur charge d'enseignement, géré la mairie de leur village. Mais sa passion dévorante avait pour objet l'automatisation des appareils d'analyses de routine. Il était donc passionné par l'expérience cristolienne. Je lui abandonnai par conséquent avec joie toute la responsabilité du secteur de grande routine, me réservant d'en créer un spécialisé dans l'analyse des hémoglobines anormales en y ajoutant celle des enzymes des globules rouges dont les anomalies créent des anémies voisines de celles des hémoglobines anormales. Mon collègue put donc en toute tranquillité se livrer à sa passion de l'automatisation du laboratoire d'analyses. Nous verrons plus loin ce qui en découla.

En attendant la rentrée universitaire, je m'attelai au problème de nos moyens de recherche. À notre arrivée, nos possibilités en la matière étaient conditionnées par toute une série de paramètres tant matériels qu'humains. Il n'y avait pas de problèmes en ce qui concernait les surfaces que nous trouvions. Celles-ci étaient considérables, au point de susciter la jalousie des disciplines voisines qui reprochaient au premier doyen du CHU d'avoir favorisé sa propre discipline – il était en effet biochimiste. Mais il s'agissait soit de locaux vides, soit de locaux prééquipés de façon standard et qui ne correspondaient pas à nos besoins : leur adaptation ne fut pas des plus aisées pour des questions budgétaires, et plus graves encore, administratives.

J'avais bien une certaine expérience de l'organisation d'un laboratoire, mais je n'étais pas préparé à la recherche des financements nécessaires. La chance et beaucoup d'efforts de persuasion nous permirent cependant d'arriver à nos fins.

Les travaux d'aménagements requis n'étaient pas minces et leur accomplissement n'était pas chose simple. La notion de CHU venait d'apparaître et nos locaux dépendaient donc de deux administrations distinctes, l'universitaire et l'hospitalière, qui n'avaient pas l'expérience du travail en commun. La faculté n'avait d'ailleurs pas de crédits pour des locaux de recherche situés dans le bâtiment hospitalier, ce qui était notre cas. Fort heureusement, le directeur de l'hôpital distinguait mal, ou faisait mine de ne pas distinguer, parmi les locaux de biochimie, ceux destinés à la routine, à l'enseignement ou à la recherche, et je m'efforçais de jouer sur ces ambiguïtés. Ce directeur avait une âme d'entrepreneur. Pour le décider à faire exécuter les travaux nécessaires, je puisai dans mes expériences antérieures en matière de bâtiment, émaillant mon plaidoyer de termes techniques où les « trémies », le « passage de poutre », les « pressions d'arrivée des différents fluides », indiquaient à mon interlocuteur qu'il avait affaire à quelqu'un qui, sans être du métier, avait de solides notions de base. Je n'étais donc pas à ses yeux un de ces grands patrons planant dans le monde supérieur et méprisant des médecins, ni de ces pharmaciens hospitaliers qui, pour s'affirmer au milieu des médecins, parlaient un langage hermétique hérissé de termes chimiques. De ce fait, nous eûmes rapidement d'excellents rapports et il accepta de faire exécuter les travaux nécessaires, ignorant ou feignant d'ignorer qu'il s'agissait de locaux totalement dévolus à la recherche.

L'affaire pour autant n'était pas gagnée. Pour nous, les travaux devaient intervenir d'urgence au risque de perdre pied dans nos recherches. Le directeur était de très bonne volonté, mais avait d'autres contraintes. Je découvris, à cette occasion, l'effet pervers des programmations qui s'appuient sur des calendriers géométriquement satisfaisants mais qui peuvent vous placer à des mois, voire des semestres du début des travaux. C'est ainsi que le directeur m'annonça triomphalement qu'il ferait exécuter les travaux avant la fin de l'année en cours. Nous étions en juin, j'étais atterré à la perspective de nous voir rester inactifs pendant près de six mois. J'essayai de faire avancer le début des travaux. Il m'objecta ses propres contraintes et, argument suprême, avança que l'extrême qualité du travail fourni par ses services techniques prenait nécessairement du temps. J'eus une idée de génie, je lui dis de passer la main sur le haut des portes (j'avais tout à fait incidemment observé qu'elles n'étaient pas rabotées).

Il s'exécuta sans difficulté, doté qu'il était d'une très grande taille. Je le vis pâlir. Le faîte des portes n'était en effet pas raboté. Il m'indiqua que, le jour même, les portes du laboratoire seraient rabotées. Je lui représentai que l'installation des paillasses nous paraissait plus urgente que le rabotage du haut des portes. Peut-être craignit-il qu'en cas de refus de sa part, la rugosité du haut des portes risquât de devenir une rumeur infamante, sortant d'abord de la biochimie et s'insinuant pernicieusement dans l'ensemble du CHU et pis, la malveillance humaine étant ce qu'elle est, l'annonce de la redoutable malfaçon pouvait peut-être arriver jusqu'au siège de l'Assistance publique. Quoi qu'il en soit, le lendemain, les corps de métiers étaient à l'œuvre et nos laboratoires furent fonctionnels six semaines plus tard. Je dois lui rendre cette justice que les résultats furent impeccables.

Pour que nous puissions démarrer nos recherches il restait deux obstacles et non des moindres à surmonter : l'équipement du laboratoire et la constitution d'une équipe. À l'époque, à toute construction de bâtiments d'enseignement était attaché un budget d'équipement, ce qui nous permit d'acquérir environ la moitié des appareils qui nous étaient nécessaires. L'autre moitié provint en partie de quelques appareils acquis grâce à des subventions privées que j'amenai de mes précédents laboratoires et de certains gros équipements pouvant être utilisés tant en routine qu'en recherche, qui purent être acquis sur des crédits hospitaliers. J'étais loin d'avoir acquis le matériel dont je disposais dans mon ancien laboratoire mais ce qui avait pu être réuni permettait de reprendre des recherches.

Encore fallait-il que des programmes fussent définis et qu'il y ait des chercheurs pour les mettre en œuvre, ces deux dimensions étant associées de façon dialectique. Sans bras, aucun engagement de programme. Sans programme, pas d'appâts pour attirer les bras.

À ce moment-là, notre équipe de recherche était réduite à sa plus simple expression. Un seul de mes collaborateurs, Yves Beuzard, m'avait suivi à Henri-Mondor. Doté d'un cœur énorme, tout seul au début, il remonta les principales techniques dont nous avions besoin. J'avais aussi de mon ancienne équipe un étudiant qui préparait une thèse de 3e cycle. Sa thèse passée, je réussis à le faire recruter au CNRS, mais, dès sa nomination, il vint m'annoncer, l'oreille basse, son départ pour un laboratoire mieux établi ! Sur le moment je fus plein d'amertume, mais, à distance, je pense qu'il a eu raison, il s'agissait de son sort qui n'avait pas à pâtir des aléas de notre installation. Pour couronner le tout, aucune des deux techniciennes avec qui je travaillais à Paris ne m'avait accompagné : il n'était pas dans les coutumes de l'époque qu'un patron laissât se dégarnir son effectif de techniciennes et, d'ailleurs, j'ai dit que mon patron ne m'avait laissé partir qu'à contrecœur, persuadé que, ce faisant, au mieux je lui « manquais » au pire que je le trahissais. Eu égard au travail que j'avais accompli pour monter son institut à Cochin, je trouvais que je méritais mieux !

Il se greffait encore quelques handicaps, et non des moindres. D'abord, créer et faire vivre un laboratoire de routine pour la détection des hémoglobines et des enzymes érythrocytaires anormales digne de ce que j'avais vu chez les Anglo-Saxons. Et simultanément, créer un enseignement de propédeutique pour les cohortes d'étudiants issues du « baby-boom » qui avait suivi la Libération. Traumatisés par les critiques acerbes qui avaient surgi pendant la révolution de Mai 68, nous avions à cœur de réformer très profondément nos enseignements. Pour couronner le tout, la politique était omniprésente en cette époque de « restauration », si bien que les responsables des universités et des facultés avaient la tâche angoissante de naviguer entre l'utopie soixante-huitarde et l'indispensable réforme du contenu et du contenant des études supérieures.

J'eus le redoutable privilège d'être identifié par les édiles du CHU comme devant être capable de réussir cette gageure. Sentant un peu le soufre pour quelques participations à des assemblées de 68, je n'étais pas en position de refuser. Une telle attitude m'eût enfermé dans un ghetto sans moyens. Ma mission nous valut l'attribution de quelques aides techniques, mais accapara, en ce qui me concernait, un temps considérable soustrait à la recherche.

Cet investissement obligé et massif en enseignement eut des effets divers sur notre activité de recherche. Pendant plusieurs mois, l'organisation d'un enseignement très lourd, tant en raison du nombre très élevé des étudiants que de la préparation d'enseignements nouvelle manière qui associaient enseignements magistraux et enseignements dirigés par petits groupes, fut presque totalement accaparante. Nous passâmes des heures interminables à organiser d'introuvables plannings. Arriver à caser toutes les séances d'enseignement pour 36 groupes d'étudiants, dans un nombre relativement limité de salles d'enseignement, avec des enseignants tentant de se ménager des espaces de temps cohérents pour effectuer, qui leur recherche, qui leurs activités hospitalières, relevait du casse-tête chinois. Cela évoquait ce jeu de patience où il faut faire atteindre à un élément amovible, une place déterminée occupée par un autre élément. Personnellement, je n'avais aucune prédisposition pour ce genre d'exercice.

J'aurais donc abouti à la faillite si je ne m'étais aperçu que, dans le groupe des enseignants de notre discipline participant à ces plannings, un ou deux d'entre eux avaient une espèce de génie pour résoudre ces défis de joueurs d'échecs : ils « voyaient » littéralement les situations et les solutions. Je leur laissai naturellement l'initiative et les problèmes finirent par trouver leur solution. J'avais appris à cette occasion que l'art du coordonnateur repose essentiellement sur la capacité d'identifier les compétences et de savoir déléguer.

Cette expérience était également intéressante d'un point de vue sociologique et psychologique. On constata à cette occasion que la révolution de Mai 68 avait profondément modifié le fonctionnement du corps enseignant ou plus exactement sa hiérarchie. Dans cette organisation des études, les « mandarins » laissèrent aux jeunes-turcs, quelques semaines auparavant sur les barricades, un pouvoir technique – marchepied du pouvoir absolu.

Quoi qu'il en soit, pour moi, ce temps apparemment perdu était en fait un temps de formation « sur le tas » au management. L'expérience acquise à ce moment me fut très précieuse par la suite et cette révolution pédagogique eut curieusement par ailleurs des retombées favorables. L'inflation considérable des effectifs d'étudiants, la crainte d'une nouvelle explosion, avaient naturellement aidé le ministre de l'Éducation nationale de l'époque, l'intelligent et souple Edgar Faure, à obtenir pour l'enseignement supérieur des moyens supplémentaires extrêmement conséquents. Nous bénéficiâmes ainsi d'une quinzaine de postes d'assistants d'enseignement, ce qui nous permit de recruter de jeunes chercheurs qui pouvaient être testés pendant quatre ans avant qu'une décision définitive ne soit prise à leur sujet. C'est ainsi que nous pûmes constituer notre première équipe de recherche. Cette situation fut providentielle, car sans elle il est probable que nous n'aurions pas pu démarrer, car ni l'INSERM ni le CNRS ne nous auraient affecté de chercheurs en l'absence d'une équipe d'accueil déjà existante.

Le second facteur favorable était la possibilité évoquée plus haut de pouvoir tester les candidats à la recherche. Les qualités nécessaires pour être un bon chercheur ne se résument pas aux résultats scolaires ou universitaires. En recherche biologique et médicale, il faut non seulement des connaissances et de la mémoire, mais aussi une solide motivation, de l'imagination, du courage et de la persévérance ! Vaste programme auquel il faut naturellement ajouter une certaine disposition aux manipulations et une grande stabilité émotive. Rien ne remplace, pour une évaluation portant sur un aussi grand nombre de paramètres, une période de temps suffisamment longue. En fait, c'est tout simplement la reconnaissance des vertus du « compagnonnage » des apprentis de jadis.

L'évaluation classique est censée se dérouler pendant le 3e cycle des études, au cours de l'année du diplôme d'études approfondies dit « DEA » et au cours des années de préparation de la thèse. Cette méthode est tout à fait imparfaite. Nombre de candidats-chercheurs, bardés de diplômes et nantis d'excellentes thèses, se révèlent être, en situation, des chercheurs médiocres ou totalement inadaptés. En effet, l'organisation actuelle des carrières de recherche ne se prête pas à une évaluation « sur site », les recrutements de jeunes chercheurs se faisant essentiellement sur des critères de publications dont les sujets sont choisis, sans risques et à la mode, par leurs laboratoires d'accueil, en raison de la nécessité pour ceux-ci de recruter des chercheurs. De surcroît, on met le nom du poulain sur la publication à une place qui ne correspond souvent pas à son rôle réel pour lui permettre de présenter la meilleure liste de publications possible, et finalement, souvent, elles ne sont qu'un reflet assez lointain de la participation réelle dudit chercheur au travail publié. Cela ne veut naturellement pas dire que les chercheurs recrutés soient tous inaptes, mais la méthode introduit néanmoins un biais certain. Les directeurs des grands instituts de recherche ont cru avoir trouvé une parade efficace, en faisant auditionner les candidats au recrutement par des jurys. Les résultats de ces oraux ne sont pas dénués de valeur, mais ici encore se glissent de nombreux biais. Président d'un tel jury, j'ai vu des candidats très brillants à l'oral, dont les carrières ne justifièrent pas du tout ces promesses. À l'inverse, certains parmi les plus brillants de nos chercheurs sont de lamentables orateurs ! La situation est considérablement aggravée du fait du détournement de la règle concernant le recrutement des fonctionnaires. En principe ceux-ci ne doivent être recrutés définitivement qu'après une année probatoire qui leur permet de démontrer leur adéquation à la fonction qu'ils postulent. En fait cette modalité n'est pratiquement pas en vigueur. Dans le cas des chercheurs-fonctionnaires, cela peut parfois aboutir à de sérieux problèmes pour l'institution de recherche comme pour eux-mêmes. Nombre de chercheurs recrutés ainsi démontrent rapidement qu'ils ne réunissent pas le minimum de paramètres indispensables à la création scientifique. D'autres ont les dons nécessaires, mais la qualité de leur production scientifique est compromise par tel ou tel handicap : difficultés relationnelles ou plus simplement problèmes de santé physique ou mentale. Ces derniers problèmes ne sont pas rares dans cette profession. Ce métier est en effet particulièrement stressant, en raison de l'évaluation permanente et impitoyable qu'il entraîne. Pour simplifier, la recherche est une compétition où il faut être le premier sous peine d'inexistence et les compétiteurs sont situés dans le monde entier. Une des premières leçons que j'avais reçues de mes maîtres en recherche avait d'ailleurs été la suivante : en France, on a la curieuse habitude de ne prendre en compte que ce qui se fait dans notre pays, « or sachez, jeune homme 1°) que la vraie compétition est mondiale et que 2°) le niveau français est proche de zéro ». Ils avaient raison et je compris vite au cours de mes séjours à l'étranger la véracité de cette loi. Mes maîtres avaient une foi messianique dans la recherche et clamaient haut et fort leur axiome, suscitant dans le milieu scientifique ainsi interpellé une réaction de rejet caractérisée. Cela n'était pas sans entraîner quelques difficultés psychologiques, et aussi plus matérielles, quand il leur fallait acquérir les moyens nécessaires au fonctionnement de leur laboratoire.

Malgré les moyens que nous avions pu réunir, nous n'aurions pas pu revenir dans la compétition internationale sans la survenue d'un événement fortuit et providentiel. Le chef du service d'hématologie du CHU, Bernard Dreyfus, un personnage d'une envergure humaine et médicale exceptionnelle, avait obtenu la création d'une unité INSERM. Cette attribution lui avait été faite en raison même de sa personnalité et non sur les critères habituels, à savoir l'existence d'une équipe de recherche ayant la masse critique désirée. En l'occurrence, cette équipe n'existait pas, le collaborateur qu'il avait chargé de diriger l'unité se rendit vite compte de l'impossibilité de le faire et avertit le chef de service du risque d'une prompte disparition de l'unité. Bernard Dreyfus, en raison du type de recherches que nous menions sur certaines anémies, nous proposa de rejoindre l'unité. Il me demanda en outre de l'aider à la gérer, en raison de l'expérience que j'avais acquise en ce domaine dans mon précédent laboratoire. Ainsi fut fait et notre équipe de biochimistes du globule rouge devint le noyau dur de l'unité bénéficiant des moyens inhérents à ce type de structure en locaux, en techniciens, en crédits et en secrétariat. J'avais quitté mon laboratoire de Paris comme un émigrant et je me retrouvais quelques mois plus tard disposant de moyens très supérieurs à ceux que j'avais perdus ! Nous bénéficiions de surcroît d'une association avec un des meilleurs services d'hématologie de France, situation assez exceptionnelle à l'époque dans notre pays et qui ne fut pas étrangère à l'orientation et à la réussite de certaines de nos recherches.

Pendant plusieurs années, le fonctionnement du service de biochimie à Henri-Mondor se poursuivit ainsi sans changements. Le chef de service s'occupait de ses recherches sur le système nerveux, mon groupe enseignait les étudiants des premières années, poursuivait des recherches sur la pathologie moléculaire des globules rouges au sein de l'unité INSERM et gérait tant bien que mal un secteur d'analyse biochimique pour les anémies.

Tant bien que mal, parce que la presque totalité des moyens du laboratoire d'analyses était concentrée sur les examens de grande routine dont mon collaborateur pharmacien avait la charge. Il se débattait en effet au milieu de grandes difficultés qui n'étaient pas sans retentir sur le fonctionnement de l'ensemble du laboratoire.

Au demeurant profondément humain et amical, c'était un passionné et ses passions l'amenaient à essayer d'atteindre coûte que coûte ses objectifs sans bien percevoir certains « effets collatéraux », comme le disent pudiquement les militaires dont les projectiles ont atteint des cibles qui n'étaient pas leurs objectifs.

Ses objectifs, à lui, étaient très louables. Il voulait aider l'industrie française à reprendre le marché des appareils d'analyses. Il avait donc conclu un accord avec un des très rares industriels français produisant des appareils de laboratoire. Selon cet accord, notre laboratoire serait équipé par des appareils automatiques de cette firme, laquelle s'engageait à les fabriquer en fonction des observations faites dans le laboratoire et à des coûts imbattables. Il s'agissait essentiellement de développer un appareil, copié sur le système qu'avait inventé Technicon, un grand fabricant américain qui avait littéralement révolutionné les méthodes d'analyses cliniques en supprimant presque totalement l'intervention humaine.

Le schéma de son appareil était le suivant. Les tubes contenant les échantillons de sang ou de sérum des patients à doser étaient répartis sur un plateau tournant. Une aiguille venait plonger successivement dans chaque tube qui se présentait devant elle et prélevait une goutte de chaque échantillon qui était aspirée dans un tuyau, lequel le conduisait jusqu'aux réactifs nécessaires à la réaction d'analyse. Le tout était ensuite envoyé dans un appareil de mesure, un colorimètre, relié à un enregistreur.

L'invention originale, clé de ce système, était une pompe dite « à galets », c'est-à-dire munie de rouleaux métalliques qui, tournant sur les tuyaux en plastique contenant les liquides, les faisait progresser. Ce dispositif comprenait une autre astuce : la colonne liquide était fractionnée par des bulles d'air qui favorisaient son cheminement et surtout empêchaient le mélange des échantillons qui se succédaient dans le tuyau au fur et à mesure que l'aiguille les prélevait.

Il s'agissait en fait d'une véritable transposition à l'analyse biochimique des méthodes de fabrication utilisant des chaînes de fabrication comme dans les usines d'automobiles. Le système Technicon était fascinant d'astuce et captivant à voir fonctionner mais ne souffrait pas la moindre imperfection. Les Américains avaient dû roder ses composants avec le professionnalisme qu'on leur connaît. La contrefaçon française de ce système avait toutes les caractéristiques de la propension nationale à inventer des **DS** à suspension hydropneumatique géniale mais dont les essuie-glaces lâchaient à la première pluie. Les ingénieurs de la firme française qui travaillaient pour notre collaborateur s'ingéniaient donc à introduire des perfectionnements au système américain qui, disaient-ils, avait été conçu par des esprits bornés.

Le résultat de ces brillantes innovations était une absence totale de fiabilité. Les pannes succédaient aux pannes ce qui, pour le laboratoire d'un très grand hôpital, équivalait à la grève totale des cheminots de la SNCF pour le pays.

Il y avait environ mille hospitalisés à Henri-Mondor pour au moins le tiers desquels il était demandé une vingtaine d'examens qui, trois fois sur quatre, n'étaient pas effectués à 17 heures, au moment du départ théorique des techniciens. Il en résultait cris et grincements de dents de la part des services exigeant leurs résultats, et pleurs des techniciennes les plus consciencieuses qui renonçaient à rentrer chez elles aux heures réglementaires.

Les motifs des pannes de ce montage « maison » étaient multiples. Le plateau tournant se déréglait très fréquemment et ne présentait plus correctement les tubes d'échantillons à l'aiguille préleveuse. Celle-ci se bouchait au moindre caillot s'étant formé dans le tube et tout s'arrêtait. Les tuyaux de plastique qui acheminaient les flux gazeux et liquides n'avaient pas un diamètre intérieur suffisamment bien calibré, et les volumes respectifs des échantillons et des réactifs auxquels ils devaient être mélangés n'étaient pas corrects. Le problème était insoluble car les fabricants des tuyaux français n'assuraient pas leurs calibrages avec suffisamment de rigueur et le fabricant américain refusait de livrer ce matériel pour un système rival. Les pompes à galets américaines fonctionnaient à vitesse unique. Le fabricant français qui voulait faire mieux – « ces Américains sont d'une rigidité et d'une absence d'imagination incroyables ! » – avait doté ses pompes d'un variateur de vitesse. Il en résultait des variations intempestives de vitesse qui faussaient complètement les modalités de dosage. Les colorimètres français coûtaient bien cinq fois moins cher que leurs équivalents américains mais tombaient en panne à tout moment, contrairement à leurs concurrents américains qui étaient d'une fiabilité totale. Quant aux enregistreurs français, ils étaient tellement capricieux qu'il fallait littéralement « leur tenir la main ».

Il régnait donc une atmosphère de tension dans ce secteur tandis que les autres se plaignaient d'être dépourvus des moyens nécessaires aux dosages spécialisés réclamés par les services. Je n'étais pas le chef de service, et il ne m'appartenait pas d'interférer à ce sujet, d'autant que j'étais de mon côté fort accaparé par nos recherches et la gestion de l'unité. Il en alla ainsi jusqu'au départ pour la retraite du chef de service à la place duquel je fus nommé.

Peu de temps après que j'eus pris ces fonctions, la surveillante me demanda un rendez-vous. Cette demande émanant d'une femme au maintien discret et réservé me remplit d'appréhension. Je pensai que, comme ses cinq prédécesseurs qui n'avaient pas supporté cet état de choses, elle venait m'annoncer qu'elle avait demandé sa mutation.

« Monsieur, me dit-elle, vous ne semblez pas plus que votre prédécesseur avoir conscience de l'enfer qu'est ce laboratoire pour le personnel. Il est de votre devoir de remédier à cet état de choses. »

J'étais stupéfait d'entendre ce message émanant d'une femme aussi réservée et dans le contexte des rapports hiérarchiques qui régnaient alors à l'Assistance publique où la vague de Mai 68 n'avait laissé que quelques traces au niveau des équipes médicales mais non au niveau du personnel.

Revenu de ma surprise, je lui demandai quelles étaient, dans son esprit, les mesures à prendre. Elle me répondit qu'elle avait enquêté dans différents hôpitaux d'une taille voisine de la nôtre et que ceux qui n'avaient pas de problème fonctionnaient avec l'appareil américain Technicon. Après son départ, je fis venir les uns après les autres les techniciennes et les techniciens qui corroborèrent entièrement les dires de la surveillante. Ils me racontèrent la fatigue que générait le fonctionnement du laboratoire, le stress que représentaient les pannes incessantes. Cela nuisait, me dirent plusieurs, à leur vie familiale en raison des retours tardifs et de leurs soucis. Nombre d'entre eux m'avouèrent qu'ils avaient demandé leur mutation qui avait été refusée par suite de manque de remplaçants.

Je pris alors conscience de ce que représentait la responsabilité de ma nouvelle fonction et soumis le problème au cadre responsable du secteur qui m'opposa une fin de non-recevoir totale. Il avait tout investi dans le développement d'un système français. Il considérait de sa mission de permettre à la France de disposer d'un système national et de lutter contre le chômage qui se faisait menaçant. Les techniciens qui se plaignaient étaient de braves gens mais infiniment conservateurs, ils ne supportaient pas l'innovation, etc., etc. J'essayai pendant des heures de le convaincre sans succès.

C'était un garçon bourré de qualités et dont j'appréciais le dévouement à la cause du laboratoire, l'honnêteté intellectuelle sans faille et la gentillesse habituelle, mais je ne pouvais pas laisser les choses en l'état.

Je lui proposai donc un arrangement. La sécurisation du laboratoire serait assurée par l'acquisition d'une grosse machine du commerce et parallèlement serait menée l'optimisation du matériel français. Il devait trouver dans ce compromis une solution qui lui permettrait de rentabiliser les efforts qu'il avait produits jusqu'alors.

Il refusait toujours, invoquant toutes sortes de bonnes raisons dont le surmenage du personnel obligé de faire marcher les deux systèmes parallèlement ! J'eus beau lui faire valoir que le système américain n'utiliserait qu'un beaucoup plus petit nombre de techniciens eu égard à sa fiabilité et à son automatisme, rien n'y fit et il me remit sa démission de ses fonctions de responsable des examens de routine, dans notre jargon, du « secteur central ».

Je me trouvai de ce fait brusquement confronté à la situation de devoir prendre en charge le secteur en question, de choisir un équipement *ad hoc* et de persuader l'Assistance publique de dégager des fonds supplémentaires, notre dotation d'origine ayant été totalement investie.

Parmi les nombreux assistants de mon laboratoire, seulement une minorité avait la formation nécessaire à la gestion d'un grand laboratoire de routine. Recrutés au débouché de la houle de Mai 68, ils l'avaient été en majorité pour enseigner le PCEM. C'étaient donc surtout des médecins formés par la recherche ou des scientifiques, les uns et les autres ne sachant pratiquer que des examens de haute spécialité et tout à fait ignorants des méthodes quasi industrielles requises par le secteur central. Ils n'avaient d'ailleurs pratiquement jamais même approché ce dernier qui avait été la chasse gardée de celui qui le quittait.

Nous passâmes, mes assistants et moi-même, par des périodes effroyables pendant lesquelles il nous fallut produire des examens corrects avec un matériel capricieux que nous ne connaissions pour ainsi dire pas et dans un environnement qui nous était étranger. La gestion d'un très grand laboratoire d'analyses médicales est un véritable métier où les connaissances purement biochimiques sont relativement accessoires. Cela s'apparente beaucoup plus à la gestion des grands magasins avec ses clients, ses fournisseurs, sa gestion des stocks, de la communication et des ressources financières.

Il me fallait dans le même temps repenser toute l'organisation, depuis la réception des prélèvements jusqu'au compte rendu des résultats, la structure que je reprenais n'étant pas du tout adaptée au nouvel appareillage que nous devions mettre en place.

Durant cette période ô combien délicate, chacun comprit l'enjeu : éviter de renvoyer des résultats erronés ou trop tardifs. Techniciens et encadrement se donnèrent à fond et le relais se passa finalement sans incident.

Restait le problème de l'acquisition de l'appareillage adéquat. Je lançai donc mes limiers, deux des assistants les plus au fait de l'analyse de routine, sur la piste d'appareils devant satisfaire aux besoins de l'hôpital. Ils sillonnèrent les hôpitaux de Paris et ceux des grandes villes et en revinrent avec deux modèles à proposer. L'un d'entre eux était sans surprise l'appareil Technicon déjà bien implanté en France. Mais il existait, me rapportèrent-ils, un nouveau système qu'une autre firme américaine venait de lancer. Le système était très différent du premier et, sur le papier, présentait des avantages significatifs. Le centre hospitalier de Limoges en avait un à l'essai et ses responsables disaient le plus grand bien de leur appareil appelé Parallèle.

Nous fîmes donc le voyage à Limoges pour nous rendre compte *de visu* de cette nouvelle petite merveille. L'appareil était impressionnant et son maître, je veux dire le cadre qui le faisait fonctionner, dithyrambique à son sujet. « L'appareil n'avait que des qualités, jamais la moindre panne, l'entreprise était dotée d'un service après-vente admirable », bref, comme auraient dit mes enfants, « c'était le pied ».

Me rappelant les propos aussi enthousiastes de mon ancien responsable du secteur central sur son piètre matériel, je m'isolai discrètement avec des techniciens et leur tirai les vers du nez. Ils étaient certes très fiers de leur enfant, mais en allant au fond des choses, on entendait quelques fausses notes.

Je pris contact avec le fabricant. Il m'assura que son engin faisait merveille en Allemagne et en Angleterre. Je décidai donc de remonter à la source et d'aller à Minneapolis visiter l'usine qui fabriquait cette merveille en revenant d'un colloque auquel j'avais assisté à Seattle. Je tombai dans un univers totalement inconnu. L'ingénieur qui était venu me chercher à l'aéroport portait à la boutonnière une décoration en or représentant une espèce de sphère céleste. Il m'expliqua que c'était le « globe d'or », la plus haute décoration décernée par son entreprise. Il m'apprit, rayonnant de fierté, que sur les quelque 160 personnes travaillant dans cette usine, seulement trois avaient reçu cet insigne honneur. Cela me rappela fortement les croix d'honneur que j'enviais sur le tablier de mes petits camarades quand mes parents avaient eu la malencontreuse idée de mettre leur fils dans une institution religieuse qui passait pour faire rattraper leur retard à des enfants peu doués ! Ma femme, à qui je rapportai ce détail à mon retour, souligna la curieuse similitude de comportement de cette entreprise type du paradis du capitalisme avec celui du paradis des travailleurs où nous avions rencontré d'autres ingénieurs tout glorieux de leurs médailles de stakhanovistes.

La visite de l'usine américaine fut extrêmement intéressante. Elle comportait essentiellement un immense hangar où étaient implantés une cinquantaine de stands. Au niveau de chacun d'eux trônait un analyseur en construction. C'était un véritable travail à la chaîne, une première équipe venait monter la carcasse sur le stand puis était remplacée par une autre qui fixait les composants puis une autre qui plaçait les câbles électriques de raccordement et ainsi de suite. Les techniciens que j'interrogeai connaissaient parfaitement leur sujet et je pus obtenir toutes les informations que je souhaitais. Tout le personnel que je rencontrai semblait motivé par la réussite de l'entreprise comme les membres d'une équipe sportive préparant une rencontre de haut niveau. Pour terminer, le PDG, entouré de tout son staff, m'expliqua la politique de la société. Ils avaient le soutien financier d'un grand groupe de cosmétiques et pour objectif de supplanter la maison Technicon en Europe. La France était leur prochaine et très importante cible. Limoges n'avait été pour eux qu'un modeste avant-poste. S'implanter dans le plus grand laboratoire de l'Assistance publique constituerait pour eux un lancement hors pair. Il était clair qu'ils feraient le maximum et même plus pour répondre à nos besoins et, ajouta-t-il, quels que soient les moyens dont nous disposions.

Je rentrai de cette visite décidé à faire l'acquisition de leur machine dont tous les paramètres répondaient à l'évidence à nos souhaits. De plus, faire un peu la nique à l'arrogant Technicon ne me déplaisait pas vraiment. Et c'est dans cet état d'esprit que j'abordai la deuxième phase du processus, à savoir l'obtention des crédits nécessaires de mon administration. Il s'ensuivit d'innombrables visites dans le vieil immeuble de l'avenue Victoria[2]. Je n'y étais pas connu dans les bureaux, toutes les démarches antérieures ayant été faites par notre collaborateur démissionnaire. Et j'allai de la direction des équipements à celle des moyens financiers en passant par l'informatique.

Je fus assez surpris par l'accueil pour le moins réservé que je reçus au début et le mis sur le compte de ma réputation de « petit savant » snobant les problèmes hospitaliers. J'étais pourtant un enfant de l'Assistance publique, l'ayant fréquentée de 1947 jusqu'à 1960 comme externe puis comme interne et enfin comme chef de clinique. Mais je n'avais pas d'autre choix que de persévérer. Au détour d'un couloir, je tombai sur un de mes anciens collègues d'internat qui pantouflait dans l'administration. Il était étonné de me voir là, loin de mes chères éprouvettes. Je lui racontai mon histoire et ma surprise de la froideur qui m'entourait. Il éclata de rire et éclaira ma lanterne. « Tu bénéficies, me dit-il, de la réputation de ton prédécesseur dans ces lieux – il s'agissait de mon démissionnaire. Il a braqué tous ces braves gens ancrés dans leurs habitudes en essayant de leur vendre à tout prix son système français. Il en a fait beaucoup trop et il est passé pour un illuminé révolutionnaire. Je vais faire savoir que, bien que soixante-huitard attardé, tu es dans la norme en ce qui concerne l'organisation d'un laboratoire. » Il fit ce qu'il avait promis et soudain toutes les portes s'ouvrirent pour m'assurer d'une parfaite compréhension pour notre problème.

J'étais délivré d'un poids énorme, en train de reprendre contact avec mes chères recherches quand mes deux chiens de chasse demandèrent à me voir d'urgence. Ils entrèrent avec un air singulier. « Nous venons, me dirent-ils, d'avoir un contact avec un cadre élevé de la maison Technicon. Ils prétendent nous faire des conditions exceptionnelles et de plus le PDG de la division Europe de la firme voudrait un rendez-vous de toute urgence. Il est prêt à venir de son siège de Munich par le premier avion pour vous rencontrer, il a une information de la plus haute importance à vous transmettre. »

Curieux de rencontrer cet important personnage, je donnai mon accord et le lendemain matin il était dans le bureau où je campais au milieu d'un amoncellement de dossiers et de revues scientifiques non encore lues – un décor totalement étranger à mes collègues chefs de service qui avaient probablement besoin d'un certain décorum pour affirmer leur autorité. Je n'ai jamais consenti à des dépenses de prestige aux dépens de mon administration, ce que ma femme considérait comme le comble du snobisme.

Mon interlocuteur me sembla plus au fait que moi-même des moyens que l'Assistance publique consentirait à investir pour notre laboratoire. « Avec la somme qui vous sera débloquée, vous ne pourrez normalement acquérir que la moitié de ce dont vous avez besoin, me dit-il. Eu égard à l'intérêt que nous aurions à nous implanter chez vous, je suis disposé à vous fournir, sans tenir compte du prix du marché, tout ce dont vous avez besoin, y compris un analyseur pour les urines dont les analyses ne peuvent être faites par aucun des analyseurs de sang sur le marché (il évoquait ainsi le système concurrent). De plus, ajouta-t-il, je vous propose un contrat pour tester dans des conditions de haut débit tous nos réactifs. Il faut prévoir une recherche d'une durée de deux ans, ce qui ferait économiser plusieurs dizaines de millions à votre hôpital. » Ses propositions étaient mirobolantes, mais j'étais révulsé par ce lobbying effréné si bien que je restai de marbre. Au moment de sortir de mon bureau, il revint sur ses pas et me tendit une enveloppe en me disant qu'il allait oublier de me transmettre une information qui m'intéresserait peut-être plus que tout son discours.

Je crus pendant un court instant qu'il s'agissait d'un pot-de-vin mais l'enveloppe ne contenait que deux modestes feuillets. C'était une analyse financière parue dans le *Wall Street Journal* concernant la firme de cosmétiques à laquelle appartenait l'usine qui fabriquait le Parallèle. Il apparaissait que la situation financière de cette société était des plus préoccupantes. L'analyste recommandait la plus grande prudence à ses lecteurs en leur souhaitant de ne pas posséder trop de ces actions.

Rien, naturellement, dans mon cursus universitaire ne m'avait préparé à résoudre un problème tel que celui de savoir quel crédit accorder à un article de cette sorte. Mais j'étais un peu introduit dans les hautes sphères gouvernementales. J'allai donc consulter l'ancien directeur de cabinet du ministre de la Recherche sous qui j'avais exercé les fonctions de directeur du département des sciences de la vie. Il me conseilla de joindre Jean Schlumberger, grand homme d'affaires très au courant des entreprises américaines et qui était l'un des « visiteurs du soir » qui conseillaient le président de la République en matière économique.

Grâce à la recommandation de mon contact au ministère, je réussis à joindre ce grand personnage et à lui soumettre mon problème. Le lendemain, la sentence tombait : l'information était parfaitement confirmée, l'entreprise de cosmétologie propriétaire de la maison Parallèle éprouvait de très sérieuses difficultés, une faillite n'était pas à exclure.

Restait alors à franchir l'étape des « marchés publics », le prix de l'appareillage à acquérir impliquant naturellement un passage obligé à travers un appel d'offre public. Je craignais naturellement qu'il puisse en sortir le concurrent de Technicon et m'ouvris de cette crainte au directeur de mon hôpital. J'eus alors droit à une grande leçon de bonne pratique administrative. « Monsieur le professeur, me dit cet excellent homme, l'appel d'offre, c'est à vous de le rédiger. Vous ne pouvez naturellement pas y faire figurer les ragots journalistiques dont vous m'avez parlé. Ce qu'il faut, c'est parfaitement décrire les tâches que vous remplirez avec l'appareillage à acquérir. Par exemple, ne m'avez-vous pas dit qu'il fallait que l'appareil puisse rester en veille vingt-quatre heures sur vingt-quatre pour assurer les examens de nuit demandés par la chirurgie de greffe d'organes, service qui travaille pendant ces heures ? C'est ce genre de précisions qu'il est indispensable de donner. » Ce diable d'homme savait très bien que seul le système Technicon offrait cette possibilité. J'avais parfaitement compris le message. Mon appel d'offre décrivait en carte muette la configuration du Technicon qui fut comme par hasard le vainqueur de l'appel.

Bien plus tard, je rencontrai le PDG de l'entreprise qui, évoquant cette période, me dit sa surprise à la lecture des résultats de l'appel d'offre. « Après ma visite, me dit-il, j'étais persuadé que vous aviez opté pour l'entreprise concurrente. » Comme je lui demandai pourquoi, il eut un petit sourire en me disant : Parce que vous n'aviez exprimé aucune plainte concernant la difficulté des temps, en particulier en ce qui concernait les finances de votre association loi de 1901. »

Et le dispositif Technicon arriva et les semaines qui suivirent furent encore plus dures que les précédentes. Il fallut faire des acrobaties pour prendre en main ce système complètement différent du précédent avec un effectif inchangé qui devait continuer à faire les examens demandés avec l'ancien système tout en se formant au nouveau. Enfin vint le jour fatidique où nous pûmes « balancer » tous les examens sur le système Technicon. Je croyais nos épreuves terminées. C'était sans compter avec l'informatique. Notre nouveau système en effet était totalement asservi à l'informatique. Un gros ordinateur prenait en compte toutes les opérations, depuis l'enregistrement des échantillons qui s'effectuait à l'aide d'étiquettes porteuses d'un code à barres, identique à celui maintenant vulgarisé dans les grandes surfaces, jusqu'à la rédaction des feuilles de résultats. Entre les deux, il y avait naturellement la gestion des différents appareils composant le « système d'analyse ». Or le système Technicon ne comportait pas d'ordinateur et celui-ci avait dû être acquis auprès d'une firme française implantée à Grenoble. Celle-ci avait fabriqué cet ordinateur spécialement à notre usage et pour pouvoir dialoguer avec le Technicon. Nous étions au début des années 1980. L'informatique n'avait pas encore la diffusion qu'on lui connaît actuellement. Les ordinateurs souffraient de nombreuses maladies d'enfance et, peut-être encore plus gênant, rares étaient les personnes formées à la pratique des ordinateurs. Par une grande chance, l'un de nos collaborateurs était, à l'origine, un chercheur qui s'était familiarisé avec l'informatique durant ses recherches. Pugnace, accrocheur et farouchement attaché au bon fonctionnement du laboratoire, il réussit à surmonter toutes les difficultés liées à l'informatique. Cela lui vaudra le paradis, car il faut bien se rendre compte de ce que représente une panne d'ordinateur quand on a la responsabilité de fournir aux services d'hospitalisation, dans les quelques heures suivant les prélèvements, quelque chose comme cinq mille résultats !

J'appris ainsi les bienfaits de la technique moderne. Notre ordinateur pouvait être surveillé par téléphone par les informaticiens de Grenoble qui, à distance, identifiaient les pannes et, dans la majorité des cas, parvenaient à les régler car il s'agissait de « bogues ».

Un soir, en quittant le laboratoire, je traversai la pièce où siégeaient Technicon et son compère l'ordinateur. Tout était tranquille et dans la pénombre de la pièce, seules étaient visibles les petites lumières témoins qui clignotaient sur les deux appareils. Il me revint alors en mémoire le laboratoire de Saint-Vincent-de-Paul avec sa théorie de techniciennes agitant leurs éprouvettes à mercure en train de doser l'urée, et je ressentis physiquement que la médecine de ma jeunesse était bien défunte.

Spécialisation

L'exercice de la médecine nouvelle ne requérait pas seulement des dosages de sodium ou de potassium mais aussi toute une série d'analyses biologiques nouvelles rendues possibles par les progrès de la recherche. Or, ces analyses n'étaient qu'exceptionnellement disponibles en France pour des raisons essentiellement structurelles, à commencer par le cloisonnement entre les laboratoires d'analyse et de recherche. Les personnels des premiers n'avaient pas la formation requise pour développer des techniques de pointe et l'analyse pour les patients était totalement hors des préoccupations des seconds. Il s'agissait en fait de deux mondes sans aucune interférence. Nous eûmes, à Créteil, l'opportunité d'échapper à cette situation totalement contre-productive grâce à la mixité de notre équipe et à ma double formation de clinicien et de biochimiste.

Une fois que nous pûmes disposer d'un certain nombre de techniciennes libérées du secteur central, il devint possible de développer des techniques spécialisées à condition cependant de pouvoir disposer de l'appareillage spécialisé nécessaire. Du fait des invraisemblables contraintes administratives de l'Assistance publique, il nous fallut recourir au système D. Dans certains cas on « emprunta » du matériel à l'INSERM, dans d'autres nous réinventâmes le système frauduleux des « fausses factures ». Il existe à l'Assistance publique deux lignes budgétaires concernant les fournitures aux laboratoires, ces lignes étant totalement étanches. Il y a celle du « matériel », c'est-à-dire l'appareillage, et celle des « consommables », c'est-à-dire pour nous les réactifs. La ligne « matériel » était très rapidement épuisée tandis que l'autre restait alimentée l'année durant. Pour acquérir l'appareil, qui nous était nécessaire et que l'administration refusait de nous acheter, la ligne de crédits étant épuisée, nous commandions des réactifs pour un montant correspondant au prix de l'appareil, lequel nous était livré à la place des réactifs pour lesquels nous signions un faux bon de réception. Je ne sais pas s'il y a maintenant prescription mais ce dont je suis sûr c'est qu'il y a un certain nombre de malades qui doivent à ces manœuvres scélérates une amélioration de leur état de santé et pour certains d'être encore en vie, si bien qu'avec le poète je dirai que « si c'était à refaire, je le referais ». Cela dit, je ne peux pas jeter la pierre aux malheureux gestionnaires de l'Assistance publique qui ne faisaient qu'appliquer les règles du marché public, certains quand même avec une petite dose de sadisme mais beaucoup fermaient, je pense, les yeux. Ces règles, qui valent aussi pour les instituts de recherche, sont dans ce cas particulièrement contre-productives et doivent être amendées au moment où la recherche demande une adaptabilité à la mesure de la rapidité des progrès actuels.

Ayant acquis des moyens, nous nous réunîmes donc au sein du laboratoire de biochimie pour planifier notre développement. Certains souhaitaient mettre au point le dosage de la vitamine B12, mais il apparut que cette technique pouvait mieux être prise en charge par nos collègues du laboratoire d'hématologie. Un autre groupe proposait de créer un secteur de radio-immunologie permettant de nombreuses analyses nouvelles et importantes. Nous convînmes de l'intérêt de monter ce secteur, mais cela nécessita un arbitrage avec d'autres laboratoires de l'hôpital et en particulier celui de biophysique. En effet, la réglementation française en ce qui concerne le maniement des réactifs radioactifs a attribué une espèce de leadership à la biophysique. Un moment, cela avait même abouti à empêcher l'utilisation de ces réactifs par tout autre type de laboratoire. On en était revenu à une situation moins monopolistique, mais néanmoins la biophysique conservait de redoutables privilèges comme celui de passer les commandes de réactifs marqués. C'était un atout d'importance au cours des négociations concernant le marché des examens. Or toute une série de dosages de molécules, telles que des hormones ou des transporteurs du fer, requéraient des réactifs marqués. Il en résulta donc d'âpres marchandages. Un des membres de notre équipe avait une excellente formation en physique et il était doué d'une grande pugnacité. Il réussit donc à obtenir un partage assez équilibré au départ puis agrandit progressivement notre pré carré dans le domaine. Cette bataille picrocoline se termina d'ailleurs par le triomphe de nos couleurs quand apparurent des méthodes ne nécessitant plus de réactifs radioactifs mais des réactions enzymatiques dont nous étions les maîtres incontestés ! Mon successeur termina le travail en annexant purement et simplement le laboratoire adverse, profitant d'un redéploiement des activités de laboratoire imposé pour raisons d'économies. Je crois d'ailleurs savoir que c'était lui qui était en charge de penser les modalités de ce redéploiement ! On pourra constater au passage que la sociologie hospitalière ne tranche pas vraiment avec la sociologie en général.

Naturellement, nous décidâmes de poursuivre le développement du secteur spécialisé dans les maladies du globule rouge, ce qui impliquait une forte participation des chercheurs. Cette participation eut une retombée inattendue, à savoir notre implication dans le suivi des diabétiques, patients dont on se rappelle que leur syndrome est caractérisé par une concentration anormalement élevée de sucre dans le sang. Dans l'organisme, le glucose sécrété par le foie gagne par le sang toutes les cellules de l'organisme qui l'utilisent comme combustible. L'organisation biologique de l'homme fait que son taux optimal de glucose sanguin est voisin de 0,80 g par litre. En dessous de ce niveau, les tissus sont carencés en combustible et le cerveau, gros consommateur de sucre et très sensible aux variations de la glycémie, « disjoncte » : c'est la syncope. Dans la situation inverse, d'hyperglycémie, une partie du sucre « fuit » par le rein et l'excès restant vient « empoisonner » les cellules de la rétine, du tissu nerveux ou de la tunique interne des vaisseaux entraînant de l'athérosclérose. À l'époque que nous évoquons, la surveillance biologique des diabétiques consistait essentiellement dans le dosage de la glycémie et la recherche de sucre dans les urines. Le défaut de ces méthodes, c'est qu'elles ne renseignent que sur un moment précis et très limité de l'évolution de la maladie. La glycémie est en effet très variable d'un moment à un autre et il en est de même pour la glycosurie. Ces examens ne renseignent donc que très imparfaitement sur le degré d'intoxication de l'organisme par le sucre. On ne pouvait en déduire que très grossièrement la quantité de sucre qui s'était déposée sur les tissus.

Nous nous trouvions donc dans une impasse dont les diabétiques pâtissaient. Notre ancienne connaissance, « l'hémoglobine vieillie », permit de sortir de cette situation.

Un certain nombre de chercheurs de l'unité INSERM étaient venus assister au *brain-storming* consacré à la prospective de développement des analyses spécialisées du laboratoire de biochimie. Après la réunion, l'un d'entre eux, notre spécialiste en chromatographie, vint me voir. « J'ai été très intéressé par ce qui a été dit sur le diabète, me dit-il. Si j'ai bien compris, le dosage de l'hémoglobine glycosylée pourrait permettre de beaucoup mieux suivre l'évolution des diabétiques mais n'est pas réalisable parce que totalement manuel et prenant un temps considérable. » Comme je confirmais, il me quitta en disant que c'était bien dommage car il habitait en banlieue à côté d'un centre d'accueil pour enfants diabétiques et avait pris en grande sympathie ces petits patients. Je ne pensais plus à cette conversation quand, un mois plus tard, il m'attira d'un air mystérieux dans son laboratoire. « Pouvez-vous me donner votre avis sur ces courbes », me dit-il en me montrant un papier enregistreur de plusieurs mètres de long où je voyais une série de courbes se succédant les unes aux autres et qui ne ressemblaient en rien à celles concernant son travail de recherche. Au bout d'un moment je lui avouai mon incapacité à émettre un jugement, ne comprenant pas ce que je voyais. Il plissa les yeux d'un air entendu et me répondit que cela n'était pas vraiment étonnant, car ce qu'il me montrait était un peu inédit. Inédit, cela l'était en effet, et passionnant. Il avait clandestinement essayé de répondre aux objections concernant le dosage d'hémoglobine glycosylée et avait totalement réussi. Utilisant un montage automatique qu'il avait confectionné pour étudier les peptides des hémoglobines anormales, il était capable de doser avec une précision excellente dix échantillons d'hémoglobine glycosylée en une nuit.

Ce dosage fut alors mis à la disposition des cliniciens. Nous commençâmes par effectuer des dosages pour tous les hôpitaux de l'Assistance publique, puis nous formâmes un certain nombre de collègues, ne pouvant plus assumer toutes les demandes. Enfin, au bout de plusieurs années, un industriel étranger commercialisa un appareil. Dommage que nous n'ayons pu trouver en France un industriel que cela aurait intéressé. Il aurait fait fortune et notre laboratoire aussi. Mais à la vérité, nous n'étions ni formés ni conditionnés pour ce genre d'exercice comme l'épisode suivant va le montrer.

Dans la même veine que l'hémoglobine AIc survint l'IEF. Cette méthode (voir page 218) avait été développée avec succès dans notre laboratoire INSERM pour résoudre un problème que les méthodes conventionnelles d'électrophorèse classique ne parvenaient pas à régler. Une fois la mise au point achevée, nous nous aperçûmes que cette méthode pouvait rendre de grands services en routine où elle fut donc appliquée. Un jour que le fabricant des supports électrophorétiques anciennement utilisés passait par le laboratoire, il fut tellement séduit par les résultats obtenus avec l'IEF qu'il nous proposa une collaboration pour produire industriellement des plaques d'IEF. Un de ses ingénieurs vint travailler plusieurs mois dans le laboratoire guidé par l'un d'entre nous. La mise au point terminée il retourna dans son entreprise. Plusieurs mois passèrent puis un jour l'industriel m'appela pour me dire qu'il avait rencontré d'insurmontables problèmes de production et qu'il avait abandonné le projet. Il regrettait pour nous qu'il n'y ait plus d'espoir de royalties mais cela faisait partie du risque industriel. Un beau matin, le chercheur qui avait guidé les travaux de mise au point entra dans mon bureau une boîte à la main avec un air bizarre. La boîte qui provenait d'un grand fabricant étranger de produits pour électrophorèse contenait des plaques préfabriquées d'IEF d'un aspect totalement identique à celles mises au point avec le fabricant français. Je compris alors que nous avions été joués, le fabricant français ayant tranquillement vendu sa recette, ou plutôt notre recette commune sans nous avertir et naturellement sans retombées financières pour le laboratoire. Ainsi vont les choses quand on n'a pas eu la formation nécessaire et celle de l'internat ne comportait pas de connaissances sur les pratiques commerciales. Je crois que quelques progrès ont été faits dans ce sens et que les futurs chefs de service suivent des séminaires de formation sur ces questions.

La plus importante des opérations de transfert de la recherche vers l'analyse concerna la biologie moléculaire. Nous avons exposé au chapitre VII comment nos recherches à l'INSERM nous avaient amenés à prendre très rapidement le train de la biologie moléculaire, non en raison d'une perspicacité géniale, mais plus simplement parce que l'hémoglobine avait été la première molécule accessible à ces techniques chez l'homme. De ce fait, nos études sur la drépanocytose et les thalassémies nous avaient amenés à commencer à pratiquer dans le laboratoire INSERM des diagnostics prénatals qui utilisaient de la biologie moléculaire. En raison de cette implication nous suivions de très près les développements qui se succédaient en biologie moléculaire et en génétique moléculaire avec une très grande rapidité. En effet, le clonage des gènes (ou plus exactement de la copie de leur partie codante appelée cDNA) de plusieurs maladies génétiques importantes avait été réalisé. Dès lors que les cDNA de la mucoviscidose, des myopathies et des hémophilies étaient connus, leur diagnostic prénatal devenait possible. Seules en France à cette époque, notre équipe et celle d'un collègue de mon ancien laboratoire à Cochin avaient les compétences requises pour effectuer ces diagnostics. Le problème des moyens nécessaires se posa alors avec acuité. Il était hors de question que le laboratoire INSERM assume ces nouvelles charges et même puisse poursuivre celle des diagnostics prénatals des hémoglobinopathies qui affluaient sans cesse plus nombreux. Il fallait donc ou bien abandonner ou bien transférer ces examens à l'Assistance publique.

Comme il n'était pas question d'abandonner, nous transférâmes mais avec les difficultés que l'on imagine. Personne, dans les instances décisionnelles de l'Assistance publique, que ce soit au niveau du siège ou de l'hôpital, n'avait la moindre idée de l'importance de la révolution technologique majeure que les progrès de la biologie allaient entraîner. C'est dire qu'il était hors de question d'obtenir quelque moyen supplémentaire que ce soit et cela d'autant moins que nous étions en plein dans la récession économique qui suivit les « Trente Glorieuses ». Il fallait donc encore s'arranger avec les moyens du bord.

Les moyens du bord consistèrent d'abord à dégager les locaux nécessaires, ce qui fut relativement aisé, en dépit de quelques cris et grincements de dents. Je n'oserais cependant pas affirmer que le premier laboratoire de biologie moléculaire ainsi réalisé obéissait totalement aux normes de sécurité requises pour l'emploi des réactifs radioactifs et des sondes, issues du génie génétique, nécessaires aux manipulations qui s'y effectuaient. En ce qui concerne le personnel technique, nous fîmes un appel d'offre au niveau du laboratoire et un certain nombre d'agents courageux acceptèrent de quitter la voûte rassurante de la routine pour tenter l'expérience de l'innovation. Certains éprouvèrent d'importantes difficultés d'adaptation en raison de leur conditionnement aux techniques automatiques de la grande routine. Et c'était attendu, car une chose est de gérer un automate qui utilise des réactifs industriels prêts à l'emploi, et une autre d'accomplir des techniques manuelles complexes avec lesquelles d'ailleurs on n'avait que peu ou pas de recul et qui nécessitaient donc de longues mises au point. Et puis, tout était nouveau pour eux, comme d'employer et de mesurer des substances radioactives ou des techniques de culture de bacilles qu'ils n'avaient plus pratiquées depuis leurs études. Il fut intéressant de constater la grande différence entre des techniciens issus des mêmes écoles mais qui étaient devenus des techniciens d'analyse pour les uns et des techniciens de recherche pour les autres. Ces derniers furent capables de se reconvertir sans difficulté aux analyses de routine. Finalement, après un certain temps, un groupe très motivé et efficace se forma au niveau du secteur de la biologie moléculaire, ce qui d'ailleurs ne fut pas sans entraîner quelques perturbations dans la marche générale du laboratoire. D'abord les « BM », comme ils se nommèrent, étaient perçus par les autres, et se percevaient eux-mêmes, comme un corps d'élite, d'où quelques tensions. Plus concrètement, le chef de service du laboratoire eut à résoudre un véritable casse-tête, celui des gardes du week-end et des périodes de vacances.

La grande routine fonctionnant sept jours sur sept et cinquante-deux semaines sur cinquante-deux, il fallait naturellement instituer des tours de garde et les techniciens du secteur central réclamaient donc que tous les techniciens du laboratoire en fassent partie. Or, les techniciens de la biologie moléculaire arguaient que, du fait de leurs manipulations très particulières, ils étaient parfois amenés à revenir pendant les week-ends, à partir plus tard que les horaires légaux et surtout qu'ils avaient perdu la main en ce qui concernait la maîtrise du grand automate. Il en résulta des séances de recyclage qui amenaient dans le bureau du chef de service les responsables des secteurs spécialisés et naturellement celui de la biologie moléculaire qui disaient ne plus pouvoir fonctionner avec des laboratoires dégarnis de leur effectif et qui se plaignaient de la non-réciprocité, les techniciens du secteur central ne pouvant bien évidemment pas venir les dépanner. Les choses s'aggravèrent encore lorsque, l'activité de la biologie moléculaire s'accroissant considérablement, il fallut recruter de nouveaux agents qui eux n'étaient pas du tout passés par le secteur central. On conçoit le temps perdu à résoudre ce type de problèmes, temps naturellement arraché à la recherche, ce qui montrait les limites de la réforme Debré.

CHAPITRE VI

La chasse aux hémoglobines anormales

En arrivant au CHU Henri-Mondor, les premières urgences avaient été, comme on l'a vu au chapitre V, de mettre en route les laboratoires d'analyses cliniques, de prendre en charge l'enseignement de la biochimie pour les étudiants du PCEM et d'aménager des locaux pour la recherche. Dès que ce fut possible, nous entreprîmes de reprendre cette activité. Mais fallait-il continuer l'étude des hémoglobines anormales ou aborder un autre thème ? J'avais toujours à l'esprit les opinions contradictoires de Schapira et de Slonimski concernant les hémoglobines anormales, recherche clinique médiocre pour l'un, entrée dans la génétique moléculaire humaine pour l'autre.

Le choix d'un thème de recherche n'est pas chose aisée. On sait que l'on peut, en faisant un mauvais choix, s'engager pendant des années sur une piste stérile et mériter le qualificatif de chercheur « non-trouveur ». J'étais hanté par le souvenir d'un type très calé que j'avais rencontré au CEA[1] un jour que j'y étais allé, tout jeune chercheur, prendre des acides aminés radioactifs et qui m'avait fait une énorme impression en me décrivant ses recherches. Par la suite j'avais tenté en vain de voir des publications contenant ses résultats. Il n'y en eut jamais parce que ce chercheur, par ailleurs intelligent et travailleur, s'était engagé sur une fausse piste.

En fait, plus que le résultat de réflexions, l'orientation de nos premières recherches à Créteil dépendirent des circonstances. Avec une équipe minuscule, un appareillage que nous ne maîtrisions pas encore totalement, des contraintes très importantes d'enseignement et de routine, il était très risqué d'initier une nouvelle voie de recherche. Ayant la maîtrise de la recherche des hémoglobines anormales, nous décidâmes qu'au moins au début nous ne pouvions que continuer sur cette voie. Pour obtenir des échantillons, nous fîmes donc savoir *urbi et orbi* que nous étions prêts à continuer au CHU de Créteil notre travail sur les hémoglobines anormales.

Nous n'eûmes pas longtemps à attendre car pédiatres et hématologues regorgeaient de cas d'anémies dont ils n'arrivaient pas à comprendre l'origine et qu'ils soupçonnaient pouvoir être dues à des hémoglobines anormales. Et c'est ainsi que nous entrâmes dans la génétique moléculaire grâce à l'hémoglobine Saint-Étienne.

L'hémoglobine Saint-Étienne

Elle se présenta sous la forme d'un gentil petit garçon d'une dizaine d'années qui nous était envoyé de Saint-Étienne pour une anémie inexpliquée. Les analyses que nous pratiquâmes nous montrèrent que l'origine de son anémie résidait dans une anomalie de son hémoglobine qui présentait un aspect tout à fait insolite quand on la soumettait à un champ électrique. À l'époque, la communication électronique n'existant pas encore, il fallait consulter les journaux scientifiques relatant ce genre d'observation. Comme, en raison de la jeunesse du CHU, il n'y existait pas de bibliothèque scientifique, nous passâmes donc de longues heures à Paris pour effectuer ce travail de recherche bibliographique : nous ne trouvâmes dans la littérature[2] aucune histoire se rapprochant de celle de notre patient stéphanois. Il s'agissait manifestement de quelque chose de nouveau.

Il nous fallait donc identifier la modification chimique caractérisant l'hémoglobine anormale. Pour ce faire, il fallait d'abord isoler celle-ci, qui était présente en petite quantité seulement dans les globules rouges du patient, un bien vaste programme pour notre petite équipe, à peine installée. Nous utilisâmes d'abord les méthodes habituelles d'isolement qui n'aboutirent qu'à des échecs ! Nous arrivions bien à obtenir l'hémoglobine anormale mais en quantité infime.

« Le bon bout de la raison », en la matière, indiquait que notre méthode de purification était mauvaise. Je vérifiai la qualité des solutions utilisées. Elle était parfaite : l'acidité des liquides, leur concentration en sodium et potassium étaient totalement adéquates. La technique de purification que nous utilisions consistait à faire passer la solution d'hémoglobine sur des grains d'une substance chimique appelée « résine échangeuse d'ions ». Cette substance avait la propriété de ralentir, d'une façon différente, la traversée des hémoglobines en fonction de leur charge électrique. Cette résine devenait le suspect n° 1. Elle devait être abîmée.

Mes plus jeunes mais ardents collaborateurs s'apprêtaient à aller chez l'importateur faire un scandale, exiger échange, excuses et réparation : le produit en question coûtait les yeux de la tête ; nos études (d'un intérêt naturellement immense) étaient compromises par leur faute, la santé même du patient était en jeu de leur fait ! J'admirai leur fougue, mais proposai un moratoire : avant de condamner ne fallait-il pas effectuer certains contrôles ? Qui proposait une idée ? Il était plus facile de rejeter d'emblée la faute sur autrui que d'imaginer un contrôle. Ma proposition ne recueillit aucun écho. Nous sortions de Mai 68, le mandarin que j'étais avait naturellement tort. J'avais, comme d'autres, été traumatisé par Mai 68 ; j'avais quand même, sur mes jeunes amis, quinze ans d'expérience de la recherche derrière moi.

Je décidai donc, que dis-je, j'imposai qu'un contrôle simple soit effectué : tester cette maudite résine avec un mélange d'hémoglobines dont on savait qu'elles se séparaient facilement d'habitude sur ce milieu. Ainsi fut fait et le résultat confondit mes jeunes amis. Les hémoglobines se séparèrent très aisément. La résine n'était pas en cause.

« Le bon bout de la raison » indiquait alors que les conditions utilisées, efficaces pour d'autres hémoglobines, ne l'étaient pas pour notre nouveau cas. Nous passâmes donc des jours à effectuer des essais en modifiant nos conditions, changeant l'acidité, la concentration en sodium, en potassium, modifiant la vitesse d'écoulement des liquides à travers la résine. Peine perdue ! Non seulement nous n'obtenions pas d'amélioration mais au fur et à mesure la quantité d'hémoglobine anormale obtenue diminuait. Quelqu'un eut alors l'idée de tester à nouveau le contenu des globules rouges du patient stockés depuis plusieurs semaines. À notre surprise, l'hémoglobine anormale n'y était plus présente qu'à l'état de traces. Elle s'était abîmée au fil du temps et, devenue insoluble, avait précipité sur la membrane des globules rouges.

Nous avions enfin une piste. Cette hémoglobine devait être très fragile – nous disons dans notre jargon « instable » –, il fallait la purifier tout de suite après le prélèvement et donc il ne restait plus qu'à en faire un nouveau.

Nous expliquâmes la situation aux parents qui acceptèrent de nous ramener l'enfant. Je dus payer de ma poche leur voyage, le gestionnaire des fonds de recherche n'ayant pas à l'époque de ligne budgétaire permettant d'acheter des billets de train pour des patients – j'appris, à cette occasion, l'ardente nécessité de pouvoir disposer de fonds privés. L'enfant revint et nous montâmes une véritable opération de commando, réquisitionnant toutes les colonnes à chromatographie du laboratoire pour pouvoir séparer le maximum d'hémoglobine dans un minimum de temps. Les manipulations devaient durer plusieurs heures. Nous y passâmes la nuit, surveillant nos colonnes avec l'attention et l'émotion d'un jeune père lors de la naissance de son premier enfant. Nos efforts furent couronnés de succès : le lendemain matin nous étions en possession de suffisamment d'hémoglobine anormale pour pouvoir pratiquer les analyses nécessaires.

Plusieurs années après, mes enfants me déclarèrent avoir eu l'impression d'avoir été orphelins de père pendant des années, ce genre d'épisodes s'étant répété très fréquemment et tout particulièrement pendant les week-ends et les vacances scolaires. Aussi, ma fierté de travailleur exemplaire s'est-elle muée en remords rétrospectifs de n'avoir pas perçu les limites à ne pas dépasser quand on est en charge de progéniture. J'ai l'impression que les mentalités ont changé depuis cette époque et que les chercheurs de la génération actuelle prennent grand soin de maintenir un juste équilibre entre travail et famille.

Au bout de plusieurs semaines de travail, nous arrivâmes à identifier l'altération de l'hémoglobine de notre patient. Elle était inédite et particulièrement intéressante car ce type de défaut de structure était considéré jusqu'alors comme *a priori* totalement incompatible avec la survie de cette molécule. En d'autres termes, elle aurait dû être totalement instable comme le serait un échafaudage auquel il manquerait un jambage à la base ; or notre hémoglobine avait une solidité précaire, mais elle était néanmoins présente.

Comme quoi, la dialectique entre théorie et réalité est elle aussi précaire en biologie. Les expériences ultérieures que j'ai accumulées au cours de ma vie de chercheur n'ont fait que renforcer cette conviction. Cela est souvent oublié par les chercheurs et nombre de résultats sont écartés ou négligés sous prétexte qu'ils ne cadrent pas avec la théorie en vigueur. Les chercheurs particulièrement novateurs sont souvent partis de faits de ce type, négligés par ceux qui les avaient produits.

Un des exemples les plus célèbres en est celui d'une découverte qui valut le prix Nobel à son auteur, Jacques Monod. La représentation de résultats expérimentaux se fait, en biologie, très souvent sous forme de courbes. Les courbes d'activité de ces catalyseurs biologiques appelés « enzymes » présentent souvent une petite déformation à leur origine. Monod fut le premier à s'y intéresser, à en comprendre la signification et à en déduire une règle fondamentale en biologie, la fonction de « coopérativité ». Elle signalait pourtant une propriété essentielle de certaines enzymes : Monod, qui avait des lettres, l'appela « allostérie », nom qui indiquait que la molécule changeait de forme dans certaines conditions.

Le jour où les résultats de nos analyses apparurent sur l'analyseur, nous étions naturellement aux aguets. Lorsque le papier de l'enregistreur indiqua le résultat, je ressentis une véritable extase. La recherche est un exercice fastidieux, parfois terriblement décevant. Mais il y a quelques moments rares où l'on perçoit immédiatement son originalité et son importance, et dans ces moments-là on est comme ivre, transporté de bonheur. J'avais déjà éprouvé un sentiment de ce type à propos de l'hémoglobine J^{Paris}[3], mais en ce qui concernait l'hémoglobine Saint-Étienne, bien d'autres sentiments venaient se greffer à la joie d'avoir identifié une nouvelle mutation.

Je tenais là l'objet rare qui apportait vraiment toute une série d'informations intéressantes tant en ce qui concernait le syndrome clinique que les notions biochimiques. Par ailleurs, et cela n'était pas le moindre de mes motifs de satisfaction, nous avions fait la preuve, hors de la maison mère dont nous avions perdu l'aura, de notre propre compétence.

Le pape des hémoglobines était à ce moment le très honorable professeur Hermann Lehmann qui officiait à l'Université de Cambridge. Bien que né à Halle en Westphalie (ou peut-être parce qu'il était né hors de Grande-Bretagne, pays qui l'avait accueilli adolescent alors qu'il fuyait les persécutions nazies) il était, de tous les Anglais qu'il m'ait été donné de rencontrer, celui qui pleurait le plus la perte des Indes et observait le plus scrupuleusement le rituel du *five o'clock tea*.

Curieux peuple que ces Anglais ! Formidablement typé et pourtant capable de mieux assimiler les étrangers que n'importe quel peuple d'Europe ! Hermann Lehmann, s'il avait parfaitement intégré le *five o'clock tea*, le porridge matinal et le port du parapluie, n'avait jamais pu acquérir un accent anglais au moins convenable, mais il exaltait les vertus de la « rule Britannia » – avec un accent allemand à côté duquel celui de Kissinger paraissait shakespearien.

J'allai donc un beau matin, mes résultats sous le bras, le voir à Cambridge. J'étais accompagné par la chercheuse qui avait étudié le fonctionnement de cette hémoglobine. Hermann nous accueillit les bras ouverts puis, se précipitant sur un appareil photo, nous photographia ma collègue et moi. Nous étions assez flattés, ne sachant cependant pas si c'était du fait d'une célébrité naissante ou pour des raisons esthétiques. Chacun de nous deux avait probablement une hypothèse personnelle sur la question. Aucune ne correspondait à la réalité. Je compris beaucoup plus tard. Le *dear* Hermann n'avait aucune mémoire des physionomies et se constituait un fichier photographique de toutes les personnes qu'il rencontrait !

Hermann parut très intéressé par l'hémoglobine Saint-Étienne. Il nous proposa incontinent de monter à l'étage supérieur la présenter à Max Perutz[4]. À l'époque où je démarrais je n'imaginais pas pouvoir intéresser le fabuleux Perutz qui avait reçu quelques années auparavant le prix Nobel pour avoir fourni la première image dans l'espace de la molécule d'hémoglobine.

Max occupait un petit bureau et était en train de photocopier quand nous y pénétrâmes. C'était pour nous inimaginable que le prix Nobel exécutât des tâches qui, dans notre pays, étaient laissées au personnel de secrétariat. Notre surprise alla grandissant quand, durant notre entretien, Perutz reçut, sans aucun filtrage, des appels téléphoniques. Nous en sortîmes avec l'idée que la France était plus près d'un pays à « chaouch[5] » que de l'Angleterre.

Perutz nous écouta avec attention, puis nous convia à le suivre dans la pièce voisine au milieu de laquelle siégeait un étrange objet. C'était une espèce d'immense mécano de forme globulaire fait de l'enchaînement de petites boules de couleurs variées. Au centre de l'objet on distinguait, au fond d'espèces de crevasses, quatre boules noires plus grosses que les autres. L'objet était un modèle en trois dimensions de la molécule d'hémoglobine. Perutz nous indiqua que chaque acide aminé composant la molécule était représenté, chaque boule étant un des atomes composant ces acides aminés, puis il se mit à rechercher celui qui était en cause dans notre hémoglobine Saint-Étienne. Quand il l'eut trouvé, il le démonta et le remplaça par celui qui était présent dans l'hémoglobine anormale. Cet acide aminé était beaucoup plus volumineux que le normalement présent et, situé au voisinage d'une des boules noires, venait la repousser. Perutz se releva – il avait effectué cette opération à genoux – et nous déclara que tout était expliqué. « Votre mutation, nous dit-il, fait que le fer (c'était la boule noire) n'a plus de place et au cours de la fabrication de l'hémoglobine par l'organisme il n'a pas pu se fixer à cet endroit. L'hémoglobine en question est donc incapable de fixer l'oxygène. C'est comme si elle n'existait pas. D'ailleurs, ajouta-t-il, cela déséquilibre complètement la molécule qui doit s'effondrer au moindre choc et explique sa précipitation au cours de la conservation. » Hermann, qui était resté silencieux, commenta : « Non seulement cette hémoglobine précipite quand on la conserve, mais elle fait de même à l'intérieur des globules rouges et vient se coller à l'intérieur de leur membrane. » Tout devenait lumineux, les globules rouges dont la membrane était tapissée de cette hémoglobine précipitée étaient reconnus comme anormaux et détruits par la rate qui, dans l'organisme, est chargée d'éliminer les globules en fin de course. Il en résultait naturellement une anémie. Ma compagne et moi avions vu de nos yeux ce qui pour les biochimistes était encore une image virtuelle, à savoir une molécule. Bien plus, nous avions une explication visible des troubles dont souffrait notre petit patient. En fait, c'était une révolution dans la compréhension des mécanismes pathologiques que Perutz était en train d'accomplir avec le modèle « hémoglobine » et qui allait se généraliser à bien d'autres molécules et pathologies.

Nous allions prendre congé quand il nous demanda si nous n'avions pas dans notre musette une hémoglobine anormale dont le fer aurait été oxydé. C'était le cas de l'hémoglobine Saint-Louis dont je parlerai plus tard. Je n'avais pas fini de lui en décrire les caractéristiques qu'il appelait dans son bureau une jeune personne de sexe légal féminin à l'aspect assez revêche. L'hémoglobine Saint-Louis devait l'intéresser. Elle pourrait l'utiliser pour sa thèse. J'étais transporté d'aise : nous allions collaborer avec le groupe du prix Nobel !

Je ne saisis pas sur le moment que j'étais l'indigène qui fournissait des matières premières. Je n'en pris conscience rétrospectivement que lorsque je me trouvai à mon tour dans la position des Anglais devant d'estimables collègues africains m'amenant, des années plus tard, des échantillons. Je pris alors grand soin de les placer en très bonne place dans nos publications. Le lecteur pourra conclure lui-même de ce qu'il advint des cosignataires français éventuels de la publication anglaise sur l'hémoglobine Saint-Louis.

L'enfant à l'hémoglobine Saint-Étienne posait par ailleurs un problème dont l'élucidation fait comprendre les voies de la découverte scientifique. Comme je l'ai indiqué plus haut, l'anémie de l'enfant et surtout son état général étaient bien meilleurs que l'on ne s'attendait à les voir en raison de l'importance de la malfaçon de son hémoglobine. Et initialement, nous n'arrivions pas à nous l'expliquer. Nous y parvînmes de la manière suivante. Nous avions constaté la présence, dans ses globules rouges, d'une quantité importante d'une hémoglobine normalement seulement présente au cours de la vie fœtale et nommée pour cette raison hémoglobine fœtale ou « hémoglobine F ». Nous comprîmes alors que c'était cette persistance qui rendait compte du bon état général de l'enfant. Son hémoglobine F prenait en quelque sorte le relais de l'hémoglobine défectueuse, mais il restait à expliquer la présence insolite de cette hémoglobine F. Nous connaissions d'autres cas d'hémoglobines instables, mais aucune d'entre elles n'était accompagnée d'hémoglobine F.

Nous fîmes d'abord l'hypothèse que ces autres hémoglobines instables se comportaient différemment de la nôtre dans la mesure où elles n'étaient pas dues à la même mutation. Cet argument ne tenait pas, comme nous en eûmes la preuve formelle.

Quelques semaines après notre visite à Hermann Lehmann, nous reçûmes de lui une lettre qui nous surprit et nous plongea dans l'angoisse. Hermann s'inquiétait de savoir si nous avions publié l'hémoglobine Saint-Étienne. Au détour d'une phrase, il nous informait que la même mutation était sous presse dans une des meilleures revues américaines, *The Journal of Clinical Investigation*, sous le nom d'« hémoglobine Istanbul ». Cette publication était le fait d'un très grand laboratoire du sud-est des États-Unis, dirigé par un émigré européen. J'appris par la suite que ce chercheur était le grand rival d'Hermann. Cette lettre que je prenais, dans ma candeur de néophyte dans le milieu, pour de la sollicitude de sa part était en fait liée au contentieux qu'il avait avec l'Euro-Américain.

Hermann était le pape des hémoglobines anormales. Il ne tenait pas à ce que son rival soit « l'inventeur » d'oiseaux rares, mais il ne pouvait pas enregistrer mon hémoglobine Saint-Étienne avant qu'elle n'ait été dûment publiée. Je l'appelai à Cambridge. Il m'apprit suavement qu'il était responsable des Hémoglobines dans telle revue, laquelle publiait très, très rapidement. Nous passâmes un week-end laborieux et angoissé. Je n'avais guère, à l'époque, l'habitude de rédiger des articles pour une revue anglaise, ce travail étant dévolu, dans mon laboratoire d'origine, à mes anciens patrons ! Écrire un article pour une revue anglo-saxonne ne signifiait pas seulement maîtriser correctement la langue anglaise mais aussi connaître les règles implacables de l'exposé à l'anglo-saxonne. Quand on découvre ces règles, on comprend pourquoi dans l'ère technologique d'aujourd'hui le monde anglo-saxon est devenu la « Rome » moderne.

Un article scientifique rédigé par des Anglo-Saxons (ou par des revues scientifiques anglo-saxonnes) obéit à des règles de composition intangibles. En fait, il ne s'agit pas du tout d'un simple formalisme mais d'une logique extrêmement claire. La rédaction doit impérativement répondre à la loi des « qui, que, quoi, dont, où » et il ne doit y avoir aucune ambiguïté à ce sujet. Par ailleurs, chaque mot doit avoir sa justification et toute digression est impitoyablement condamnée.

Au début, l'auteur français ne comprend pas l'intérêt d'une telle contrainte et a tendance à la mettre sur une certaine absence d'agilité d'esprit des lecteurs anglo-saxons. En fait d'absence d'agilité, on s'aperçoit plutôt du contraire dès qu'on s'applique à suivre ces règles. Et c'est le rouge au front que l'on reçoit au début son manuscrit revenu du journal auquel on l'a adressé constellé de ratures et de corrections justifiées ! Cette éventualité étant d'ailleurs la meilleure comparée à celle consistant en le retour du manuscrit vierge de toute correction mais accompagné de la sèche sentence : « Illisible et incompréhensible. » Petit à petit les chercheurs français intègrent ces règles et finissent par ne plus pouvoir rédiger leurs articles en français : on pense scientifiquement en anglais. Je ne pense pas être le seul, lorsque j'ai à écrire un texte en français, à l'écrire en anglais puis à le traduire en français !

Notre article fut finalement publié simultanément à celui de notre concurrent et dans les tables listant les hémoglobines anormales notre bébé eut l'honneur d'apparaître sous le nom d'hémoglobine Saint-Étienne/hémoglobine Istanbul.

À notre étonnement, quand nous eûmes en main l'article concernant le petit enfant turc, nous constatâmes qu'il était beaucoup plus malade que le nôtre, mais qu'il n'avait pas d'hémoglobine fœtale contrairement à notre cas. Cela nous permit de confirmer que la bénignité du cas français était bien due à la présence d'une importante quantité d'hémoglobine fœtale. Il fallait encore comprendre les raisons de cette différence de synthèse d'hémoglobine F entre les deux enfants. À l'époque de ce travail, on ne disposait pas des éléments permettant de répondre à cette question. C'est au cours d'un colloque, plusieurs mois plus tard, que nous pûmes comprendre.

C'était au cours d'une séance de fin d'après-midi, dans la banlieue de Washington. Je somnolais à moitié, en partie en raison d'une énumération de données un peu litanique proférée d'une voix sourde par l'intervenant, et aussi en raison du décalage horaire qui faisait, pour le pauvre Européen que j'étais, que mon heure biologique était minuit. Soudain, j'entendis que chez certains sujets il venait d'être démontré que les gènes synthétisant l'hémoglobine fœtale pouvaient être remis en marche dans certaines circonstances, en particulier lors d'anémies. Cette disposition était héréditaire et le chercheur qui présentait son travail détaillait les expériences à effectuer chez ces sujets.

Rentré en France nous effectuâmes les expériences indiquées qui confirmèrent cette situation. Au passage, nous pûmes démontrer que l'enfant avait reçu cette caractéristique de sa mère qui, n'ayant jamais eu d'épisode anémique, n'avait jamais resynthétisé d'hémoglobine F. Le lecteur pourra peut-être s'étonner de l'enthousiasme que peut soulever chez le chercheur ce genre de trouvaille. Je pense que cet aspect ludique est très général dans l'espèce humaine, mais qu'il s'applique diversement suivant les individus. Il n'y a, à mes yeux, pas de différence de comportement entre le chercheur d'hémoglobines anormales et le collectionneur de timbres-poste ou le chercheur de truffes. Je suis persuadé que ces comportements correspondent à des gènes dont il existe probablement différentes variantes expliquant les différences de recherche[6].

Pour en revenir au concret, l'intérêt de l'observation du petit patient de Saint-Étienne ne se bornait pas à une pure description entomologique ou à la satisfaction ludique et égotique du chercheur. Elle comportait en elle des enseignements thérapeutiques.

Sur le plan médical, nous étions en mesure de rassurer la famille. La protection que lui conférait la présence d'hémoglobine F durerait vraisemblablement toute sa vie. En revanche, il devrait savoir, au moment d'avoir des enfants, qu'il n'était pas sûr qu'il transmette à sa descendance cette protection. S'il y avait une chance sur deux que son hémoglobine anormale soit transmise à son enfant, il n'y avait qu'une chance sur quatre que la prédisposition à la synthèse d'hémoglobine F l'accompagne. Ce genre de démarche a un nom : c'est du conseil génétique. Très peu développée à cette époque, cette activité s'est considérablement accrue au fur et à mesure que l'on a identifié de nouvelles prédispositions génétiques aux maladies. Par ailleurs, le phénomène observé chez cet enfant servit ensuite à des recherches sur le traitement de la drépanocytose. Nous y reviendrons.

L'hémoglobine Créteil et quelques autres

Au cours d'un Tour de France, un champion cycliste réalise des exploits homériques, gagne toutes les étapes et arrive au sommet des cols avec plus de dix minutes d'avance sur les meilleurs de ses concurrents. Fait curieux, alors que ceux-ci arrivent exténués et blêmes de fatigue, son visage est rayonnant et même rubicon alors que cette année-là, il a plu au cours de toutes les étapes. À l'arrivée de la plus prestigieuse de ces étapes de montagne, tout le monde l'entoure et le félicite pour son exploit inégalé, il a battu de dix minutes le record de l'étape, quand soudain surgissent des policiers qui l'emmènent avec eux. Le lendemain, on apprend que les exploits du champion étaient dus à un dopage inédit, il s'administrait de l'« épo ».

C'est ainsi que, grâce au sport, des millions de Français firent de grands progrès en physiologie et surent qu'il existait dans l'organisme une hormone qui contrôlait la quantité de globules rouges dans le sang. Ils apprirent que cette hormone pouvait aussi être fabriquée industriellement pour traiter les sujets qui, manquant de cette hormone, subissaient une diminution du nombre de leurs globules rouges. Ils surent que, mal conseillés par un chercheur dévoyé, des cyclistes se faisaient injecter cette hormone pour obtenir un surcroît de globules, donc une plus grande quantité d'oxygène amenée aux muscles, ce qui augmentait d'autant leurs performances.

L'intérêt de ce rappel, qui peut paraître singulier, est de permettre au lecteur de comprendre pourquoi deux des patients que nous avons étudiés – celui porteur de l'hémoglobine Créteil et celui porteur de l'enzyme de Mme L. –, bien que ne se dopant pas, avaient une aussi bonne mine apparente que notre champion. Chacun d'entre eux produisait en effet un surcroît d'épo et nous allons voir pourquoi.

Les voies du Seigneur sont impénétrables, c'est bien connu et il en est de même pour la Recherche, et ce chapitre va s'efforcer de le démontrer. Vers l'année 1975, la mode était, chez les hémoglobinomanes, de rechercher « les hémoglobines à affinité augmentée », ce qui veut dire des mutants où l'hémoglobine se charge bien en oxygène mais ne le relâche que très malaisément dans les tissus car elle a trop d'affinité pour ce gaz. Il en résulte une espèce d'asphyxie. L'organisme est équipé de capteurs pouvant estimer le degré d'oxygénation de ses tissus. En cas d'hémoglobine à affinité augmentée, l'organisme cherche à compenser ce défaut en mettant en circulation de l'érythropoïétine, ce qui entraîne un nombre plus élevé de ces transporteurs d'oxygène que sont les globules rouges. Il en résulte le contraire d'une anémie, c'est-à-dire une concentration sanguine en globules rouges supérieure à la normale. En médecine, nous appelons ce phénomène une « polyglobulie ». Elle est facilement identifiable, caractérisée par un faciès très rouge et des lèvres violacées. Toutes les polyglobulies ne sont pas dues à la présence d'une hémoglobine anormale, mais après la découverte des premiers cas, elles avaient suscité beaucoup de curiosité.

À l'époque de nos recherches, seuls quelques cas avaient été décelés en Amérique et en Angleterre. La chasse était ouverte en France parmi les quelques groupes spécialisés en la matière. Notre laboratoire était encore à une période où il devait confirmer sa qualité. Nous cherchions donc fiévreusement le premier cas français de ce type de mutation. Pour rassurer le lecteur, je dirai tout de suite que nous arrivâmes à nos fins et découvrîmes le premier cas français qui fut naturellement baptisé « hémoglobine Créteil ». Cette découverte fut à la fois le produit du hasard, facteur fréquent de la découverte, mais aussi produit de la nécessité, parce que nous réunissions des conditions très favorables pour une telle découverte. Notre laboratoire maîtrisait en effet les techniques nécessaires et ma qualité d'ancien interne en hématologie nous donnait accès au réseau des spécialistes qui voyaient le plus grand nombre de polyglobuliques. Enfin et mieux encore, notre unité comportait à la fois des biochimistes et des cliniciens appartenant au service d'hématologie. Et c'est ainsi que très rapidement un jeune chef de clinique de ce service nous adressa un patient qu'il soupçonnait fortement d'être porteur d'une telle hémoglobinopathie. Le lendemain même, son hypothèse était confirmée, nous constations que les globules rouges du patient ne libéraient pas correctement leur charge d'oxygène. D'un point de vue purement médical le problème était résolu. Le traitement consistait à effectuer des saignées quand la surcharge en globules rouges devenait menaçante pour le cœur et présentait des risques d'embolies.

Au laboratoire, tout restait à faire car pour publier ce cas, il fallait identifier la mutation, qui elle n'était publiable que si elle se révélait nouvelle. Mais pour faire les analyses nécessaires, il était indispensable de pouvoir isoler l'hémoglobine. Or, à notre grand désappointement, on ne « voyait » pas l'hémoglobine anormale sur les différentes analyses du sang du patient. Elle était donc inséparable de l'hémoglobine normale obligatoirement présente.

Nous savions qu'à côté de l'hémoglobine anormale les globules rouges du sujet devaient nécessairement contenir une quantité au moins équivalente d'hémoglobine normale, faute de quoi il n'aurait pas pu survivre, l'hémoglobine mutée à elle seule étant incapable, même avec l'aide d'une très importante polyglobulie, d'assurer le minimum nécessaire d'oxygénation des tissus. Nos recherches étaient donc bloquées.

Sur ces entrefaites, je partis pour Washington assister à un grand colloque sur les hémoglobines anormales. J'y appris beaucoup au cours des premières séances qui traitaient des hémoglobines anormales. Puis survint une séance sur la génétique des hémoglobines de souris. J'étais très fatigué par le décalage horaire et les efforts que m'avaient demandés les premières séances. Estimant que le sujet traité ne me concernait que peu je me laissai aller à une illégitime somnolence. Somnolence partielle heureusement car, tout d'un coup j'entendis l'orateur du moment aborder un problème très similaire au nôtre. Il avait une souche de souris chez laquelle il était sûr qu'existaient deux variétés d'hémoglobines qui cependant ne se séparaient pas sur électrophorèse. Par hasard, il avait trouvé le moyen de les séparer. Comme les hémoglobines de souris sont peu solubles, pour éviter que ses préparations ne précipitassent lors de leur conservation, il avait tenté différentes recettes. L'une d'entre elles comportait un réactif agissant sur le soufre contenu dans les protéines et après adjonction de ce réactif, il avait obtenu une séparation des deux hémoglobines. L'explication était simple. L'une des hémoglobines avait une composition qui lui permettait de fixer le réactif soufré et la présence de celui-ci modifiait sa charge électrique, ce qui permettait de la séparer de l'autre hémoglobine qui, elle, ne fixait pas le réactif.

Je buvais ses paroles et tâchais de noter au fur et à mesure les conditions qu'il avait utilisées. Sentant que j'allais être pris de vitesse, je tentai en désespoir de cause de photographier les diapositives qu'il projetait. Comme je n'étais pas sûr de la qualité de mes clichés, à la fin de la séance, je me précipitai pour interroger l'orateur. La foule était importante, le chercheur en question pressé, je ne parvins pas à le joindre et rentrai fort dépité en France, persuadé que mes photos étaient ratées. Elles l'étaient en effet sauf celle qui représentait *in extenso* la technique en question – j'avais dû avoir prié inconsciemment le saint des chercheurs et en avoir été entendu. Nous convoquâmes immédiatement le patient et testâmes la recette. Ce fut un échec total. Après avoir mélangé le sang du sujet avec le réactif soufré du chercheur américain, aucune séparation n'apparut. Le dimanche suivant, trahissant mes devoirs de chef de famille, je filai à Créteil, récupérai un échantillon du sang prélevé au début de la semaine et refis l'expérience. Comme il fallait agiter le mélange et que je ne trouvais pas l'agitateur – les patrons qui veulent techniquer sont la terreur des laborantines parce qu'ils ne trouvent jamais ce qui est nécessaire et « foutent tout en l'air » –, je fis barboter un jet d'azote dans le mélange et exécutai mon électrophorèse. Deux bandes apparurent. Je rentrai chez moi très content mais fus pendant l'après-midi et la soirée un mauvais père ou plus exactement un « non-père ». En effet, deux questions me tarabustaient : pourquoi avais-je eu deux bandes alors qu'au cours des essais précédents une seule bande était apparue ? et laquelle des deux bandes représentait l'hémoglobine anormale ? Pour la première question, la réponse était stéréotypée : c'était naturellement parce que l'expérimentateur précédent avait travaillé comme un cochon (on ne pouvait déjà plus compter sur personne !). Nous verrons plus loin l'inanité de cette hypothèse. En ce qui concernait la seconde c'était plus facile car on pouvait se référer à la bande d'un témoin normal. Du moins le croyais-je. Le lendemain matin, je piaffais dès 8 heures dans le laboratoire, attendant impatiemment le jeune thésard en charge de cette recherche. C'était lundi, il arriva à 9 h 05 traînant encore lamentablement les séquelles de sa certainement stupide activité du sacro-saint week-end.

Les chercheurs français de l'époque s'efforçaient de copier au maximum les comportements des chercheurs américains, croyant ainsi pouvoir atteindre les mêmes résultats. D'où naturellement l'application scrupuleuse du sacro-saint week-end anglo-saxon en oubliant, pour ceux qui avaient travaillé là-bas, ou en méconnaissant, pour les plus jeunes, les autres rites des chercheurs américains, rites qui se traduisent par des laboratoires illuminés jusqu'au petit matin et des transgressions coupables du repos hebdomadaire avec des labos bourdonnant de « postdoc » tous les samedis et dimanches que Dieu fait.

Mon thésard arriva ; je lui rendis compte de l'avancée magique de son travail ; il devait aller de l'avant pour répondre aux questions évoquées plus haut. Je le quittai, ayant plusieurs cours à faire, et ne réintégrai le laboratoire que tard dans l'après-midi. Mon étudiant m'attendait l'air mi-figue mi-raisin, expression certainement née de l'esprit embrumé par le fruit d'un viticulteur.

Avant d'aller outre, m'expliqua-t-il, il avait appliqué la première règle de tout bon chercheur, il avait répété l'expérience et n'avait obtenu qu'une seule bande. Je refis donc l'expérience avec lui. Je le priai sans trop de ménagements de me laisser opérer et refis magistralement ma manipulation de la veille. Mais ce jour-là, l'appareil que j'avais cherché en vain la veille était bien rangé et je n'eus pas à agiter avec de l'azote. Le résultat me combla de stupeur car, comme mon étudiant, je n'obtins qu'une seule bande.

Ce type de situation n'est pas rare en recherche. Il peut schématiquement être rapporté à deux types de causes : ou bien les résultats du dimanche étaient un « artefact » – résultat artificiellement produit –, ou bien des différences s'étaient introduites dans les conditions expérimentales. La règle étant de trouver ces différences, je passai ma journée à y réfléchir sans trouver le moindre début d'explication.

En rentrant le soir, je me trouvai pris dans un embouteillage. La voiture qui me précédait avait des ennuis de carburation, et une fumée noire s'échappait par saccades de son pot d'échappement. Cette fumée me fit penser à l'oxyde de carbone qu'elle contenait, puis de fil en aiguille aux gaz impropres à la respiration, tel l'azote et, soudain, j'eus la certitude absolue d'avoir résolu mon problème. La différence entre mes manipulations du dimanche et celle du jour m'apparaissait d'une manière aveuglante. Le dimanche soir, ne pouvant trouver l'agitateur mécanique, j'avais agité ma solution d'hémoglobine en y faisant passer des bulles d'azote pour bien la mélanger. L'hémoglobine s'était de ce fait déoxygénée, ce qui pouvait, ce qui *devait* être à l'origine de son changement de comportement à l'électrophorèse. Le lendemain ma certitude se transforma en preuve absolue, nous réussîmes en effet à nouveau l'expérience en déoxygénant l'hémoglobine.

Il ne s'agissait pas d'une grande découverte, encore que le mécanisme de ce phénomène que nous réussîmes à élucider n'était pas sans intérêt. Mais la bouffée de joie que j'avais ressentie dans ma voiture était sans rapport avec l'importance du phénomène. Elle faisait partie de la gratification du chercheur et ce genre d'instants vaut plus que tous les prix que d'autres peuvent vous attribuer. Je dois à la vérité d'ajouter qu'ultérieurement, j'ai eu plus de prix que de minutes enchanteresses comme celles que je viens de rapporter.

Un phénomène intéressant est la façon dont mon cerveau fonctionna dans la voiture. Au moment où j'eus la solution de mon problème, je ne pensais pas de façon consciente à ce sujet, mais mon cerveau continuait à chercher la solution. Il était à la fois capable de recevoir les informations de l'extérieur, en l'espèce la vue de la fumée s'échappant de la voiture qui me précédait, de l'analyser et de la confronter au problème à résoudre. Les prochaines générations de chercheurs de la période post-2000 auront probablement les moyens d'étudier ces phénomènes de pensée et vraisemblablement d'en définir les supports cellulaires et moléculaires. Si l'on veut faire un peu de prospective, on peut parier qu'une grande partie de la recherche biologique sera, à cette époque, consacrée à la biologie du cerveau et à la biologie du développement.

Ayant isolé l'hémoglobine anormale, nous pûmes en déterminer sa structure. En raison de l'importance des troubles qu'elle causait, nous nous attendions à trouver d'importantes modifications comme l'amputation de nombreux acides aminés. À notre surprise, nous ne trouvâmes que le simple remplacement d'un acide aminé par un autre d'une taille un peu supérieure. De plus, la zone modifiée étant en apparence localisée loin de la partie de la molécule d'hémoglobine fixant l'oxygène, les troubles d'oxygénation n'étaient pas expliqués. Nous nous apprêtions donc à faire le voyage de Cambridge pour regarder notre molécule, sur le modèle tridimensionnel de Perutz, quand un réfugié roumain qui hantait depuis quelque temps le laboratoire vint me trouver. Comme il n'était pas biochimiste, mais biophysicien, je n'avais pas pu le recruter dans notre équipe. Il avait assisté à nos discussions sur l'hémoglobine Créteil et se disait capable de construire au laboratoire un modèle réduit du système Perutz. Il avait vu une publicité pour un kit de cette sorte et sa formation devait lui permettre cette construction très délicate. L'homme paraissait intelligent et instruit. J'accédai à sa proposition. Huit jours plus tard, toute l'équipe était rassemblée dans la salle de réunion où trônait une magnifique maquette tridimensionnelle de la molécule d'hémoglobine. Nous pratiquâmes sur cette maquette les manœuvres que nous avions vu faire à Perutz, c'est-à-dire le remplacement de l'acide aminé muté par le nouveau. Ce qui était invisible sur un schéma nous sauta aux yeux. La géométrie dans l'espace de l'hémoglobine mutée était profondément perturbée notamment au niveau de la crevasse contenant le fer. Celle-ci était déformée de telle sorte qu'il était évident qu'elle ne pouvait pas se contracter comme le fait une hémoglobine normale pour délivrer son oxygène au niveau des tissus. L'oxygène rentrait plus facilement que normalement dans la poche du fer mais y restait piégé.

Les travaux de Perutz avaient en effet montré que la molécule d'hémoglobine se comportait comme une espèce de poumon avec, en simplifiant, comme ce dernier, des mouvements des différentes parties de la molécule aboutissant à une ouverture de la poche du fer au niveau de l'air frais et au contraire sa contraction au niveau des tissus. Ces résultats stupéfiants pour l'époque avaient ouvert la voie à une physiologie moléculaire. Non seulement on avait l'anatomie des molécules mais également leur physiologie ! Pour être plus précis, la méthode utilisée par Perutz ne lui permettait pas de voir les molécules en train de fonctionner mais comment elles étaient au départ de leur action et à la fin de celle-ci. Il travaillait en effet sur des molécules cristallisées, c'est-à-dire figées. Plus tard, les progrès de l'informatique permirent le développement de la technique de la résonance magnétique nucléaire, la RMN, celle-là même utilisée en médecine, qui put être appliquée aux molécules dans leur état naturel avec des résultats que la méthode de Perutz ne pouvait pas obtenir.

Une des retombées de ce travail fut que nous comprîmes l'intérêt d'avoir dans l'équipe un chercheur formé en biophysique et que nous lui fîmes une place dans l'unité où il mena des travaux remarquables en utilisant en particulier la RMN, travaux dont nous verrons un exemple plus loin. Quoi qu'il en soit, ce que nous observions avec l'hémoglobine Créteil équivalait pour nous à une révolution copernicienne. En tant que médecins, nous avions sous nos yeux l'explication ultime des troubles dont souffrait notre patient. En tant que biochimistes nous comprenions que, comme dans les romans de science-fiction, nous étions entrés dans la troisième dimension. La molécule d'hémoglobine n'était plus la chose abstraite représentée sur les schémas comme une espèce de collier de perles mais un objet concret palpable et manipulable. Cette fantastique avancée inaugurée à propos de l'hémoglobine allait dans les années qui suivirent bénéficier à de très nombreuses molécules de la matière vivante et aussi de la pharmacologie, révolutionnant la conception et la production de nouveaux médicaments[7]. Ce travail eut une certaine audience internationale parce qu'il indiquait une nouvelle manière de détecter des hémoglobines à affinité augmentée invisibles par les méthodes existantes. À la suite de cette publication, nous reçûmes donc un grand nombre d'échantillons provenant de l'étranger, ce qui renforça notre position dans ce secteur de recherche.

Cette hémoglobine anormale me valut par ailleurs une des grandes frayeurs de ma carrière de chercheur, car elle fut à l'origine de la matérialisation d'un de mes thèmes de cauchemar le plus répétitif. De nombreuses personnes rêvent, par exemple, qu'elles sont dévêtues dans la rue ou qu'elles repassent un examen tel que le baccalauréat. Je suis, quant à moi, persécuté depuis de nombreuses années par le même cauchemar : je dois faire une communication (ou un cours) dans un congrès qui se tient dans un grand hôtel du type Hilton. Très rapidement, dans mon rêve, ce lieu se transforme en l'hôtel de *L'Année dernière à Marienbad* où j'erre en cherchant en vain la salle où je dois exposer. Une variante consiste à y arriver sans rien connaître du sujet que j'ai à exposer. Dans une dernière forme, la plus angoissante, j'arrive dans la salle, je connais le sujet mais j'ai oublié les diapositives sans lesquelles mon exposé ne peut avoir lieu. Quelque temps après la publication de l'hémoglobine Créteil, je reçus une offre que tout chercheur normalement constitué ne peut refuser. Il m'était proposé, eu égard à mon expérience des hémoglobines à affinité augmentée, de faire une *teaching session* sur ce sujet au congrès de l'American Society of Hematology qui se tenait cette année-là à Montréal. Les Anglo-Saxons ont une très grande maîtrise de l'organisation des congrès médicaux. Ceux-ci comportent, en plus des communications scientifiques rapportant des travaux inédits, des séances de mise à niveau des connaissances appelées *teaching sessions* destinées aux médecins spécialistes. Aux États-Unis, ces derniers doivent, de façon périodique, en pratique tous les cinq ans, suivre un enseignement de ce type, faute de quoi ils ne peuvent plus exercer leur spécialité[8]. De telles séances sont organisées par différentes structures : universités, organismes de recherche, etc., mais en ce qui concerne l'hématologie, les séances dispensées par l'ASH viennent en tête des classements à l'américaine. Elles sont donc particulièrement fréquentées et y enseigner est un honneur très recherché. Je travaillai donc d'arrache-pied cet exposé qui ne comportait pas moins de quarante-six diapositives. Contrairement à ce que les non-enseignants pensent souvent, la préparation sérieuse d'un cours demande beaucoup de travail. C'est encore plus vrai lorsqu'on doit exposer dans une langue différente de sa langue maternelle, et lorsque l'exposé a lieu devant des Anglo-Saxons particulièrement exigeants en la matière. En l'occurrence, il fallait d'abord lister les items que je voulais exposer, ensuite les transcrire en images avec des légendes en anglais. La moindre faute d'anglais ou d'orthographe saute aux yeux lorsque les diapositives sont projetées sur trois écrans géants, ce qui devait être le cas à Montréal. Je rédigeai donc avec peine mes scénarios puis mes diapositives que je testai devant les chercheurs du laboratoire en leur demandant d'être exigeants. Cette recommandation était superfétatoire, les jeunes gens libéraient dans ces occasions toute la hargne accumulée pendant des mois envers le « boss » qui, devoir oblige, critiquait à longueur d'année leurs méthodes de travail, leurs résultats et leurs essais de rédaction d'articles. En l'espèce, ils ne déçurent pas mon attente, et j'eus à refaire ma copie plusieurs fois de suite. Vint quand même un moment où nulle critique ne s'éleva. Je fis faire les diapos définitives, me fit auditionner par un chercheur ami anglais pour qu'il me signale d'éventuels gallicismes dans mon discours, et nous partîmes pour Montréal. Toujours hanté par mes cauchemars, j'avais fait faire un triple jeu de diapos que je gardai avec moi dans la cabine pour éviter l'éventuelle catastrophe d'une perte de bagages de soutes (il m'était arrivé, lors d'un précédent voyage, d'atterrir à La Nouvelle-Orléans sans aucun bagage, ceux-ci ayant été dirigés par erreur (malice ?) vers Chicago.

Le jour de ma session arriva. Elle devait avoir lieu au début de l'après-midi. Le matin nous allâmes reconnaître les lieux. Les participants à l'immense congrès de l'ASH ne pouvaient résider dans un seul hôtel. J'étais logé en tant qu'orateur dans un très bel hôtel du centre de Montréal situé à un bon kilomètre du lieu du congrès.

Ma salle de conférences se trouvait dans un hôtel situé à plusieurs centaines de mètres du mien. À l'heure du déjeuner, j'allai dans ma chambre répéter une dernière fois ma conférence. Au moment de sortir, le téléphone retentit. C'était un appel de France me signalant un très grave accident survenu à l'un de mes parents. Je promis de rentrer dès ma conférence achevée. Le coup de téléphone m'avait retardé. Je partis précipitamment vers le lieu de la conférence. Le projectionniste m'attendait pour recueillir mes diapos… que je n'avais pas. Perturbé par l'appel téléphonique, je ne savais même plus où elles pouvaient être. Je retournai néanmoins dans ma chambre, les retrouvai et arrivai finalement en temps utile dans la salle pour m'apercevoir que mes diapos ne « passaient pas » dans le projecteur qui n'avait pas les mêmes normes que celles des projecteurs européens. La réalité dépassait la fiction et je crus fermement que j'étais en train de rêver. Il n'en était rien, mais contrairement aux cauchemars qui n'ont jamais un *happy end*, on trouva finalement un projecteur aux normes européennes et je pus faire ma conférence. Depuis cette journée, j'essaie toujours mes diapos avant chaque conférence !

Mes successeurs n'ont plus ces soucis. On n'utilise plus de diapos dans les congrès scientifiques, mais on apporte les figures sous forme de fichiers informatiques qui sont projetés par d'étonnants ordinateurs. Et comme on n'arrête pas le progrès, l'orateur peut même corriger sa figure en même temps qu'il la projette.

Après les hémoglobines Saint-Étienne, Créteil et J[Paris] notre laboratoire identifia plus d'une cinquantaine de mutations d'hémoglobines anormales jusqu'alors inconnues. Si ces recherches permirent d'améliorer le modèle de Perutz et de faire en certains cas progresser les connaissances en hématologie, elles générèrent aussi des situations parfois insolites et conduisirent à des informations imprévues. C'est ainsi que la découverte de l'hémoglobine Norfolk dans une famille de la Normandie profonde fournit une nouvelle preuve des rapports historiques de cette région avec l'Angleterre qui, ce qui est peu su, eurent lieu dans les deux sens. Bien après que le Normand Guillaume eut débarqué en Angleterre, les Anglais occupèrent en effet pendant de nombreuses années la Normandie au cours de la guerre de Cent Ans !

C'est ainsi que nous découvrîmes une hémoglobine, l'hémoglobine Marseille, dont une des chaînes se terminait comme celle des hémoglobines de crocodile. Il nous fallut toute notre autorité pour empêcher le chercheur qui l'avait caractérisée de formuler, dans l'article qu'il écrivit pour décrire sa découverte, l'hypothèse selon laquelle c'était la preuve que le crocodile était l'ancêtre de l'homme.

C'est ainsi que l'hémoglobine Hôtel-Dieu nous conduisit à mener une véritable enquête policière. Il s'agissait d'une nouvelle hémoglobine dotée de propriétés inverses de celles de l'hémoglobine Créteil : elle possédait en effet une affinité diminuée pour l'oxygène. Au lieu de donner un faciès rubicond elle donnait des lèvres cyanosées (bleutées) parce que le sang sortant des poumons était de son fait insuffisamment chargé en oxygène. Pour cette raison, les personnes porteuses de cette hémoglobine sont prises pour des cardiaques et traînent dans des services de cardiologie qui naturellement ne trouvent rien au cœur. Quelques mois après avoir découvert cette hémoglobine chez un enfant vivant dans le Nord, un de nos assistants arriva tout excité. Il avait trouvé la même mutation chez un homme vivant dans l'Est qui n'accusait aucune parentèle avec l'enfant précédent. En raison de l'extrême rareté de ce type de mutation, il voulait écrire un article en formulant l'hypothèse qu'il devait y avoir un agent mutagène en France qui engendrait ce type d'accident génétique. Celui qui, dans notre équipe, se chargeait de soigner les patients atteints d'hémoglobine anormale, reconvoqua la mère de l'enfant. Ce collaborateur, porteur d'une barbe rassurante et d'une grande expérience des choses de la vie, interrogea doucement la mère. Après un entretien de près de deux heures, il apprit que le patient de l'Est était bien connu de la mère et que d'ailleurs il était le « parrain de l'enfant ».

Et c'est ainsi que nous eûmes une preuve moléculaire de la conquête arabe de l'Afrique subsaharienne le jour où nous découvrîmes l'hémoglobine Ziguinchor chez un habitant du sud du Sénégal. L'analyse de cette hémoglobine montra en effet une structure très rare, à savoir la juxtaposition d'une nouvelle mutation et de celle de l'hémoglobine O Arabia.

Cependant, plus nous découvrions de moutons à cinq pattes et plus je me trouvais confronté, en tant que « pacha » du laboratoire, au problème angoissant de la future orientation de nos recherches. Au fur et à mesure que le temps passait, ce genre d'activité était de moins en moins de la recherche et de plus en plus une routine, certes élaborée, mais une routine quand même. Il fallait donc que les chercheurs abandonnent ce domaine sous peine de *scléroser* leur capacité d'invention.

Or cet abandon se heurtait à différents obstacles. D'abord nombre d'entre eux s'accrochaient à ce sujet parce qu'il était encore générateur de bonnes publications assurées. Il constituait sur le moment une espèce de rente de situation. Habitués, grâce à ce véritable filon, à produire avec sûreté le nombre de publications réclamées par les commissions INSERM ou CNRS, ils redoutaient de lâcher la proie pour l'ombre, toute nouvelle recherche étant *a priori* de résultat aléatoire et nécessitant toujours un délai imprévisible de mise en route. On touche là un des grands effets pervers du système de l'évaluation en cours actuellement. Ce système rend frileux nombre de chercheurs, contribue à les faire vieillir intellectuellement, et freine considérablement la prise de risque que constitue une collaboration avec l'industrie. Ensuite nous étions devenus un centre de référence qui ne pouvait pas disparaître. La solution de ce dernier problème résidait au niveau du laboratoire hospitalier vers lequel il fallait faire glisser cette responsabilité. Mais pour ce qui était de la recherche, il fallait muter vers d'autres programmes ou sombrer. Nous mutâmes, on le verra dans les chapitres suivants.

Comment l'étude de l'enzyme de Mme L. nous transforma en généticiens moléculaires

Il existe à côté de la barre des Écrins, dans les Alpes du Sud, au-delà du Galibier et du Tournemalet, un lieu-dit « Le Pré de Mme Carle ». La première fois qu'on y va pour attaquer le Glacier blanc (qui est d'un gris très sale), on s'imagine que Mme Carle est toujours la propriétaire de ce champ. Il n'en est rien. Cette brave dame, si elle a existé, a dû rejoindre, selon les guides de la région, les verts alpages de son paradis il y a probablement plus de cent ans. Contrairement au champ susdit, que scientifiquement on ne peut totalement assurer avoir appartenu à une dame du nom de Carle, Mme L. est, sinon la propriétaire, du moins très scientifiquement liée à l'enzyme en question.

Pourquoi parler de cette enzyme ? Parce que les travaux à son sujet caractérisent bien certains aspects parfois conflictuels de la recherche médicale et les interactions existant entre recherche clinique et recherche fondamentale. Le lecteur sera donc initié aux luttes picrocolines qui existent au sein de la sainte corporation des chercheurs médicaux !

La recherche évolue au fil des découvertes qui ouvrent, parfois timidement, parfois avec fracas, des brèches dans le mur qui borne nos connaissances de sorte que le bon chercheur doit suivre et s'orienter, parfois se réorienter en fonction des données nouvelles. Il en était ainsi en ce qui concernait les recherches sur les hémoglobines anormales. Comme nous l'avons vu au chapitre VI, vers l'année 1975, la chasse tous azimuts aux nouvelles hémoglobines avait fait place à une recherche beaucoup plus ciblée, car on venait de découvrir que des troubles de l'oxygénation des tissus pouvaient être dus à certaines hémoglobines anormales. Nous recherchions donc des hémoglobines retenant trop l'oxygène qui doit être libéré dans les organes au moment où les globules les traversent : les « hémoglobines à affinité augmentée ».

Quand l'organisme manque chroniquement d'oxygène, il réagit en mettant en circulation un nombre accru de globules rouges. Il s'agit, disons-nous, de « polyglobulie ». Cela peut survenir de façon physiologique, c'est-à-dire normale. C'est par exemple ce qui se passe lorsqu'on vit en altitude où la teneur en oxygène est raréfiée. C'est ainsi que, par exemple, les Indiens des hauts plateaux sud-américains ont constamment un nombre de globules très supérieur à celui des habitants des plaines. C'est aussi ce qui donne bonne mine aux vacanciers en montagne et n'est en rien une marque de soudaine bonne santé (encore une illusion que les scientifiques détruisent !).

À cette époque, j'avais commencé à comprendre que « savoir-faire » sans « faire savoir » perdait énormément de sa valeur (les économistes diraient que le faire savoir du savoir-faire est sa valeur ajoutée ou que son absence équivaut à une TVA à taux maximum). Je fis donc du battage et notamment chez les hématologues afin qu'ils nous adressent, toutes affaires cessantes, les cas de polyglobulies qui leur paraîtraient pouvoir être du ressort de ces anomalies de l'hémoglobine.

Ici, ami lecteur, j'interromps ma narration pour expliquer les subtilités des classifications médicales (notions qui, par parenthèse, devraient faire partie de l'enseignement général dispensé dans le secondaire pour éviter que les gens ne soient des patients ignorants). La polyglobulie n'est en effet pas une maladie mais un « syndrome », c'est-à-dire un ensemble de signes pathologiques donnant un aspect particulier (rougeur de la face, numération perturbée, etc.). Mais des causes très diverses, des maladies très différentes, peuvent être à l'origine d'un syndrome : ainsi une tumeur du rein, du foie, du cerveau, une espèce particulière de maladie maligne du sang appelée « maladie de Vaquez », ou plus simplement des anomalies du système circulatoire, peuvent être à l'origine du syndrome « polyglobulie ».

La communauté hématologique ayant été dûment alertée, les polyglobulies plurent sur le laboratoire. Il y avait parmi elles un certain nombre d'hémoglobines anormales, mais un beau matin M. M. arriva, adressé par un service ami de l'hôpital Saint-Louis. Il était bien porteur d'une polyglobulie, mais celle-ci présentait des signes différents de ceux des malades porteurs d'une hémoglobine à affinité augmentée. L'analyse de son hémoglobine ne présentait en effet aucune anomalie, toutefois l'un des composés du globule rouge habituellement présent en quantité considérable et agissant puissamment sur l'hémoglobine des sujets normaux était totalement absent chez notre patient. Dans notre laboratoire, Mme L. conduisait justement des recherches sur ce composé répondant au nom un peu ésotérique de « 2,3 bisphosphoglycérate » que nous appelons pour plus de convivialité le « 2,3 BPG ». Elle rechercha et trouva la cause de cette absence de 2,3 BPG et donc de cette polyglobulie : l'enzyme du globule rouge chargée de fabriquer ce composé, dont le nom est « BPG mutase » ou plus simplement « BPGM » ne donnait pas signe de vie.

L'intérêt de ce résultat n'était pas nul pour le patient. Bien que l'on ne pût lui rendre l'enzyme qui lui manquait, nous connaissions désormais la cause de sa polyglobulie. Il était donc rassuré quant à l'absence d'une des tumeurs signalées plus haut. Il allait pouvoir éviter les examens indéfiniment renouvelés chez les polyglobuliques sans cause établie, examens désagréables à l'époque comme l'introduction de cathéters dans une artère, guidés jusqu'au cœur et aux poumons. D'un point de vue diagnostique, nous avions atteint un objectif que l'on pouvait mettre au profit de ce qui est appelé « recherche clinique » : à partir d'un cas, nous avions identifié une nouvelle cause de polyglobulie et décrit toutes les caractéristiques médicales de ce défaut moléculaire inédit qui aurait pris le nom de « maladie de Mme L. » à la belle époque de la médecine de jadis.

Le patient qui en était porteur avait certes un faciès rougeaud et une numération des globules rouges tout à fait anormale (il avait 7 millions de globules rouges contre 4,5 à 5 millions chez les sujets normaux) mais il ne se plaignait de rien, son cœur et sa tension étaient normaux, il n'était ni fatigué ni essoufflé. Bien mieux, c'était un sportif accompli[1] qui pratiquait cyclisme et alpinisme alors qu'en théorie la mauvaise délivrance d'oxygène par ses globules rouges aurait dû entraîner essoufflement, accélération du cœur, perturbations devenant majeures au fur et à mesure des efforts.

Ce comportement était plein d'enseignements : il révélait un aspect insoupçonné des possibilités d'adaptation de l'organisme. Jusqu'alors, en effet, on vivait sur le dogme selon lequel le 2,3 BPG était totalement indispensable à la vie. Ce dogme avait une origine qu'il n'est pas inintéressant d'évoquer ici pour saisir un des aspects de la physiologie de la recherche.

La petite molécule, le 2,3 BPG, absente des globules rouges de notre patient, avait été découverte quelques années auparavant par un couple de chercheurs de la prestigieuse Columbia University de New York. Ils étaient comme beaucoup de chercheurs de haut niveau en quête d'un éventuel prix Nobel. Ils avaient donc paré leur trouvaille de propriétés exceptionnelles et postulaient dans leurs articles que cette molécule était pratiquement indispensable à la vie, ce que l'histoire de notre patient controuvait totalement.

Ils n'avaient pas eu le prix Nobel et en avaient gardé une grande amertume qui se traduisait par la critique impitoyable de tous les chercheurs qu'ils rencontraient. Leurs critiques ne manquaient d'ailleurs pas de sel car le mari (dans le couple, le mari avait la charge du « faire savoir » tandis que madame « faisait ») était doué d'une verve exceptionnelle. Juif d'Europe centrale, réfugié juste avant la guerre en Angleterre, il gagnait l'argent nécessaire à leur subsistance et à la poursuite de leurs études comme chansonnier dans des cabarets à Londres. Devenu un remarquable chercheur en biologie, il appliquait donc ce talent à démolir concurrents et collègues. Cette réputation éloigna de lui tous les post-doc (chercheurs ayant passé leur thèse et formant les gros bataillons des laboratoires de recherche anglo-saxons) et cela jusqu'au jour où il se résolut à faire venir des chercheurs japonais. Vu le mal que ceux-ci ont à intégrer les langues étrangères, les moqueries acerbes de ce couple les laissaient totalement indifférents, et le travail dans ce laboratoire prit un nouvel essor. L'histoire de ces chercheurs constitue un exemple de la complexité des conditions nécessaires à la recherche de haut niveau où l'intelligence, l'imagination, la dureté au travail peuvent être totalement annihilées pour des raisons caractérielles et des perturbations du sens relationnel. C'était le cas de ce couple, formidable machine à innover, mais dont la production fut très en dessous de ce qu'elle aurait pu être de ce fait. Ils étaient cependant la référence en termes de 2,3 BPG et j'allai les consulter pour avoir leur avis sur le traitement à appliquer à notre patient. Je les trouvai dans un petit laboratoire enfoui au sein du département de biochimie de la Columbia University. Ils m'écoutèrent avec attention et, à la fin de mon exposé, Reinhold Benesch se tournant vers sa femme lui demanda d'une voix tonitruante : « Ruth, qu'en pensons-nous ? » J'étais très surpris que le grand Benesch ait besoin de sa femme pour donner son avis sur un problème dont, à ma connaissance, il était le pape. Ruth répondit d'une voix presque imperceptible que la conduite thérapeutique à adopter à la lumière des recherches menées sur notre patient n'était pas évidente. Sa polyglobulie pouvait certes être contrôlée par des saignées, mais il se posait un petit problème qui, eu égard à la rareté du cas (c'était en fait le premier et le seul patient atteint de cette affection) était du domaine de la recherche clinique : jusqu'à quel taux de globules rouges fallait-il descendre ? Le dilemme, selon elle, était donc le suivant : l'augmentation du nombre de ses globules entraînait une surcharge importante de son cœur et pour cette raison il était indiqué de diminuer la masse sanguine, mais par ailleurs cette augmentation permettait de rétablir une quantité normale d'oxygène délivrée par son sang. Diminuer la quantité de sang entraînerait donc obligatoirement une diminution des quantités d'oxygène délivrées aux organes. La solution idéale aurait été de pouvoir rétablir un niveau normal de transport d'oxygène par une quantité normale de sang, mais aucun médicament existant n'en était capable.

Ils me conseillèrent donc d'expérimenter sur notre patient et de déterminer par tâtonnements quelle quantité pouvait lui être soustraite pour soulager son cœur sans trop diminuer son capital d'oxygène circulant. En procédant de la sorte, nous parvînmes à un compromis. Bien que le patient, comme je l'ai dit, se sentît très bien nous lui proposâmes, pour protéger son cœur, de diminuer régulièrement sa masse sanguine. Il accepta et vint se faire saigner tous les deux mois.

Il était cependant évident qu'il ne s'agissait pas d'une situation totalement satisfaisante et nous décidâmes donc de lancer une recherche, cette fois-ci beaucoup plus fondamentale et ambitieuse, pour trouver une substance capable de remplacer chez ce patient le 2,3 BPG manquant dans ses globules rouges. Notre premier objectif fut d'essayer de « voir » le défaut de l'enzyme de notre patient, mais nous tombâmes très rapidement sur une impasse car l'enzyme en question était virtuellement absente des globules du patient, ou n'était présente qu'en quantités tellement faibles que nous ne pouvions pas la détecter, ce qui revient exactement au même.

Nous décidâmes alors – vaste programme ! – d'étudier la structure de l'enzyme d'un sujet normal. Vaste programme en effet, car cela impliquait de très nombreuses opérations pour franchir toute une série d'obstacles, opérations qui n'étaient pas sans rappeler ceux que l'on écoute avec délices quand on est enfant à propos de contes tels que « Jacques et le haricot magique » où le petit héros doit monter jusqu'au ciel en escaladant un gigantesque pied de haricot, franchir toute une série de redoutables obstacles, triompher de géants plus terrifiants les uns que les autres et de gnomes de plus en plus retors au fur et à mesure qu'il approche du but. Je n'irai pas jusqu'à prétendre que le chercheur, quand il se heurte au cours de ses recherches à de pareils obstacles, est dans le même état d'extase que l'enfant qui écoute, mais il y a une parenté certaine.

La première étape consistait à purifier totalement l'enzyme, ce qui correspondait à extraire une aiguille débarrassée de tout brin d'herbe d'une botte de foin. Les globules rouges contiennent des milliards de molécules et les molécules de BPGM que nous devions extraire n'en représentaient qu'un dix millième au maximum. Pour paraphraser un général célèbre, nous nous engagions donc avec des idées simples dans un voyage compliqué.

Puisque notre laboratoire avait alors une grande expérience de l'extraction de l'hémoglobine et de sa purification à partir des globules rouges nous pensions réussir facilement celles de la BPGM.

Le métier de chercheur exige de l'audace, une certaine assurance – sinon on ne s'aventure pas dans l'inconnu, démarche propre à la nature même de la recherche –, mais aussi du réalisme. Si elle n'avait pas eu cette dernière caractéristique, notre équipe l'aurait rapidement et cruellement acquise. Il n'y avait en effet que de très lointaines analogies entre la purification de l'hémoglobine et celle de la BPGM. Première différence (et de taille !), l'hémoglobine, grâce à sa couleur rouge, est visible à l'œil nu. Dans le cas de la BPGM, même si elle avait été colorée, le très faible nombre de molécules que nous manipulions n'aurait pas été visible. Afin de repérer la BPGM, au cours nos étapes de purification, il fallait donc pour chaque goutte, chaque tube, pratiquer un dosage enzymatique, réaction chimique complexe nécessitant réactifs et appareillages très spécialisés et prenant un temps considérable.

Cela ne constituait pas notre seule difficulté. Alors que l'hémoglobine est l'une des plus solides molécules que nous connaissons chez les organismes vivants, il n'en est pas de même des enzymes qui s'abîment très facilement, le premier signe en étant la perte de leur capacité enzymatique, celle-là même qui nous permettait de détecter notre enzyme. Il fallait donc absolument éviter ce phénomène appelé « dénaturation » sous peine de perdre notre molécule aussi sûrement que l'on perd un satellite dont les émetteurs tombent en panne !

Last but not least, afin de pouvoir établir la structure de notre molécule, premier objectif de notre programme, il nous fallait plusieurs dizaines de milligrammes de BPGM totalement pure. Cette première étape tenait du travail de l'orpailleur. Il fallait nous procurer plusieurs litres de sang de sujets normaux. Nous nous mîmes d'abord nous-mêmes à contribution, fîmes ensuite une amicale pression sur d'autres membres du laboratoire, puis ayant épuisé ces sources nous allâmes mendier du sang au Centre de transfusion sanguine.

Ce faisant, nous placions celui-ci devant un cruel dilemme : pour aider la recherche pouvait-il distraire du sang des donneurs de sa finalité première, le malade ? Eu égard à l'éthique des transfuseurs, la réponse était bien évidemment « non ». Différentes solutions étaient alors possibles : ou bien demander à des donneurs de nous donner du sang pour la recherche ; cette solution n'était pas réaliste eu égard aux quantités qui nous étaient nécessaires et au fait que nous devions en disposer à tout moment.

Une autre solution était de récupérer des flacons de sang écartés pour des raisons de sécurité parce que les contrôles avaient détecté la présence d'un virus ne permettant évidemment pas de donner ce sang à des patients. Cette solution n'avait rien d'enthousiasmant et l'on comprendra aisément que quelle que fût notre motivation pour réaliser nos expériences nous n'ayons cependant pas recouru à cette procédure.

Il existait fort heureusement une dernière possibilité. Il y a en effet un délai limite de conservation des flacons de sang. Il nous était donc possible de récupérer ce sang qui, autrement, est jeté. Restait à vérifier que notre enzyme ne s'abîmait pas pendant la conservation.

Pour répondre à ce genre de questions, il nous fallut comparer toutes les caractéristiques de l'enzyme extraite de globules juste après leur prélèvement, avec celles de globules conservés par le Centre de transfusion et périmés. Cela nous prit naturellement un certain temps car il fallait effectuer toutes les purifications et dosages en double. Nous n'étions pas au bout de nos contrôles, il fallait également nous assurer que la BPGM des différents donneurs avait la même structure. Les molécules humaines ne sont en effet pas toujours strictement identiques d'un individu à un autre, comme c'est le cas par exemple pour les groupes sanguins.

Une réponse à ce genre de problème est de comparer la charge électrique des molécules que l'on étudie. Pour déterminer la charge de l'enzyme, il fallait la soumettre au processus dont nous avons déjà parlé à propos des hémoglobines anormales, à savoir l'électrophorèse. Mais, en recherche, on avance par définition en terrain nouveau. La technique de l'électrophorèse de l'hémoglobine ne pouvait pas être appliquée telle quelle pour la BPGM, parce que, dans ce cas, on travaille avec des quantités tellement plus faibles qu'elles ne peuvent pas être rendues visibles par la technique utilisée pour l'hémoglobine. Il fallait donc commencer par maîtriser l'électrophorèse de l'enzyme, enfin presque, parce qu'en réalité les choses survinrent de façon inverse.

Nous savions en effet déjà faire l'électrophorèse d'enzymes et cela avait même été l'un des premiers travaux de recherche du tout petit laboratoire que nous avions créé en arrivant à Henri-Mondor. À cette époque, personne ne savait faire des électrophorèses d'enzymes parce que les électrophorèses étaient des outils de biochimistes spécialisés dans l'étude des protéines, lesquels ne maîtrisaient absolument pas l'enzymologie qui ressortissait beaucoup plus à la compétence des physiciens que des biochimistes[2].

Après avoir défini les meilleures conditions d'électrophorèse et constaté qu'il n'y avait pas différentes formes de l'enzyme chez les sujets normaux, nous commençâmes à essayer de purifier notre enzyme en utilisant les procédés chromatographiques[3] qui fonctionnaient si bien avec l'hémoglobine, mais à notre surprise, les résultats ne furent pas à la hauteur de nos espérances. Nous obtenions bien un peu de matériel purifié, mais en quantité ridiculement faible.

Dans ces cas-là, comme nous l'avons déjà vu, on commence naturellement par accuser Dieu et ses saints : les produits utilisés ne devaient pas être de bonne qualité, « les fabricants sont tous les mêmes, de vulgaires marchands de soupe ». Après réunion d'un soviet, il fut décidé de recommencer les manipulations avec des flacons neufs en enjoignant les fournisseurs de ne pas recommencer leurs friponneries sous peine de se voir privés de toutes commandes de l'INSERM, du CNRS, de l'Assistance publique et que sais-je encore.

Ainsi fut fait et par méfiance, on commença par tester les produits neufs sur une purification de l'hémoglobine. Cette fois nos menaces avaient dû porter leurs fruits car les séparations d'hémoglobine étaient de premier ordre. On passa à l'enzyme et, catastrophe, les premiers résultats se reproduisirent. C'est alors que l'on commença à regarder d'un œil soupçonneux la technicienne pourtant jusqu'alors digne de tous les éloges. Mais oui ! c'était bien sûr ! Ces temps derniers elle avait beaucoup changé ; elle qui ne disait mot pendant ses manipulations, avait commencé à chantonner et quelqu'un l'avait surprise en train de téléphoner longuement en riant. Elle devait avoir une liaison et Dieu sait avec qui, enfin naturellement les affaires privées du personnel ne nous regardaient pas, mais quand même, à certains moments il est du devoir des responsables d'être informés ! Récemment, une technicienne d'un labo voisin et ami qui venait de convoler en justes noces – enfin qui avait trouvé un nouveau « Jules particulièrement super » selon ses dires –, avait par mégarde enfermé un étudiant dans une chambre froide qui ne s'ouvrait pas de l'intérieur et tout aurait pu tourner au drame si. Etc.

Bref, on fit venir la suspecte dans son bureau, on respira profondément pour garder son calme et aussi parce qu'on n'était pas à l'aise dans ce rôle de policier mais, obligation faisant loi, on l'interrogea dans les moindres détails sur la façon dont s'étaient déroulées les manipulations. C'est tout juste si l'on ne se fit pas préciser comment elle était habillée ces jours-là et la composition de ses petits déjeuners. Naturellement, ce fut l'impasse ; on ne trouva rien d'anormal, mais la technicienne ressortit en larmes du bureau et annonça qu'elle allait demander sa mutation « puisqu'on n'avait plus confiance en elle, elle n'avait plus confiance en ses chefs et ce n'était pas la peine de sacrifier sa jeunesse dans ces conditions, de faire des tas d'heures supplémentaires non rétribuées, de se fâcher avec sa moitié du moment parce que l'on retourne au labo le samedi et le soir du dimanche pour changer l'eau d'une dialyse et que, si elle avait su, elle serait devenue technicienne d'un laboratoire de routine à l'Assistance publique ou mieux encore à la faculté où l'on a quatorze semaines de vacances et des semaines de vingt heures et où l'on rencontre plein de jeunes étudiants en médecine qui vous assiègent pour avoir une bonne femme de médecin quand ils seront installés ».

Enfin, on en arriva par où l'on aurait dû commencer : c'est soi-même qui devait faire la manipulation et l'on allait leur montrer ce que travail bien fait veut dire. On se dégagea donc de toutes les autres tâches, on retroussa ses manches et l'on y alla. Le résultat fut le même et il fallut tout remettre en question.

C'est à ce moment-là que la famille allait être impliquée parce que, plongé dans une très profonde réflexion, on devient une espèce de zombie incapable de répondre de façon sensée à la moindre question et de s'intéresser à quoi que ce soit qui se déroule autour de vous.

C'est également le moment d'avoir une très bonne assurance automobile car le risque est très grand de brûler un feu rouge particulièrement dangereux ou de ne pas voir que la voiture qui vous précède est, elle, justement arrêtée à ce même feu rouge. Ces péripéties policières ayant tourné court, nous repartîmes finalement à la source, c'est-à-dire à la recette originale, celle où avait été décrite pour la première fois la purification de la BPGM. Cette publication datait de plus de vingt ans ce qui, dans le cas de la recherche en biologie, correspond à une époque littéralement préhistorique. Préhistorique également était la méthode décrite qui utilisait une espèce de poudre à base de phosphate de calcium, produit totalement remplacé par des substances beaucoup plus élaborées et partant en principe plus performantes...!

Le produit en question n'était naturellement pas en stock chez les revendeurs français et nous ne le reçûmes qu'après plusieurs semaines pendant lesquelles le programme fut à l'arrêt. Après quoi les difficultés recommencèrent. Échaudés par nos précédents déboires, nous suivîmes à la lettre les indications qui figuraient dans l'ancienne publication qui décrivait cette méthode de purification. Les résultats furent consternants : notre enzyme n'était absolument pas purifiée et traversait la colonne comme une vulgaire goutte d'eau, sortant aussi mélangée à toutes les autres protéines que dans le produit de départ.

En biochimie, nous connaissons les causes éventuelles d'un tel comportement, c'est en particulier que les substances qui servent à faire les chromatographies : poudres, liquides dans lesquels celles-ci sont mises en suspension n'ont pas la bonne acidité ou alcalinité. Il existe en effet une gamme continue dans ce domaine et l'on est amené à travailler dans des conditions extrêmement précises pour obtenir les résultats recherchés.

Nous avions fabriqué nos réactifs dans les conditions indiquées avec beaucoup de précautions, c'était du moins ce qu'affirmait la technicienne responsable de la manipulation. Le lendemain d'un nouvel échec était un dimanche ; nous étions vraiment sur le point de tout arrêter ; impossible de penser à autre chose. Abandonnant les enfants, nous fîmes un tour au laboratoire et par un dernier geste nous revérifiâmes le pH, c'est-à-dire le degré d'acidité du liquide préparé la veille et qui avait servi à la si funeste chromatographie. Divine surprise, le pH était beaucoup plus acide que celui indiqué la veille.

Je passe sur les étapes qui conduisirent à comprendre ce phénomène pour donner directement la clé du mystère. Le phosphate de calcium réagit avec le gaz carbonique de l'air qui est un acide. Il fallait dans ce type d'expérience éviter tout contact de l'air avec les réactifs, donc soit travailler sous azote, soit faire bouillir l'eau et ensuite faire passer l'air qui devait être en contact avec les réactifs à travers un piège à acide carbonique.

Ces gestes ne figuraient pas dans la recette que nous suivions, soit qu'à l'époque ce genre de procédé ait été très courant, soit que l'auteur, pour conserver de l'avance sur d'éventuels concurrents, ait volontairement négligé de donner ce détail essentiel. Ma mère était une excellente cuisinière. Enfant, probablement déjà intéressé par la biochimie je traînais souvent dans la cuisine en regardant avec curiosité ce qu'elle y faisait. Assez au courant de ses recettes, je ne comprenais pas pourquoi elle se trompait toujours sur les quantités de sel quand elle les indiquait à ses amies.

Ayant fini par obtenir les quantités nécessaires d'enzyme ultrapure, nous commençâmes à étudier sa structure pendant des mois de travail acharné. Quelques semaines avant d'avoir totalement terminé nos ultimes contrôles, une terrible nouvelle arriva au laboratoire. Un groupe en Angleterre travaillant sur le même sujet avait terminé avant nous ainsi que l'attestait un article qui venait de paraître dans une des plus fameuses revues scientifiques. Le groupe en question était beaucoup plus connu que le nôtre dans ce genre de travail et, pour avoir déjà publié la structure d'une enzyme très voisine, il faisait autorité en la matière.

À notre surprise leur structure différait de la nôtre sur de nombreux points. Nous revérifiâmes toutes nos données sans y trouver la moindre erreur. Par ailleurs, la technique de nos concurrents nous semblait relativement acrobatique. Nous étions donc extrêmement embarrassés. Soumettre nos résultats à une grande revue internationale était courir à un échec certain. Suivant les procédures modernes, les revues scientifiques ne publient aucun article sans l'avoir fait au préalable évaluer par des scientifiques experts dans le domaine. En l'occurrence, notre article aurait sans aucun doute été envoyé chez notre concurrent qui l'aurait également sans aucune hésitation fait refuser comme contenant des informations inexactes puisque contraires à ses propres résultats. Le lecteur sera peut-être surpris et même choqué de découvrir ces mœurs, mais il nous a semblé qu'il ne fallait pas pratiquer l'écriture de bois ! Quant à envoyer les résultats de notre travail à une revue française, c'était nous exposer à tomber dans l'abîme insondable des travaux méconnus.

Nous maudissions donc en chœur cette situation vraiment infernale et nous remâchions l'éternel problème de l'absence d'une revue qui échappât aux ukases partiaux des lobbies anglo-saxons. Les plus jeunes du laboratoire ne savaient même pas qu'il y avait eu un siècle d'or pour la publication des travaux de recherche français, où ceux-ci faisaient loi en étant publiés dans les comptes rendus de l'Académie des sciences. C'est à ce moment-là que, dans un petit coin de mon cerveau s'incrusta l'idée qu'il y avait là peut-être quelque chose à faire, idée qui me conduisit des années plus tard à prendre le pari de réhabiliter ces comptes rendus. En fait, les alternatives ne sont souvent que des simplifications pessimistes. C'était le cas pour notre problème car une troisième voie existait bien qui nous fit « sortir par le haut », comme le disent les alpinistes, c'était celle de la biologie moléculaire.

La génétique a envahi l'espace public. Maladies génétiques popularisées par le très médiatique Téléthon, brebis clonées, activités de comités d'éthique, promulgation de lois de bioéthique très centrées sur les problèmes génétiques, empreintes génétiques utilisées par la police scientifique en sont la preuve. Il n'en était pas de même à la fin des années 1970. La génétique n'était pratiquement pas enseignée en médecine et peinait à être reconnue à la Sorbonne. Très peu de recherches y étaient consacrées tant au CNRS qu'à l'INSERM.

J'ai eu la chance d'être un témoin privilégié (et un tout petit acteur) du développement foudroyant de la génétique moléculaire et de pouvoir l'appliquer à nos recherches sur les enzymes du globule rouge et sur les hémoglobines. J'avais, durant mon stage à Gif-sur-Yvette, été témoin des premières applications de la biologie moléculaire à la génétique des levures, mais son application à celle de l'homme en paraissait alors loin. J'en découvris la possibilité au cours d'un colloque, vers les années 1970, à Seattle, au nord-est des États-Unis.

À l'aéroport m'y conduisant j'eus, ce qui n'a apparemment que peu de rapport avec le sujet qui me conduisait à Seattle, la surprise d'apercevoir sur la piste privée des usines Boeing, de drôles d'avions portant une espèce de galette sur le toit. Fatigué par le voyage, je croyais à une hallucination. En fait, comme ce qui allait se produire au cours du colloque, j'étais entré sans le savoir dans le XXIe siècle. Ce que j'avais aperçu étaient les premiers prototypes d'avions de surveillance électronique qui allaient jouer un rôle de premier plan dans la guerre des Malouines et, plus tard, pendant la guerre du Golfe. Les performances de ces observateurs allaient croître à une vitesse prodigieuse, au fur et à mesure des progrès de l'électronique et de l'informatique, avancées qui allaient aussi bénéficier aux appareils de laboratoire.

J'arrivai donc tout fourbu sur le lieu du colloque, croisai la brigade compacte des délégués anglais, regroupés tel un pack de rugby préparant une mêlée, toujours aussi sûrs d'eux et méprisants qu'à l'accoutumée. Plus loin une bande d'agités me faisait de grands signes de sympathie : c'étaient mes collègues américains, toujours aussi « superficiellement » chaleureux.

Ces deux attitudes ne sont que des jeux de rôles. Les Anglais face à des émissaires du reste du monde se croient toujours obligés de rappeler qu'ils ont vaincu le coq gaulois à Waterloo et l'aigle allemand au cours de la bataille du Jütland. Les traditions d'accueil des Américains pour les nouveaux arrivants remontent à leurs parents ou grands-parents. En fait, quand on a des relations sérieuses de travail avec les uns et les autres, après qu'ils se sont aperçus que l'attitude de coq gaulois, dressé sur ses ergots n'est elle-même qu'une façade et qu'ils ont adopté leurs règles rigoureuses, et leur façon de communiquer, les préjugés disparaissent et des relations fructueuses s'établissent. Cependant, quand on travaille avec les Américains, il faut aussi savoir que le pays du « mensonge, péché capital » n'est pas tout à fait le pays du « parler vrai » et que la « pensée de bois » est proche de la pensée unique chère aux Français. C'est ayant acquis ces concepts que j'avais compris la raison de mon invitation, tous frais payés, à ce colloque qui regroupait un grand nombre de signatures. J'avais été invité non en raison de ma stature internationale encore dans les limbes, mais simplement parce que, pour obtenir des subventions de leur autorité de tutelle, les organisateurs avaient besoin de la présence de quelques Européens à leur réunion. J'étais un de ceux-ci, invité grâce à l'adoubement d'Hermann Lehmann.

À peine arrivé dans ma chambre, la femme de chambre noire – obligatoirement noire, comme aurait dit Marguerite Duras – m'informa que l'on m'attendait dans le jardin pour l'incontournable *party* anglo-saxonne de bienvenue. J'y fis acte de présence puis retournai au plus vite dans ma chambre pour goûter, comme l'on dit dans les romans à quatre sous, d'un juste repos réparateur. Les neuf heures de décalage entre l'Europe et la côte ouest des États-Unis – il était en effet 4 heures du matin pour moi – pesaient lourdement, s'ajoutant aux fatigues du voyage et à la préparation au congrès qui l'avait précédé.

Je subissais, en ces circonstances, les conséquences de la réforme Debré. Payé par l'Assistance publique et l'Éducation nationale, je devais prioritairement assumer les tâches liées à ces fonctions et à la gestion d'un grand laboratoire de recherche INSERM/CNRS. Cela laissait peu de temps pour des préparations à des congrès, se déroulant donc la nuit et les week-ends. J'empoisonnais ainsi mon entourage familial et désespérais les secrétaires qui devaient rendre pour l'heure suivante les textes et les dessins et photos destinés à mes présentations. Avec le recul, je crois que j'avais besoin de l'angoisse engendrée par l'approche du colloque pour que mon cerveau se mette à sécréter les neuroleptides, genre « endorphines » (morphine naturelle), dont j'avais besoin pour écrire mon exposé et imaginer les projections devant l'illustrer.

Quoi qu'il en soit, ce soir-là je m'endormis comme un plomb (curieuse expression ! qui donc a jamais vu un plomb s'endormir ?) et fus réveillé une heure après par un vacarme assourdissant provenant de la pièce mitoyenne. Celle-ci était occupée par une haute dignitaire de l'administration de la recherche américaine. C'était une Noire d'une beauté majestueuse qui avait accédé à ce poste en raison de capacités exceptionnelles. Elle était d'une intelligence lumineuse, et j'appréciais beaucoup travailler avec elle. Cependant à cet instant, je la haïssais et détestais ses rires sonores, ses éclats de voix, et ceux de son compagnon de distraction du moment, un autre membre remarquable du staff du *National Health Institute*. Je maudissais les organisateurs du colloque que l'horrible snobisme des chercheurs de la côte ouest avait amenés à nous implanter dans cette propriété de style japonais dont les cloisons des chambres étaient en papier. Dans mon demi-sommeil, je croyais identifier certains rythmes dans les bruits que j'entendais et me promettais de prévenir le mari de cette indigne mère de quatre enfants qui profitait honteusement des colloques pour s'envoyer en l'air. Le lendemain je confiai mon indignation à un de mes proches copains de la côte est qui était une véritable mine de renseignements. Loin de me plaindre il éclata de rire en me traitant de « gogo puritain » – il avait séjourné deux ans à Paris et pratiquait un français éblouissant. Puritain, lui répondis-je, était un jugement de valeur que l'on pouvait discuter, mais je récusais absolument le terme de « gogo » ; à mon avis il avait perdu son français et ignorait la signification de ce mot. Son rire reprit de plus belle. « Gogo, me dit-il avec son accent hybride de titi parisien et du Bronx, gogo est le chercheur réputé qui impute au représentant estimé de la communauté gay de Washington l'horrible méfait de se commettre avec une dame. » Mon informateur n'était pas mal informé, il ne l'était que trop, car le malheureux décéda du sida quelques années plus tard.

Le lendemain de cette nuit agitée, j'assistai aux premiers exposés. À ma grande surprise – j'étais jusqu'alors de niveau dans ce genre de colloque – les thèmes, les expériences présentées m'étaient pratiquement incompréhensibles. Je me souviens, en particulier, d'un exposé qui suscita une attention extrême de l'auditoire sur la maladie de Lepore, variété d'anémie héréditaire caractérisée par la présence, dans les globules rouges des patients, d'une très curieuse hémoglobine anormale dite « hémoglobine Lepore ». Son analyse, par les techniques classiques de biochimie des protéines, avait montré que c'était une protéine « chimère » due à la fusion de deux protéines différentes : l'une en tête, l'autre en queue !

Je connaissais cette affection, ayant eu l'occasion d'en étudier des porteurs, or l'exposé auquel j'assistais m'était totalement incompréhensible. Je ne comprenais pas la nature des images projetées, je ne connaissais ni les techniques utilisées, ni les termes employés. Mon aliénation ne provenait pas de la fatigue du voyage, du décalage horaire ou d'une autre cause physiologique, car il en fut de même pendant les trois jours du colloque. L'explication en était autre. Une révolution venait de se produire dans quelques laboratoires américains travaillant sur les hémoglobines. Abandonnant les techniques de biochimie des protéines que nous utilisions depuis des années, ils abordaient les problèmes au niveau des gènes et de leurs produits directs, les messagers.

Ma surprise à Seattle ne se borna pas à l'exposé sur la maladie de Lepore. Il en fut de même pour l'exposé suivant qui était délivré par un brillant chercheur du nom de Kan. Originaire de Hong-Kong jouissant d'un passeport britannique, il travaillait dans la prestigieuse faculté de San Francisco, où l'un de nos internes effectuait une année sabbatique. Son exposé suscita un très grand intérêt dans l'assistance. Il disait qu'il avait appliqué au diagnostic prénatal de la drépanocytose ces techniques de biologie moléculaire qu'avait montrées l'orateur précédent. L'intérêt de son travail était que cette détection ne nécessitait pas de prélèvement de sang du fœtus, méthode extrêmement délicate. Ce type de prélèvement était remplacé par une simple ponction du liquide amniotique[4]. Selon lui, la méthode était infaillible, il n'était plus nécessaire de faire appel aux rares obstétriciens entraînés à la fœtoscopie mais il fallait maîtriser les techniques de biologie moléculaire.

Le clou du colloque consista en l'exposé d'un Américano-Grec, le professeur Maniatis. Sa première diapositive, présentée dans un silence impressionnant, consistait en un seul mot mais qui remplissait une page entière, car il comportait 438 lettres ! C'était la formule de la partie du gène contenant le plan de la chaîne ß de l'hémoglobine de lapin. La sensation de la salle provenait du fait que c'était la première « formule » d'un gène provenant d'un animal (quelques années auparavant des formules partielles de certains virus ou de bactéries avaient été publiées, mais on pensait que le temps serait extrêmement long avant de pouvoir en obtenir chez des animaux).

J'étais très admiratif, comme le reste de l'auditoire, mais je ne saisissais pas, sur le moment, les retombées possibles pour ma propre activité. Après la séance, je m'en ouvris à Hermann Lehmann. Il me regarda en souriant et me déclara : « Mon cher Jean, je suis beaucoup moins impliqué que vous dans des recherches fondamentales et pour cette raison, je suis capable de regarder autour de moi. Nous venons d'assister, continua-t-il, à une révolution telle que vous et moi ne vivrons pas une deuxième fois. Nous avons jusqu'ici travaillé comme dans la parabole de Platon, avec des ombres sur le mur. Les ombres, ajouta-t-il, voyant mon incompréhension, ce sont ces protéines, hémoglobines, enzymes, que nous manipulons. Mais elles ne sont que le reflet, le produit si vous voulez, de toute cette machinerie qui nous était jusqu'alors totalement inaccessible. Si vous voulez vraiment comprendre comment marche ou ne marche pas le moteur de votre voiture, il est capital de savoir comment il est fabriqué, d'avoir son plan, de savoir comment ses différentes composantes ont été agencées. Eh bien ! me dit-il, il en est de même pour la matière vivante. Il fallait avoir le plan de fabrication des protéines qui est inscrit dans les gènes. Maniatis vient de montrer le premier d'entre eux. Vous verrez, ajouta-t-il, que dans les vingt ans qui viendront on assistera à une ruée des chercheurs vers ce type de recherches. Vous avez la chance d'être dans le secteur immédiatement accessible – il insista sur "le" –, profitez de cette possibilité et dans vos études sur vos patients atteints d'hémoglo-binopathies, et dans ceux qui ont une enzyme anormale. Dans ce cas de déficit en BPGM que Mme Rosa vient de publier, ajouta-t-il, il y a beaucoup de choses qui ne sont pas claires et que vous ne semblez pas pouvoir élucider avec vos analyses de protéines. Passez donc à la biologie moléculaire. »

De retour en France, je me plongeai dans l'analyse de l'article décrivant les travaux sur l'hémoglobine Lepore que j'avais entendus à Seattle. Il me fallut plusieurs semaines de travail pour en acquérir les données. À la suite de cette lecture, et après nombre d'heures de réflexion, je décidai de réorienter une partie des activités du labora-toire vers des recherches utilisant la biologie moléculaire. Une telle décision impliquait non seulement une reconversion des chercheurs mais aussi un gros effort logistique. Il fallait en effet créer de toutes pièces un laboratoire de biologie moléculaire, structure très différente de celle de biochimie et comprenant des équipements compliqués et onéreux.

Nous n'avions pas le début du million de francs nécessaire à l'acquisition des appareillages et au financement des aménagements. J'allai donc voir le directeur de l'INSERM, Philippe Laudat, qui, avant de devenir « apparatchik », menait des recherches assez proches des nôtres. Par chance il venait de rencontrer son homologue américain qui lui avait décrit la mutation en train de se produire dans son pays. Je tombais donc bien et Laudat affecta à notre laboratoire 500 000 francs qui me permirent de démarrer, la seule condition mise étant que j'organise dans l'année un séminaire pour sensibiliser le personnel de l'INSERM à la recherche en biologie moléculaire.

Restait à convaincre les chercheurs de notre unité de se lancer dans l'aventure, ce à quoi la majorité d'entre eux répugnait. Il se trouva que notre collaborateur qui effectuait un stage postdoctoral de biologie moléculaire dans le laboratoire de Kan, à San Francisco, rentrait en France. Formé aux mœurs américaines il posa des conditions pour retravailler chez nous. Nous arrivâmes à un accord. Il acceptait de travailler sur le sujet que je lui proposais, le clonage du cDNA de la BPGM à condition d'avoir ensuite les mains libres. Il lui fallait un technicien, j'eus l'opportunité de le lui fournir et on aménagea un laboratoire de biologie moléculaire. À peine ce laboratoire était-il installé qu'un de mes premiers élèves, installé dans un CHU du nord de Paris, m'appelait. « J'ai appris, me dit-il, que vous commencez à utiliser les techniques de biologie moléculaire. Nous sommes en avance dans l'étude des porphyrinuries[5], mais il nous faut, sous peine d'être rejoints, isoler les deux gènes impliqués dans ces maladies. Puis-je vous envoyer deux de nos meilleurs chercheurs qui, sous la direction de votre expert, appliqueraient ces techniques à nos problèmes ? » Notre expert consulté donna son accord et ainsi fut fait.

Le démarrage de l'opération de biologie moléculaire fut épique à de nombreux égards. Les techniques qui marchaient à San Francisco pâtissaient de leur implantation dans un pays perdu comme la France et nous allions d'incidents en incidents. Le technicien recruté, chaudement recommandé par d'amicaux voisins l'ayant testé, se révéla avoir un comportement inadapté à toute recherche, et c'est une litote. Il était par contre très doué pour les dazibao, et ceux-ci fleurissaient sur ma porte chaque nuit, dénonçant dans le plus pur style des Gardes rouges l'infamie de la conduite directoriale.

Mon chef de projet, dont c'était la première mission de ce type, n'avait pas encore acquis les réflexes nécessaires à la gestion d'une collectivité aussi sensible que celle des chercheurs. Il était donc en butte à des critiques acerbes de la part de ses ouailles et échouait chaque matin dans mon bureau prêt à tout abandonner. Le fauteuil sur lequel il était assis prenait alors des allures de divan de psychanalyste.

Au bout d'un certain temps, les techniques commencèrent enfin à fonctionner correctement et le grand jour de la sortie du premier clone arriva. Cet événement tant attendu – il prouvait que le laboratoire avait acquis le label tant convoité de cloneur – fut dignement fêté mais provoqua de nouvelles difficultés.

En effet, si nous avions réussi dans le cas du gène des porphyrines, il n'en était pas de même pour la BPGM qui se montrait rebelle à tout clonage. Il en résulta que le groupe, lassé de ces échecs, refusa de poursuivre le programme BPGM et se consacra entièrement au programme de nos hôtes. J'étais furieux mais impuissant, car, comme me le répétait un de mes excellents et sentencieux collaborateurs, Yves Blouquit, « on ne fait pas boire un âne qui n'a pas soif ». Cette assimilation du comportement de membres de sa communauté avec celui de l'animal n'avait rien d'injurieux car l'âne est un animal extrêmement intelligent, contrairement à la croyance populaire. Quant à son entêtement bien connu, on peut l'assimiler à une ténacité, ce qui est loin d'être un défaut pour des chercheurs. Après bien des conciliabules de couloir, concertations, réunions, avancées et reculs, une solution finit par se dessiner : un des chercheurs du groupe, Michel Cohen-Solal, souhaita s'individualiser et pour ce faire prit en charge le clonage du cDNA de la BPGM[6].

Pour éviter les échecs précédents nous cherchâmes une autre stratégie de clonage. Deux possibilités de clonage existaient à l'époque. Celle que nous avions utilisée et qui avait échoué passait par la protéine. On fabriquait des anticorps contre celle-ci en l'injectant à un lapin, anticorps censés détecter les colibacilles porteurs du gène de la BPGM. C'était une technique à la fois très lourde et pleine d'aléas. Elle imposait de purifier de grandes quantités de BPGM, de les injecter à des lapins en priant le ciel qu'elle soit un bon antigène, toutes les protéines ne l'étant pas. Il fallait aussi que les anticorps produits soient à la fois puissants et sélectifs, c'est-à-dire qu'ils ne reconnaissent que la BPGM et qu'ils soient capables d'en détecter de très faibles quantités. Il fallait encore que le technicien chargé de l'animalerie ne soit pas trop amical avec les animaux et qu'il ne les laisse pas prendre un peu l'air, les pauvres bêtes en profitant pour prendre la poudre d'escampette. Il fallait enfin qu'elles ne meurent pas de coccidiose (redoutable parasitose des lapins) ! Bref nous choisîmes l'autre méthode, en théorie moins aléatoire. Elle consistait à fabriquer une sorte d'hameçon[7] reproduisant une partie de la séquence du cDNA à cloner. L'arrivée du matériel et des réactifs nécessaires prit plusieurs semaines qui furent suivies par celles vouées à la maîtrise de cette technique qui n'avait jamais été pratiquée au laboratoire. Au terme de cette période, nous avions notre sonde bien pure, nos contrôles l'attestaient, bien radioactive comme l'indiquaient les bruyants crépitements de notre compteur de radioactivité, ou plutôt bien chaude pour respecter l'argot de tout laboratoire de biologie moléculaire. Cette chaleur excitait d'ailleurs la verve de mon « dazibaodiseur » et ma porte s'ornait chaque nuit de magnifiques têtes de mort signalant que dans ce bureau officiait un redoutable pollueur.

Nous pouvions commencer, et le rituel des ruées matinales pour découvrir les résultats des expériences de la journée précédente se mit en place. Nous inspections les clichés radiographiques des colonies de colibacilles « manipulés » avec le fol espoir d'y voir enfin la tache blanche de la colonie bactérienne ayant intégré le cDNA de la BPGM, c'est-à-dire « le » clone. Pendant plusieurs mois, aucune radio ne « brilla » et notre petite équipe fuyait les regards apitoyés et moqueurs des membres de l'autre équipe qui clonait à tour de bras les enzymes des porphyrines de rat.

Un beau matin, Michel Cohen-Solal se pointa dans mon bureau accompagné de celui qui connaissait les ânes et qui, plus prosaïquement, était notre spécialiste des séquences protéiques. La veille, en discutant dans un couloir, ils avaient constaté une étrange anomalie concernant la séquence qui avait servi de modèle pour la construction de la sonde. Celle-ci avait été élaborée en partant de la publication de la « papesse » américaine de la BPGM. Or sa séquence différait en un point avec celle que venait d'établir le séquenceur aux ânes, chercheur d'une fiabilité absolue. Mes interlocuteurs me ramenaient leur constatation comme des chiens de chasse ayant maraudé dans les buissons et me transféraient leur perplexité devant son incongruité. Ils ne parvenaient pas, en raison de leur jeunesse dans le métier, à remettre en cause les résultats de la référence américaine mais ils ne mettaient pas en doute ceux de notre séquenceur. J'avais quinze ans de recul et n'avais plus une confiance religieuse dans les publications, émanaient-elles d'un prix Nobel. Une nouvelle sonde fut donc synthétisée suivant la formule du laboratoire et, sur la radiographie du matin suivant, la culture des *E. coli* censés contenir le clone brillait !

Il est probablement difficile d'imaginer ce que représente pour les chercheurs une minute comme celle que nous avions vécue à ce moment. La plus grande partie du temps d'un chercheur est peuplée d'attentes, de frustrations, de regrets et d'autoremise en cause quand les résultats espérés se font attendre. Dans ce cas, non seulement nous avions attendu des mois durant, mais tout le développement de notre programme était suspendu à l'obtention de ce clone.

La première chose que nous fîmes alors fut de « séquencer » ce cDNA, ce qui fut obtenu en quelques heures et nous en déduisîmes la séquence de la protéine BPGM que nous avions mis plus d'une année de travail acharné à obtenir par la méthode biochimique. Nous avions beau avoir déjà assisté à de grandes avancées en recherche, cette fois c'était d'une telle importance que nous en étions sidérés. C'était comme si nous étions brusquement passés de la traversée de l'Atlantique à la rame à celle obtenue avec le Concorde. Il allait en résulter une véritable révolution dans les pratiques de notre laboratoire. Le séquenceur[8] de protéines que nous avions acquis seulement quelques années auparavant et au prix de grands efforts (il avait fallu trouver les quelque deux millions qu'il coûtait) et qui faisait la gloire de notre labo (il n'y en avait que cinq dans toute la France) allait très rapidement se trouver obsolète. De façon corollaire, les personnels chercheurs et ingénieurs formés à son usage allaient devoir changer de métier. Le séquençage de cDNA devenait le pain quotidien de la plupart des jeunes gens du laboratoire qui dépossédaient du même coup les vieux briscards détenteurs jaloux de leur savoir de séquenceurs de protéines. Nous vivions ce qui se passe dans les entreprises industrielles au moment des grandes innovations techniques.

Toutes ces considérations ne nous dispensaient pas de finaliser cette première et décisive étape, c'est-à-dire publier notre travail, et cette entreprise comportait une difficulté non négligeable puisque nous allions être amenés à mettre en lumière les erreurs de la publication de référence.

Le monde de la recherche n'est pas, le lecteur aura peut-être commencé à en prendre conscience, un monde parfaitement idyllique peuplé de saints. Il existe dans notre univers scientifique autant de coteries, de lobbies de susceptibilités et de traquenards potentiels que dans les autres groupes de la société. Dans ce contexte, notre article devant logiquement avoir pour évaluateur avant publication la dame dont nous dénoncions les erreurs risquait d'être impitoyablement censuré, pour ne pas dire interdit de publication. Je m'ouvris de cette redoutable perspective auprès du généticien des levures dans le laboratoire duquel j'avais séjourné durant mon stage sabbatique qui faisait partie du comité éditorial de l'*EMBO Journal*, éminente revue internationale où nous souhaitions publier nos résultats. J'ignore ce qui fut dit entre lui et le rédacteur en chef de la revue mais ses arguments avaient certainement du poids car notre article fut accepté et publié sans problème en dépit des critiques qu'il contenait concernant la publication de référence.

Cette étape franchie, notre sonde de cDNA nous permit de répondre à pratiquement toutes les questions que nous nous posions sur l'enzyme BPGM. Nous pûmes montrer sur quel chromosome son gène était situé et sa place exacte sur celui-ci. Nous participions ainsi à ce que l'on appelle l'établissement de la carte génétique[9]. La sonde nous permit aussi de nous apercevoir que notre patient était porteur de deux mutations et non pas d'une seule comme les examens antérieurs le laissaient à penser. Nous pûmes enfin isoler le gène de la souris qui nous était nécessaire pour pouvoir étudier son fonctionnement prérequis pour d'éventuelles recherches de thérapie génique.

Drépanocytose

En 1901, un médecin américain observe chez un enfant noir une maladie jusqu'alors inconnue caractérisée par des crises au cours desquelles ses globules rouges prennent une forme anormale rappelant celle d'une faucille. Il baptise donc cette maladie « drépanocytose » du terme grec *drepanon* signifiant « faucille ». Ainsi apparaît la maladie qui allait devenir l'un des fers de lance de la recherche en pathologie moléculaire, qui allait secouer la médecine du XXe siècle. Le hasard a fait qu'ayant été amené à travailler sur cette maladie, j'ai été un grand témoin et un petit acteur de son histoire.

Le 31 octobre 1990, le président du conseil général de la Guadeloupe, le directeur général de la santé, le directeur général de l'INSERM, les autorités sanitaires de l'île, inauguraient au centre hospitalier de Pointe-à-Pitre le Centre intégré de la drépanocytose. L'ouverture de ce premier centre français était une promesse d'amélioration considérable pour les 5 000 drépanocytaires de l'île et pour leurs familles. C'était aussi une des premières applications à la santé publique de recherches en génétique moléculaire et en pathologie moléculaire. C'était pour moi l'aboutissement de quinze années d'efforts et la preuve qu'avoir été interne en médecine puis chercheur en biochimie n'avait pas été une hérésie coûteuse en temps.

Paradoxe étonnant que cette drépanocytose ! Maladie exotique, elle touche essentiellement les populations africaines, celles du sous-continent indien, de la péninsule arabique et des pays qui ont importé des esclaves provenant de ces régions alors que les découvertes à son propos ont fait réaliser des progrès décisifs dans la connaissance et la prévention de maladies génétiques des peuples de l'hémisphère Nord.

La drépanocytose, encore appelée « anémie falciforme » est la plus répandue des maladies génétiques dans le monde. Plusieurs dizaines de milliers d'enfants en sont atteints. Plusieurs centaines de milliers d'individus, non malades eux-mêmes mais porteurs d'un gène particulier, peuvent transmettre la maladie à leurs enfants si leur conjoint est lui-même porteur de ce gène. On dit qu'il s'agit d'une maladie « récessive ». Cette maladie si fréquente et si grave ne fut identifiée qu'au début du XXe siècle lorsque le médecin américain évoqué plus haut regarda au microscope les globules rouges d'enfants noirs atteints d'une curieuse anémie et s'aperçut qu'ils prenaient des formes extravagantes de faucilles quand on les désoxygénait. Il appela cette maladie nouvelle *sickle cell anemia* ou anémie falciforme – *sickle* signifiant faucille en anglais.

Les hématologues français transformèrent ce nom en « drépanocytose ». Il est intéressant de comparer les deux terminologies. L'anglo-saxonne en trois mots courants décrit très clairement l'affection : c'est une anémie au cours de laquelle les cellules prennent la forme d'une faucille. La terminologie française est, quant à elle, complètement ésotérique, il faut connaître le grec pour reconnaître le terme « faucille » et savoir que le suffixe *ose* signifie qu'il y a maladie. Ces différences sémantiques ne sont pas innocentes. Elles traduisent des différences significatives de comportement. Dans un cas, la France, on considère que le langage médical est un champ clos qui ne doit et ne peut être compris que par les initiés – lesquels se doivent d'avoir appris et retenu le grec. Nous en sommes encore au Moyen Âge avec un comportement d'artisans, de « compagnons ». L'anglo-saxon a, lui, le comportement d'un ingénieur. Il décrit le plus clairement possible le phénomène qu'il a observé et le concept étant intelligible pour le plus grand nombre, il n'y a pas de restriction à la diffusion de la connaissance.

Il est également intéressant de se demander pourquoi cette maladie si fréquente et si grave n'a pas été identifiée plus tôt. Plusieurs interprétations peuvent être avancées pour rendre compte de ce phénomène et le fait que cette maladie est l'apanage de la population noire en est une première. Jusqu'au XXe siècle, les petits enfants noirs ne devaient pas rencontrer souvent les sommités médicales. Une autre explication est plus technique : l'observation du sang au microscope en cas d'anémies date à peu près de cette époque et dès que la déformation globulaire fut notée, cette maladie put être identifiée et ses symptômes si particuliers décrits.

La maladie ne se manifeste que quelques mois après la naissance. Elle évolue par poussées. L'enfant est la proie d'accidents brutaux qui peuvent le tuer très rapidement ou au contraire disparaître. Leur survenue est imprévisible. Entre les crises, l'enfant est à peu près normal, tout au plus est-il un peu anémique avec une jaunisse discrète et persistante que l'on décèle en regardant le blanc de ses yeux qui se teintent en jaune. Les enfants sont parfois foudroyés par des infections suraiguës, des septicémies ou des méningites. Parfois, ils font des accidents anémiques dramatiques et meurent en quelques heures.

Quand je commençai à prendre connaissance de cette maladie dans les années1960, une mortalité très précoce était la règle en Afrique et, quoique plus tardive, inéluctable dans les pays à climat plus favorable et meilleur encadrement sanitaire. La maladie était connue aux États-Unis où l'on savait que la population noire en était atteinte ; en France, où elle était pratiquement ignorée, elle faisait partie de la collection de maladies génétiques aux noms bizarres qui peuplaient la mémoire des pédiatres. Au cours de quinze ans d'études et de pratique médicale, je n'avais rencontré le nom de cette maladie qu'en une seule occasion : en préparant le concours de l'internat.

La découverte de la cause de cette maladie terrible et déroutante revint à un chercheur américain, Linus Pauling. Non-médecin et non-biologiste, c'était un physico-chimiste, qui inaugura de façon fracassante la médecine moléculaire et contribua puissamment à l'émergence de la « nouvelle médecine ».

Il eut l'idée, dans les années 1950, de faire étudier par son étudiant de doctorat, Itano, l'hémoglobine contenue dans les globules rouges de patients atteints de drépanocytose, et dans ce dessein, de lui faire utiliser un appareillage récemment conçu, l'appareil à électrophorèse de Tisélius[1].

Cet appareil était alors le tabernacle des laboratoires de chimie biologique – on ne disait pas encore « biochimie ». Le posséder était le but vers lequel tendait tout directeur de laboratoire digne de ce nom, aussi fus-je aussitôt présenté à l'appareil lors de mon arrivée dans le laboratoire Schapira. C'était une immense machine d'au moins 5 mètres de long qui occupait à elle seule la plus grande pièce du laboratoire. Deux personnes lui étaient affectées au sein du très maigre effectif du laboratoire d'alors. Si l'appareil était compliqué, son principe de son fonctionnement était simple. Il était destiné à déterminer la charge électrique des molécules biologiques et plus particulièrement celle des protéines.

Les acides aminés, dont l'assemblage constitue « les protéines » possèdent en effet des charges électriques positives ou négatives en nombre plus ou moins élevé, ce qui détermine une charge électrique globale propre à ces protéines. La molécule d'hémoglobine des sujets drépanocytaires dite « hémoglobine S » (HbS) est plus chargée positivement que l'hémoglobine des sujets normaux dite « hémoglobine A » (HbA) parce que la mutation dont elle résulte lui a amené un acide aminé plus chargé positivement que celui présent dans l'HbA.

Cette notion était parfaitement ignorée avant les travaux de Pauling et d'Itano car on ne connaissait ni la composition chimique de l'hémoglobine, ni sa charge électrique. Pour réaliser son expérience, Itano avait placé des solutions d'hémoglobine normale et de drépanocytaires dans le cœur de cet appareil qui consistait en un tube de verre en forme d'U, rempli d'eau salée, une électrode étant placée au sommet de chaque extrémité de l'U. Les solutions de protéines à examiner étaient déposées au fond du tube. On faisait passer le courant. Suivant sa charge, la protéine était attirée vers celle de l'électrode qui était de signe contraire. Au bout d'un temps arbitraire on photographiait le tube. La place occupée par la protéine se signalait par une frange blanche.

Itano observa que la bande obtenue avec le sang des drépanocytaires n'avait pas la même position dans le tube que celle obtenue avec le sang d'un sujet normal et que celui des parents de drépanocytaires contenait deux bandes, celle du sujet normal et celle du malade. Pauling en avait conclu que, dans la maladie drépanocytaire, l'hémoglobine des globules des patients avait une différence de charge par rapport à l'hémoglobine normale.

Le génie de Pauling fut : 1°) d'avoir pressenti qu'un composé chimique anormal était présent dans les globules des malades ; 2°) d'avoir fait utiliser cette technique nouvelle pour tenter de prouver l'exactitude de son hypothèse. De ce fait, il inaugurait d'une façon magistrale la pathologie et la génétique moléculaires, démontrant qu'à l'origine d'une anémie se trouvait une protéine anormale. L'explosion que la génétique connaît actuellement est née ce jour-là, et l'étude des charges électriques des protéines est maintenant devenue une pratique aussi courante que le dosage de sucre dans les urines.

Il s'écoula cependant encore sept ans avant que les différences observées à l'électrophorèse puissent avoir une explication chimique car, à l'époque, les méthodes d'analyses des protéines se cherchaient encore. Ingram, jeune chercheur à Cambridge, eut comme objectif d'identifier la cause chimique de la différence de charges observée entre l'HbS et l'HbA. Le problème était à l'époque d'une redoutable complexité car cela revenait à trouver la différence entre deux objets dont on ne connaissait pas l'architecture normale – nous savons maintenant qu'il s'agissait de trouver une brique anormale dans un édifice fait de trois cents briques.

Ingram utilisa une méthode qui venait d'être décrite par Fritz Sanger, un biochimiste de Cambridge. Celui-ci avait développé une stratégie géniale pour décrire la structure de l'hormone du pancréas absente chez les diabétiques, l'insuline. Sa méthode consistait à diviser la molécule à étudier en morceaux d'une taille suffisamment petite pour se prêter aux méthodes rudimentaires d'analyse dont on disposait à l'époque. C'était au fond la démarche d'esprit que l'on prête humoristiquement aux polytechniciens qui s'efforcent toujours de ramener un problème complexe à une somme de problèmes simples.

Ingram découpa donc la molécule d'hémoglobine avec des ciseaux biologiques particuliers, à savoir un produit naturel de sécrétion du pancréas, la trypsine. Dans l'organisme, cette enzyme du suc digestif découpe les protéines arrivant par l'alimentation dans le tube digestif. La chance, l'intuition d'Ingram fut de choisir précisément cet outil-là parmi beaucoup d'autres enzymes digestives. La trypsine en effet découpe l'hémoglobine en fragments de tailles appropriées et, surtout, son découpage est très précis. Elle coupe toujours aux mêmes endroits d'une molécule à une autre. Ingram obtint donc des fragments formés par l'enchaînement de 10 à 20 acides aminés, fragments qui se prêtaient bien à être séparés les uns des autres par le fin du fin de la technologie de l'époque, l'électrophorèse-chromatographie sur papier. C'était une méthode d'une grande simplicité et en même temps très efficace. Elle consistait à combiner le pouvoir séparateur de deux techniques différentes. Dans un premier temps, on soumet les molécules à un champ électrique. Elles sont attirées vers l'électrode portant une charge de signe opposé à leur propre charge. On sépare ainsi des molécules de charges différentes qui s'arrêtent sur le papier d'électrophorèse à des places déterminées et différentes les unes des autres. Dans un deuxième temps, on utilise la méthode de chromatographie que nous avons déjà évoquée. On fait monter, ou descendre, par capillarité un mélange liquide complexe ; en passant, il entraîne plus ou moins loin les molécules en fonction non plus de leur charge mais de leur composition chimique. Le résultat, dans les bons cas, en est que les différentes molécules d'un mélange se trouvent chacune sur un emplacement différent des autres.

C'est ce qui se passa dans l'expérience d'Ingram ; chaque morceau de la chaîne d'hémoglobine découpée par le ciseau enzymatique se trouvait séparé des autres. Comme la mutation créait une différence de charge d'un des morceaux par rapport au morceau correspondant de l'hémoglobine normale, Ingram put voir ce morceau anormal, le récupérer, l'analyser et préciser la différence chimique entre les molécules normale et mutée. L'aiguille dans la botte de foin avait pu être trouvée.

Cette expérience est intéressante à analyser. D'abord, parce qu'elle montre que des techniques très simples peuvent être fécondes quand elles sont au service d'esprits aiguisés. On peut se demander ensuite pourquoi elle n'avait pas été utilisée des dizaines d'années auparavant. Rien apparemment ne s'y opposait mais, avant Sanger, personne n'avait eu l'idée de couper les molécules et de s'en servir comme d'un puzzle et surtout, avant Pauling, personne n'avait imaginé qu'une maladie pouvait être due à une anomalie de structure d'une protéine.

Plus tard, de grands progrès furent réalisés dans la connaissance des désordres créés par cette molécule anormale. Normalement très soluble, l'hémoglobine est dans un état liquide dans les globules rouges qui la contiennent, ce qui leur permet de se déformer lorsqu'ils se faufilent dans les vaisseaux de très faible diamètre qui se trouvent dans tous les organes. Dans la maladie drépanocytaire, la minuscule anomalie de l'hémoglobine agit comme un grain de sable qui enraye toute une machine. Quand les molécules malades ont déchargé leur oxygène, elles deviennent brusquement solides et s'enchaînent les unes aux autres. Les globules rouges deviennent alors rigides, déformés et, ne pouvant plus se faufiler dans les capillaires, la circulation se bloque et les organes ne sont plus irrigués. Les parties du corps privées de l'arrivée du sang qui leur amenait leur oxygène et leurs combustibles (sucres, graisses) sont alors atteintes par ce qu'on appelle un « infarctus ». Si la circulation sanguine n'est pas rapidement rétablie, le secteur « infarci » est détruit ; on dit qu'il se « nécrose ». Chez les drépanocytaires, ce phénomène se produit de façon aléatoire entraînant des accidents plus ou moins graves et toujours douloureux au niveau de n'importe quel organe.

Jusque vers l'année 1975, nous ne nous intéressions qu'à la chasse aux hémoglobines rares et à la détermination de leurs structures par des analyses biochimiques fines. La drépanocytose, dont l'anomalie de l'hémoglobine était connue depuis les travaux d'Ingram, n'entrait pas dans le champ de nos recherches mais notre savoir-faire faisait que nous recevions des échantillons à analyser du monde entier et particulièrement d'Afrique, territoire d'élection de l'hémoglobine S.

Un jour, nous reçûmes de Dakar un échantillon provenant d'un Sénégalais qui, d'après les cliniciens, aurait dû présenter une drépanocytose sévère, son sang ne contenant apparemment que de l'hémoglobine S, alors qu'il ne souffrait que d'une anémie relativement bénigne. Nos correspondants sénégalais nous demandaient d'expliquer cette contradiction apparente.

Contrairement à ce que montraient les analyses conventionnelles, cet échantillon ne contenait pas une HbS pure mais un mélange d'HbS et d'une hémoglobine non détectée jusqu'alors car migrant à l'électrophorèse classique comme une HbS. Nos analyses de structure indiquèrent qu'il s'agissait d'une hémoglobine nouvelle. Nous l'appelâmes « hémoglobine Saki », nom du village dont le patient était originaire et rassurâmes nos collègues sénégalais. Leur patient n'était qu'hétérozygote[2] pour l'HbS ce qui, comme nous l'avons mentionné précédemment, n'entraîne pas un état pathologique. Par contre son anémie était le fait de l'Hb Saki, une hémoglobine instable. Nous publiâmes ce cas et continuâmes notre pêche aux mutants d'hémoglobine.

Quelque temps plus tard, nous fûmes contactés par le professeur Cabannes, un pied-noir algérien qui, ne se résignant pas à résider en métropole, s'était fixé à Abidjan, en Côte-d'Ivoire, où il était responsable de l'hématologie du principal CHU d'Afrique francophone. Cabannes avait été le premier Français à s'intéresser aux problèmes d'hémoglobinopathies. Il organisait un colloque sur les possibilités thérapeutiques dans la drépanocytose, colloque sponsorisé par la firme Sandoz qui essayait de savoir si un de ses vasodilatateurs[3] pouvait avoir une efficacité dans la prévention ou le traitement des crises vaso-occlusives[4] de la maladie. Cabannes me demandait de venir y présenter notre Hb Saki.

Quelques semaines avant la réunion, je reçus la visite d'un responsable de la maison Sanofi, grande firme pharmaceutique française. Il avait vu notre participation sur le programme de la réunion d'Abidjan et venait nous proposer de tester *in vitro* – dans des tubes à essais – un produit destiné à prévenir la falciformation sur lequel il fondait quelques espoirs. Je l'éconduisis poliment, lui indiquant que ce type de programme n'entrait pas dans le champ de nos compétences et de nos orientations. Quelques jours plus tard, nous faisions cependant affaire. Entre-temps, s'était en effet présentée au laboratoire une pharmacienne égyptienne qui disait posséder l'expérience nécessaire à l'exécution de ce type de programme.

Son accueil éventuel posait un problème couramment rencontré par les directeurs de laboratoires de recherche. Pour l'admettre dans le laboratoire, il fallait en effet lui trouver des subsides, or son CV ne permettait pas d'espérer qu'elle puisse obtenir une bourse. Il fallait aussi trouver quelqu'un qui acceptât de la chaperonner et personne dans le laboratoire n'était volontaire, arguant qui d'une incompétence sur le sujet, qui d'un accaparement total par ses propres recherches.

Nous vivions alors dans la culture de recherche pure et dure sans compromissions avec le privé. Mais, devant les supplications de l'impétrante, je me risquai à pactiser avec le diable et j'acceptai finalement de faire tester le produit par notre stagiaire, moyennant sa prise en charge financière par Sandoz. Je me résignai à suivre moi-même son travail. Son programme consistait à mettre des globules rouges d'un drépanocytaire dans une solution du produit et à regarder ce qui se passerait quand on désoxygénerait le tout. En effet, des globules rouges de drépanocytaires mis dans une atmosphère appauvrie en oxygène se déforment en prenant la forme en faucille. Si le produit était actif, cette déformation ne devait pas apparaître ou se produire différemment.

Énoncé de la sorte, le problème paraît simple. En fait rien n'est simple en recherche et au risque de lasser le lecteur, je voudrais entrer un peu dans les détails avec l'espoir de rendre concrète la notion bien abstraite de recherche. Pour voir le résultat de l'expérience, les globules rouges étant invisibles à l'œil nu et même avec l'aide de la loupe la plus puissante, il fallait opérer à l'aide d'un microscope.

Dans un premier temps, il fut donc décidé de pratiquer de la façon suivante : les globules rouges d'un patient devaient être mélangés sur une lamelle de microscope avec un réactif désoxygénant l'Hb pour entraîner la déformation caractéristique de la maladie. S'il était efficace, le produit Sanofi rajouté devait ramener les globules à une forme normale.

Au premier essai, les globules n'étaient pas déformés et notre Égyptienne exultait de bonheur : elle avait démontré, croyait-elle, l'efficacité du produit et sa « découverte » allaient révolutionner la médecine en amenant le premier traitement de la drépanocytose. Notre collaboratrice était une suffragette, elle militait pour « l'existence des femmes » dans son pays où la tradition musulmane les maintenait à l'écart des centres de décision ! Sa découverte allait, pensait-elle, en faire un ministre de la Recherche, la première femme ministre de son pays.

Je n'avais aucun recul dans ce genre d'expériences et pas de pratique du microscope – contrairement à une idée largement répandue, le microscope immortalisé par l'image de Pasteur découvrant les microbes, n'est pas très répandu dans les laboratoires de recherches, hormis dans certaines structures bien spécialisées. Cependant ce qu'elle me faisait voir était sans ambiguïté : les globules rouges ainsi traités avaient une forme parfaitement normale.

Si le microscope n'est pas un outil de recherche ubiquitaire, certaines règles générales sont, elles, impératives en expérimentation. Toute expérience doit, obligatoirement, comporter un « témoin contrôle » or, malgré ses dires, la jeune stagiaire était encore très innocente en matière de recherches. Elle n'avait pas fait l'expérience contrôle consistant à remplacer le produit Sanofi par un placebo.

L'expérience contrôle devait donc avoir lieu le lendemain et j'en attendais avec curiosité le résultat. L'heure passait ; rien ne venant j'allai donc voir sur place. Notre amie me raconta force déboires. Son réveil n'avait pas sonné, elle avait eu une panne de métro, en arrivant au laboratoire elle avait constaté que la bouteille d'azote était vide et que sa remplaçante n'était pas arrivée. Bref, l'expérience, disait-elle, n'avait pas pu encore avoir lieu. Le lendemain la malchance s'était encore acharnée : le malade donneur de globules ne s'était pas présenté, etc.

Il en fut ainsi plusieurs jours durant. Le hasard malin existe en recherche comme ailleurs, mais il ne pouvait cependant pas rendre compte de l'allure bizarre des chercheurs et techniciens travaillant dans la même pièce. En la traversant je surprenais des regards un peu moqueurs et, croyais-je, des sourires réprimés.

Agacé, j'entraînai dans mon bureau la plus ancienne de nos techniciennes et lui fis une scène en bonne et due forme. Que se passait-il ? Complot ? sabotage ? On devient vite paranoïaque dans ce métier. Bref, j'eus des mots durs. À la fin, elle n'y tint plus et j'appris la vérité : notre malheureuse stagiaire avait bien effectué sa manip de contrôle et l'avait même répétée la semaine durant ! L'absence de résultats qu'elle m'annonçait avait une raison inattendue et différente de celles invoquées. La vérité étant que le résultat n'était pas celui qu'elle attendait : les expériences « sans » le produit donnant exactement le même résultat qu'« avec » le produit, elle avait donc préféré mentir plutôt qu'avouer ce qu'elle prenait pour un échec honteux de sa part.

Nous trouvâmes l'explication du phénomène : le microscope était à l'air libre, ce qui suffisait à réoxygéner les globules étudiés et donc à leur rendre une forme normale ; la stagiaire n'y était pour rien. La procédure que nous avions suivie ne pouvait donc pas être utilisée telle quelle : les globules testés devaient rester pendant toute l'expérience dans une atmosphère désoxygénée. La solution consistait donc à mettre le microscope dans une boîte étanche et à modifier la composition de l'air de cette boîte en l'appauvrissant en oxygène. De tels dispositifs existaient, mais nous n'en possédions pas. Avant de partir à la recherche de cet appareillage – et de son financement –, je fis ce que j'aurais dû faire avant de lancer l'expérience : je regardai la bibliographie, c'est-à-dire ce que les chercheurs travaillant dans le monde entier sur ce type de manipulations avaient écrit à ce sujet. En réalité, cela aurait dû être fait par la chercheuse menant l'expérience, mais son inexpérience dans le métier de la recherche ne l'y avait pas conduite et plutôt que de passer du temps à lui montrer comment on faisait une bibliographie je la fis moi-même.

Quelle ne fut pas ma surprise de m'apercevoir que la plupart des chercheurs spécialisés dans ce type de recherche avaient totalement abandonné l'observation des globules rouges au contact d'un produit supposé antifalciformant. Ils avaient rencontré les mêmes difficultés que nous-mêmes et de surcroît avaient abandonné la manipulation que nous projetions de faire dans une hotte remplie d'azote, celle-ci s'étant également avérée trop peu fiable. On ne testait donc plus l'étude de la déformabilité des globules rouges en présence d'un produit à tester, mais l'on comparait le degré de viscosité de la solution d'hémoglobine contenue dans les globules d'un malade avec celle des globules d'un sujet normal[5]. Cette méthode était, elle, parfaitement maîtrisable et se traduisait par des chiffres visibles sur le cadran d'un appareil !

Nous mîmes un certain temps à apprivoiser cette technique, rencontrant au passage des obstacles qui nous étaient inconnus. Par exemple, n'arrivant même pas avec des globules normaux aux résultats que les chercheurs spécialisés dans le maniement de cette technique avaient obtenus, il nous fallut plusieurs jours pour redécouvrir la poudre, à savoir que l'azote que nous utilisions contenait des traces d'oxygène en quantités suffisantes pour modifier les résultats. Nous redécouvrions la poudre, parce que cette contamination était parfaitement connue de la plupart des utilisateurs ordinaires d'azote, ce que nous n'étions pas.

Lors de mon passage dans leur laboratoire de l'université Columbia (voir chapitre VII), les Benesch m'avaient appris avec commisération que j'étais le dernier des demeurés d'utiliser encore de l'azote même pure. « *L'argon*, mon jeune ami, lui est incomparablement supérieur car, plus lourd que l'air, il maintient une couche isolante bien mieux que l'azote qui diffuse très rapidement. » Je compris alors que l'on était toujours le sous-développé de quelqu'un !

C'est à ce type de détail que l'on comprend ce que devait être dans les époques antérieures l'apprentissage d'un métier tel que le représentait le compagnonnage. En fait, la période où se déroulaient les faits que je rapporte – il y a vingt ans – était encore une période où la recherche était artisanale et où chaque tour de main devait être enseigné.

Quand nous pûmes enfin tester correctement le produit qui nous avait été soumis, il se révéla totalement inactif, au grand dam de celui qui nous l'avait adressé.

Pour la petite histoire, dépité des résultats que nous lui annoncions, notre correspondant s'adressa à une équipe amie et rivale. Quelques jours plus tard, je reçus un coup de téléphone tardif – ce chercheur ne téléphonait jamais avant 11 heures du soir – m'annonçant triomphalement qu'ils avaient réussi à démontrer que le produit en question était parfaitement efficace.

Très étonné, sûr que j'étais de nos résultats mais connaissant la qualité du laboratoire en question, je m'enquis de la technique utilisée. On me répondit de façon péremptoire que c'était l'examen au microscope. La suite naturellement nous donna raison. En fait de raison, celle qui amena cette bonne équipe à ce faux pas était sans nul doute un esprit de rivalité un peu trop poussé. Il *fallait* nous contrer, alors on avait été trop vite...

Il en est, en effet, des chercheurs comme des sportifs : ou bien l'on est premier, ou ce que l'on a fait n'est pas pris en considération. Il en résulte une importante pression psychologique qui conduit certains chercheurs à ce genre de comportement et même, de temps en temps, à la dépression. Parfois, poussée à l'extrême, cette pression amène à commettre des faux, des détournements de résultats et des appropriations abusives. En France, ces rivalités, jalousies et haines recuites sont paralysantes, inhibant bien des collaborations qui auraient pu être fructueuses. Il est ainsi fréquent qu'un laboratoire cherche une collaboration lointaine alors qu'à sa porte se trouvent les compétences nécessaires. Les mêmes rivalités existent au sein du milieu scientifique anglo-saxon mais sont compensées par un souci d'efficacité et un pragmatisme remarquable. Les chercheurs de ces pays collaborent dans la mesure où ils espèrent en tirer un avantage mais quand ce n'est pas le cas la compétition peut alors être féroce. Les jeunes Français, de retour d'un stage postdoctoral, s'étonnent de l'absence de collaborations entre les équipes françaises et critiquent de façon acerbe la paranoïa de leurs aînés... puis agissent de même quand ils sont eux-mêmes en situation de pouvoir !

Ce pragmatisme a engendré chez les Anglo-Saxons certaines règles non écrites, mais qui ont valeur d'engagement et qui définissent les limites à ne pas franchir. Nombre de jeunes et brillants docteurs français, au moment de quitter les États-Unis où ils effectuaient leur stage postdoctoral ont été informés de jusqu'où ils avaient le droit de poursuivre les recherches sur le sujet sur lequel ils travaillaient dans leurs labos d'accueil. Toute transgression à ce contrat moral coûte extrêmement cher, à savoir une exclusion des circuits où leurs stages avaient pu les faire entrer et une difficulté quasi insurmontable à publier dans les grandes revues scientifiques internationales.

L'épisode du produit Sanofi ne devait pas rester sans lendemain. Ce fut au contraire l'un des grains de sable qui nous orienta vers la drépanocytose.

Cet épisode était survenu, rappelons-le, à propos d'une réunion qui devait se dérouler à Abidjan en Côte-d'Ivoire. J'allais donc y participer, non pas pour y exposer nos résultats sur le produit Sanofi, mais pour, conformément à mon orientation de ce moment, y présenter les résultats concernant l'hémoglobine Saki dont j'ai parlé plus haut.

Ce meeting était un exemple typique de ce qu'étaient alors les réunions « scientifiques » qui se tenaient en Afrique. La réunion était sponsorisée par une grande firme pharmaceutique suisse qui essayait de faire accepter son vasodilatateur comme un traitement miracle de la drépanocytose. Y participaient quelques spécialistes américains et anglais, des Français, des Italiens et des Grecs. Il y avait aussi nombre d'Africains provenant des différentes républiques francophones, toutes sérieusement affectées par la maladie. La plupart de nos collègues africains étaient des gens de qualité, très motivés, mais qui, eu égard au niveau économique de leur pays, ne disposaient pas des moyens nécessaires pour la recherche et ne pouvaient présenter que quelques cas cliniques. La plupart d'entre eux étaient obligés, tout fonctionnaires qu'ils étaient, de trouver des ressources extérieures, qui faisant de la clientèle, qui jouant les représentants pour les industries pharmaceutiques de l'hémisphère Nord. J'eus ainsi la surprise, en cherchant à acheter un boubou, de trouver derrière la caisse du magasin un de mes collègues africains : il était le propriétaire et y travaillait tous les après-midi.

Après la séance, mon mentor Hermann Lehmann me prit à part. Il m'expliqua dans son anglais si particulier que le professeur Cabannes était un homme bien méritant, qu'avec les moyens dont il disposait il avait obtenu des résultats intéressants et que, de toute façon, son implantation au cœur de l'Afrique était non seulement courageuse mais également très utile. Je profitai d'une séance que je présidais pour témoigner de l'estime que Cabannes méritait malgré le peu de résultats qu'il avait exposé. En privé, je me fis son avocat auprès des collègues américains qui en réalité n'avaient que faire de mon discours, n'étant venus que dans le but de s'introduire dans l'Afrique francophone par l'intermédiaire de Cabannes, cette partie d'Afrique dont l'accès leur était difficile pour des raisons linguistiques les intéressait en effet à plusieurs chefs.

Je ne compris les ressorts de leurs démarches que bien des années plus tard quand il devint possible, grâce aux progrès de la biologie moléculaire, de rechercher les origines de la maladie et quand apparut le sida dont la source semblait se situer dans l'ex-Congo belge. Je vis alors les équipes américaines faire notre siège pour être introduites en Afrique. Les raisons en étaient en effet simples. D'une part, la plupart des Noirs américains ont pour origine les pays du golfe de Guinée, de l'ex-Afrique occidentale et de l'ex-Afrique équatoriale française, pays qui sont parmi les plus affectés par la drépanocytose. D'autre part, l'Afrique est un continent d'intérêt stratégique et commercial majeur et tous les moyens sont bons pour s'y introduire... y compris des missions médicales ou scientifiques.

Une journée du colloque était réservée à la visite de l'hôpital d'Abidjan. Je perçus alors physiquement ce qu'était la drépanocytose en Afrique. Des salles entières étaient occupées par des lits où gisaient des petits malheureux atteints par la maladie. C'était une véritable cour des miracles où tous les domaines de la pathologie étaient représentés, la maladie touchant tous les organes. Cabannes nous disait ses vains efforts pour soulager les terribles douleurs de ces gamins lors des crises occlusives. Il nous montra la salle de consultation qui était remplie de mères accompagnant leurs enfants atteints. Il se demandait s'il fallait poursuivre le dépistage des familles atteintes puisqu'il ne pouvait pratiquement rien faire pour elles. À l'époque, la seule mesure efficace aurait consisté à empêcher les mariages entre deux transmetteurs, ce qui naturellement ne pouvait pas être envisagé.

Après cette visite, je fus invité à assister à une réunion du « Groupe drépanocytose » de nos collègues anglo-saxons. Ceux-ci ont pour habitude de profiter des congrès pour tenir des espèces de séances privées qui rassemblent les membres d'un groupe spécialisé. Cela leur évite de faire un voyage spécialement consacré à ce type de réunions et leur permet de faire le point sur leur thématique. Il y avait là des représentants de différentes régions des États-Unis, de Grande-Bretagne et du Commonwealth.

J'y découvris un aspect de la recherche qui m'était étranger. Trois interventions me frappèrent particulièrement. Eddington, qui travaillait au Nigeria, disait avoir formé là-bas un personnel de grande qualité tant en clinique qu'en biologie mais qu'il y avait tant d'autres problèmes de santé dans le pays qu'il n'arrivait pas à faire prendre la drépanocytose comme priorité.

Graham Sergeant, un robuste Écossais, dirigeait à la Jamaïque une unité du MRC (Medical Research Council), l'équivalent britannique de notre INSERM. Il avait fait là-bas un travail considérable de recherche épidémiologique qui lui avait permis de déterminer avec une grande précision le pourcentage de drépanocytaires et de transmetteurs dans cette île antillaise comportant plusieurs millions d'habitants d'origine africaine. Il avait une connaissance prodigieuse de la maladie, de ses complications et de son retentissement sur les familles de Noirs antillais.

L'intervention de la troisième intervenante fut fascinante. Elle décrivit le centre de prise en charge de la drépanocytose qu'elle avait créé dans une banlieue de Londres, le terme anglais désignant ce centre étant : « Comprehensive Sickle Cell Center Disease[6]. » Ce centre avait pour vocation de s'occuper de la totalité des problèmes posés par la maladie. Au fur et à mesure de son exposé, je percevais la dimension du problème posé par une maladie génétique grave, d'une très grande fréquence dans une ethnie déterminée et dont on ne possédait pas de traitement. Elle racontait que son centre avait des lits réservés dans chacun des services qui, progressivement, « apprenaient à connaître » les complications de la drépanocytose et les mesures à appliquer. « La maladie, disait-elle, n'est pas guérissable, mais ses complications peuvent parfois être prévenues et souvent traitées. » Elle montrait qu'à côté des problèmes médicaux cette maladie nécessitait des efforts d'un tout autre ordre. Puisque non guérissable, il fallait tenter d'en limiter le nombre au maximum. « Jusqu'à présent, disait-elle, le seul moyen consistait à expliquer aux couples à risques – couples dont les deux membres sont des transmetteurs sains – les lois de Mendel et à encourager ceux qui avaient plusieurs enfants à cesser de procréer. » Elle disait la difficulté d'une telle démarche tant le désir d'enfants était puissant parmi les groupes ethniques touchés par la maladie.

À ce moment de son intervention, une Américaine demanda la parole. « Dans notre centre aux États-Unis, dit-elle, nous venons de mettre au point le diagnostic prénatal de cette maladie et pour ce faire, nous avons résolu deux types de problèmes : d'abord pouvoir prélever le sang du fœtus. Des gynécologues, dit-elle, y parviennent maintenant à l'aide du matériel de cœlioscopie[7] qu'ils utilisaient depuis des années pour regarder dans l'abdomen des femmes atteintes d'affections gynécologiques. Plusieurs essais de prélèvements du sang ont été faits au niveau de la grosse veine du cordon[8] et ils ont été couronnés de succès. La deuxième condition était de pouvoir déterminer sur le sang de cordon – il s'agit de sang du fœtus et non pas de la mère – son statut hémoglobinique, c'est-à-dire savoir si l'enfant était normal, hétérozygote comme ses parents ou drépanocytaire. On y est parvenu grâce à la biologie moléculaire. Dans ces conditions, termina-t-elle, on pourra, au cours de la grossesse, détecter les fœtus drépanocytaires et interrompre ces grossesses. »

Au terme de cet exposé, les questions fusèrent. Quel était le matériel nécessaire ? Qui pouvait faire cette intervention ? À quelle période de la grossesse pouvait-elle avoir lieu ? Quels étaient les risques pour le fœtus ? Pour la mère ? Quelle était la fiabilité de la méthode ? Avec l'assurance des chercheuses américaines – le milieu de la recherche américaine était à l'époque encore singulièrement machiste, si bien que les femmes qui parvenaient à émerger devaient avoir beaucoup de foi en elles – elle répondit à toutes ces questions. Il en ressortait que l'affaire était possible.

L'Anglaise du Comprehensive Sickle Cell Center reprit alors la parole. Elle était naturellement séduite par cette perspective, mais ne la réduisait pas à un simple savoir-faire et d'appareillage. Il lui semblait que ce type de prévention ne serait opérationnel qu'accompagné de mesures qui n'avaient rien de technique. « Il faut, disait-elle, pouvoir détecter les grossesses à risque sur une large échelle, il faut les détecter suffisamment tôt pour être dans les délais opératoires. Il faut avoir une certitude absolue que les parents géniteurs soient tous les deux hétérozygotes. Cela passe non seulement par un laboratoire parfaitement fiable, mais dépend aussi de facteurs d'une autre nature tels que ceux de l'illégitimité. On ne va pas faire courir au fœtus un risque d'avortement si le vrai père n'est pas hétérozygote. Il faudra donc, dit-elle pour conclure, développer un programme de détection précoce des grossesses à risque et des consultations de conseil génétique pour dialoguer avec les couples détectés. »

La discussion devint alors générale. Les participants africains haussaient les épaules en disant qu'un tel programme était pour l'Afrique aussi utopique que retrouver l'Atlantide. Un congressiste noir américain craignait que sa communauté ne vive cela comme un génocide déguisé. « Vous allez commencer par nous ficher, disait-il, et ensuite empêcher nos enfants de naître. » Un autre – qui appartenait lui-même à une famille porteuse du gène – faisait valoir au contraire que cela devait permettre la naissance de trois enfants sur quatre, mais rappelait combien la population noire des États-Unis était diverse avec des familles instables et des ressources faibles.

À la fin de la réunion, j'avais l'impression que jusqu'alors j'avais été un hémoglobinologue aveugle.

Après cette visite, j'eus un long entretien avec un médecin martiniquais qui participait au colloque. Il me raconta les efforts qu'il faisait dans son île pour lutter contre la maladie. Il était convaincu que sa fréquence en était très élevée mais ne pouvait pas me donner un chiffre exact car il n'existait pas, là-bas, de laboratoire pouvant faire correctement les examens nécessaires. Il me demandait de venir chez lui pour l'aider.

Le colloque se termina. Pendant que les congressistes allaient visiter des rivières à crocodiles, je repris seul le chemin du retour, rappelé à Paris pour je ne me souviens plus quel motif urgent. Ce retour esseulé ne fut pas anodin. C'était un vol qui durait toute la journée. Lassé par la vue des forêts et de la savane que nous survolions, je repensais à ce que je venais de voir, au dénuement hospitalier, à l'extrême misère médicale de ces pays où l'immense majorité des bébés atteints mouraient en bas âge, sort d'ailleurs plus enviable que celui des survivants et dont les terribles atteintes de la maladie ne pouvaient bénéficier d'aucun remède. Je repensais à ce que m'avait dit le confrère martiniquais, donc même la France, pays riche, abandonnait en la matière ses propres ressortissants. Surtout je repassais dans ma tête tout ce que j'avais entendu lors de la réunion des drépanocytologues. Il me revenait à la mémoire les sentiments que j'avais ressentis quand, interne, nouvellement nommé, effectuant mon service militaire au Maroc, j'avais vu la misère médicale de ce pays. J'en étais revenu ayant changé mes vues sur ce qu'étaient et où étaient les damnés de la terre : ils n'étaient plus dans les ateliers des usines Renault ou Citroën.

Je n'avais plus l'âge des indignations juvéniles et stériles. Je pris donc ma plume et rédigeai un article que je destinais à la page médicale et scientifique du journal *Le Monde*. J'y décrivais ce que j'avais vu, je m'y étonnais de l'inertie de la France et des pays nantis. Je réclamais des moyens pour lutter contre cette maladie dont je rappelais qu'elle touchait aussi nombre de nos concitoyens des Antilles. J'envoyai mon papier à Martine Allain-Régnault qui était le bras droit de Mme Escoffier-Lambiotte, chef de la rubrique médicale. Pendant plusieurs semaines, rien ne parut, puis un jour du mois d'août l'article fut publié.

La médiatisation de la recherche médicale n'avait pas commencé en France. Voir un article signé de mon nom dans la grande presse m'impressionna beaucoup. Je reçus trois réactions à ce papier. La journaliste me fit savoir qu'elle avait usé d'un stratagème pour publier cet article qui déplaisait à Mme Escoffier. Elle avait profité des vacances de celle-ci, ce qui expliquait la publication au cours du mois d'août.

Le professeur Cabannes, se croyant attaqué, déplorait que je dise que rien n'était fait pour lutter contre la drépanocytose. Je le rassurai en lui précisant que je n'avais évoqué que la situation en France et dans les départements d'outre-mer.

Enfin et surtout, je fus convoqué par l'un de mes collègues du CHU qui faisait partie du cabinet du ministre de la Santé de l'époque, Mme Veil (curieusement, le CHU Henri-Mondor fournit pratiquement sans interruption des conseillers aux ministres de la Santé successifs, démontrant une admirable adaptation aux alternances !). Le conseiller en question, bien que fort intelligent et cultivé, ne connaissait pratiquement pas la drépanocytose. Il ne comprenait donc pas la raison de cet article et y voyait *a priori* une attaque politicienne contre son ministre. Je pus aisément le rassurer.

Il eut alors la réaction normale des gens de gouvernement et me demanda de faire un rapport au ministre. J'en fus honoré mais embarrassé. Je n'avais jamais pratiqué ce genre d'exercice. Après mûres réflexions, je remis finalement un rapport que je pensais parfaitement convaincant. Mon interlocuteur m'annonça quelques jours plus tard, avec beaucoup d'emphase, que mon rapport « était sur le bureau du ministre ». Je m'imaginais immédiatement un bureau, ministre naturellement, et mon dossier trônant au milieu, ignorant que cette expression signifiait, dans le langage ministériel, que le dossier figurerait à un ordre du jour du prochain cabinet ministériel.

Il s'ensuivit un silence total. Avec du recul, ayant moi-même instruit depuis des dossiers de ce type, je sais maintenant qu'il ne pouvait en être autrement. Je n'avais proposé aucune mesure concrète. Dans ce type de problème, il faut procéder d'une façon strictement inverse à celle que j'avais utilisée. Il faut d'abord identifier ce que l'on veut obtenir et ensuite construire l'argumentaire.

Quoi qu'il en fût, j'étais maintenant branché sur le problème et je décidai de consacrer une partie des efforts du laboratoire à la drépanocytose en commençant par un secteur où nous avions des compétences. Il s'agissait des techniques électrophorétiques. En examinant la méthode universellement utilisée pour les campagnes de détection, nous fûmes frappés par les inconvénients qu'elle présentait.

Cette méthode consistait à associer les résultats d'une électrophorèse sur acétate de cellulose à ceux d'un dosage de l'hémoglobine fœtale. Ces deux techniques étant lentes ne pouvaient être effectuées simultanément sur un grand nombre d'échantillons et la première n'étant pas sélective ne pouvait pas distinguer l'hémoglobine S de nombreuses autres hémoglobines anormales.

Nous confiâmes à un jeune interne récemment arrivé dans le laboratoire, Paul Basset, le soin de résoudre ce problème. Il y fallait des qualités remarquables. Son programme consista à mettre au point une méthode électrophorétique utilisant des ampholines, un réactif nouvellement apparu. Paul Basset, guidé par Yves Beuzard. toujours friand d'innovations, réussit le pari et mit au point l'électro-isofocalisation sur couche mince qui allait régler le problème. Sa technique évitait tous les inconvénients cités plus haut et devait permettre de faire très aisément des dépistages très fins sur un très grand nombre d'échantillons.

Et ainsi naquit dans notre laboratoire l'électro-isofocalisation sur couche mince de l'hémoglobine. Grâce à cette méthode, on pouvait tester en une journée plusieurs dizaines d'échantillons, et cela sans un tour de main particulier.

Nous publiâmes cette technique et ses performances dans le plus grand journal d'hématologie américain, mais curieusement cette technique ne s'imposa aux États-Unis que beaucoup plus tard. Un de mes amis américains m'expliqua les raisons de ce phénomène. « Jean, me dit-il, en Amérique, nous sommes essentiellement pragmatiques, ce qui nous intéresse, c'est l'efficacité. Vous, Français, vous êtes des artistes. Vous construisez le plus beau paquebot du monde, le *France* sans tenir compte du fait que sont en train d'apparaître des avions à réaction capables d'emmener les passagers vingt fois plus vite pour le même prix. Vous construisez un Concorde qui fait un boucan tel qu'il est interdit de vol sur la plupart des villes américaines à la grande joie de Boeing. Il en est de même pour votre merveilleuse électro-isofocalisation. Les bandes d'acétate de cellulose de notre bonne vieille méthode sont fabriquées industriellement alors que votre truc ne l'est pas, et tant qu'il en sera ainsi nous la conserverons. » Il avait parfaitement raison. Des années plus tard, une grande firme nordique commercialisa nos merveilleuses plaques d'électro-isofocalisation et conquit le marché américain. Si nous avions su, à l'époque, prendre des brevets industriels, notre laboratoire aurait roulé sur l'or.

Brevet ou non, cette technique nous permit de commencer à sonder les communautés d'origine africaine et antillaise de nos banlieues et de nous faire une idée de l'importance du phénomène drépanocytaire dans notre pays.

Simultanément un de nos collaborateurs, Frédéric Galactéros, souhaita ouvrir une consultation sur les maladies du globule rouge. Eu égard aux règles de l'Assistance publique il était totalement exclu que nous puissions prendre en charge, nous laboratoire de biochimie, une quelconque activité clinique. La difficulté fut contournée grâce à l'ouverture d'esprit de notre collègue J.-L. Portos qui accueillit cette consultation dans le service de la policlinique[9] dont il était le chef de service. Cela constitua le point de départ de la création des centres de prise en charge des maladies de l'hémoglobine en France.

Cette consultation nous amenait de plus en plus de familles à risque et donc de femmes enceintes transmettrices. Nous nous posâmes alors le problème de monter le diagnostic prénatal dont nous avions eu connaissance à la réunion d'Abidjan. Comme l'avait dit l'oratrice américaine à Abidjan, nous avions deux problèmes à résoudre, l'un biochimique, l'autre obstétrical.

La technique d'analyse du sang de cordon des fœtus à risque n'était pas du domaine de la routine, mais nous avions le savoir-faire nécessaire. Elle impliquait de faire fabriquer, dans le tube à essais, des hémoglobines par les quelques globules rouges prélevés. Les globules rouges de fœtus sont capables de faire cette synthèse parce qu'un petit nombre d'entre eux contient encore les messagers indispensables à ce mécanisme. Comme les quantités d'hémoglobine ainsi produites sont infimes, on doit les détecter par radioactivité en faisant faire la biosynthèse en présence d'un acide aminé radioactif qui est incorporé dans les molécules synthétisées. Ces hémoglobines radioactives doivent ensuite être isolées par chromatographie et la radioactivité des échantillons recueillis mesurée par un compteur.

Toutes ces techniques étaient utilisées au cours de nos programmes de recherche, mais une chose est de faire des manipulations sur un matériel de recherche, fût-il précieux, et une autre est de faire ces mêmes manipulations sur un prélèvement d'origine fœtale qui ne peut pas être répété. De plus, dans ce dernier cas, la fiabilité doit être absolue étant donné l'enjeu : poursuite ou non d'une grossesse.

Deux dangers menacent en effet, celui de méconnaître un fœtus drépanocytaire et de laisser alors se poursuivre une grossesse non désirée par les parents, et à l'inverse celui d'interrompre une grossesse normale diagnostiquée par erreur comme drépanocytaire. Yves Beuzard et sa technicienne qui montèrent l'opération se sentaient techniquement au point, mais passèrent cependant de nombreuses nuits blanches quand le diagnostic fut mis en route.

Le côté obstétrical de l'opération était, pour nous, beaucoup plus difficile à résoudre. Il fallait convaincre une équipe obstétricale de se lancer dans la fœtoscopie, intervention non pratiquée alors en France.

C'est à ce moment que me servit mon passage par l'internat. Au cours de cette période, j'avais sympathisé avec un collègue, R. Henrion, qui se destinait à l'obstétrique. Contrairement à nombre de ses condisciples il était très ouvert aux choses de la biologie et me questionnait souvent à ce sujet.

J'allai lui exposer notre problème à la maternité de Port-Royal où il était chef d'un service d'obstétrique. La chance voulut qu'il ait justement à cette époque un interne que le prélèvement de cellules fœtales intéressait. Nous nous lançâmes alors dans une opération digne des Pieds Nickelés : stage à Londres où la méthode avait été montée, bricolage pour obtenir les fonds nécessaires à l'acquisition du fœtoscope[10] nécessaire au prélèvement, implantation dans la salle d'opération d'un compteur de globules rouges[11] détourné d'un laboratoire d'hématologie grâce à la complicité du chef de service, présence dès potron-minet dans la salle d'opération de la maternité Port-Royal de la technicienne de notre laboratoire et rapatriement d'urgence de celle-ci et du prélèvement par un taxi payé grâce à notre caisse noire. Cette opération n'avait, finalement, rien à envier à certains jeux télévisés qui faisaient fureur à l'époque.

Et le grand jour du premier diagnostic arriva. Il s'agissait de la grossesse d'une Martiniquaise déjà mère de deux enfants drépanocytaires. Le couple désirait ardemment avoir un enfant non malade, mais ne supportait pas l'idée de risquer d'avoir un troisième enfant drépanocytaire. Ils avaient donc décidé une interruption de grossesse au moment où Galactéros leur annonça la possibilité d'un diagnostic prénatal. Ils acceptèrent de tenter l'expérience et le petit enfant qui naquit seulement hétérozygote fait actuellement leur joie.

Nous étions devenus le premier et le seul laboratoire français à pouvoir pratiquer le diagnostic prénatal d'une maladie génétique sur un prélèvement de sang fœtal. Cette situation de monopole n'était pas saine, mais elle était imposée par la complication extrême de la méthode et en particulier celle du prélèvement. À l'époque l'échographie ne donnait encore que des images très grossières et il fallait une grande habitude et beaucoup d'adresse pour arriver à ponctionner correctement la veine ombilicale au cours de la fœtoscopie.

L'accélération de l'histoire en biologie allait faire sortir de cette situation seulement quelques années plus tard. En effet, pendant la période où nous nous mettions au diagnostic prénatal par analyse des hémoglobines du sang du fœtus, les recherches en biologie moléculaire progressaient de façon foudroyante permettant de passer de l'étude des virus et des micro-organismes qui avaient servi aux expériences initiales à celle des mammifères et de l'homme. Le clonage était apparu et W.Y. Kan publiait sa technique de diagnostic prénatal par analyse non plus des protéines mais directement de celle de leurs gènes[12]. C'était une première révolution en ce qui concernait la pratique du DPN lors de la drépanocytose. Elle impliquait des améliorations considérables. La redoutable fœtoscopie n'était plus nécessaire, mais était remplacée par une simple ponction du liquide amniotique, geste infiniment plus simple[13]. Les cellules amniotiques pouvaient voyager et les mères à risque n'étaient plus obligées de venir à Paris. Enfin le diagnostic pouvait être donné plusieurs semaines plus tôt qu'avec la méthode précédente où l'on ne pouvait le donner qu'à la vingt-deuxième semaine, époque où l'enfant commence à bouger, ce qui rend l'éventuelle interruption de grossesse particulièrement pénible pour les parents. L'avantage de cette nouvelle méthode était éclatant. Nous ne pouvions donc pas en rester à la méthode initiale. Un de nos internes, Michel Goossens, devenu depuis un des leaders français en génétique moléculaire pathologique, alla se former chez W.Y. Kan à San Francisco et monta à son retour le DPN par biologie moléculaire.

Alors que la biologie moléculaire modifiait les données du DPN, l'échographie de son côté progressait à pas de géant donnant bientôt une définition si fine des images du fœtus et de ses enveloppes qu'elle permettait le prélèvement de villosités choriales[14] à la dixième semaine. Cette méthode devint très rapidement la méthode de référence eu égard à sa simplicité et à la rapidité des résultats qui peuvent actuellement être obtenus en quelques heures contre des semaines précédemment. Elle nous permit d'effectuer non seulement des DPN de drépanocytose mais aussi ceux d'autres maladies génétiques comme les hémophilies, la mucoviscidose et certains nanismes. Cet élargissement de nos activités ne fut pas sans nous poser de très sérieux problèmes de logistique comme nous l'avons vu dans le chapitre consacré à l'hôpital Henri-Mondor.

CHAPITRE IX

Les thalassémies
et l'aventure tunisienne

Les recherches sur les hémoglobines normales et les enzymes du globule rouge m'éloignèrent souvent de mon laboratoire, faisant de moi un « jet-chercheur » après avoir été un turbo-prof à Rouen. Il en fut ainsi à propos des thalassémies en Tunisie.

Les thalassémies constituent un groupe de maladies héréditaires du globule rouge. Leurs formes graves se manifestent dès la naissance par une anémie très importante qui, si elle n'est pas compensée par des transfusions, mène très rapidement l'enfant à la mort. Le mot thalassémie créé à partir du mot grec *thalassa* : la mer, provient du fait que ce syndrome fut, au début du XXe siècle, identifié chez des patients originaires de différents pays méditerranéens et en particulier de Grèce, de Chypre, d'Italie.

À l'époque où je commençais à y travailler au laboratoire, on s'était aperçu qu'il en existait différentes formes caractérisées par un degré de gravité variable. On avait aussi découvert que ces maladies n'étaient pas l'apanage du seul pourtour méditerranéen, mais étaient largement répandues dans tout le Moyen-Orient, l'Asie du Sud-Est ainsi qu'en Afrique subsaharienne. Les connaissances sur les mécanismes et les causes de ces maladies étaient très limitées. On savait seulement que leur transmission était héréditaire et que l'anémie était due à un éclatement des globules rouges dès leur formation.

Peu ou pas détectées en France, les thalassémies n'intéressaient personne hormis quelques pédiatres de pointe. Robert Debré en faisant naturellement partie, quelques enfants de notables méditerranéens atteints par cette maladie arrivaient dans son service et, pendant que j'y étais interne, l'un d'entre eux avait abouti dans ma salle.

L'importance et la diversité des missions de Robert Debré et la très grande taille de son service à l'hôpital des Enfants-Malades faisaient que, contrairement aux autres chefs de service, il ne faisait pas lui-même la visite. Ses agrégés jouaient ce rôle et sélectionnaient les malades pour lesquels ils sollicitaient son avis. Ce fut le cas pour une de mes patientes, la petite Z., une adorable petite Tunisienne de 18 mois atteinte par cette terrible maladie.

Robert Debré écouta mon rapport avec cette attention altière et sourcilleuse qui faisait trembler les plus anciens de ses élèves, ausculta avec douceur l'enfant qu'il vouvoya comme à son accoutumée. Je n'ai jamais réussi à savoir si ce comportement, unique parmi les pédiatres, était chez lui une façon de respecter l'enfant en lui conférant un statut de « personne » ou bien un moyen d'impressionner les parents. Le plus souvent, l'enfant, frappé par ce comportement tout à fait insolite à son égard, s'arrêtait de pleurer et se laissait examiner sans réticence.

Au terme de l'examen il confirma le diagnostic et ajouta : « L'importance des colonies italienne et grecque aux États-Unis explique que cette maladie y soit beaucoup plus étudiée qu'en France. Un fait qui semble très intéressant vient de m'être rapporté par un de mes amis de Boston. Il semble que cette nouvelle technique, l'électrophorèse permette de déceler des anomalies d'un des composants du globule rouge au cours de cette maladie. Je crois savoir, Rosa, ajouta-t-il (ce diable d'homme savait tout !), que vous travaillez sur la mise au point de cette technique. Pourquoi ne pas s'en servir pour voir ce qui se passe chez cette enfant ? »

Je rapportai ces propos à mes mentors du laboratoire. Ils froncèrent les sourcils. « Votre thèse de sciences, me dirent-ils, porte sur la composition de l'hémoglobine de lapin. Avec vos contraintes d'interne, vous n'y travaillez déjà pas à plein temps. À ce rythme, au lieu des six à sept ans normalement requis pour une thèse de sciences il vous en faudra, dans le meilleur des cas, quinze. Nous ne pouvons accepter de vous laisser vous disperser ainsi. »

C'était un verdict sans appel et d'ailleurs leur raisonnement était sans faille. Mon comportement le fut également. Cette petite malade m'intéressait, tout ce qui pouvait éventuellement contribuer à améliorer son état me semblait devoir être tenté. La conclusion étant évidente, je fis donc l'électrophorèse de son hémoglobine à l'abri de la voûte solide de la clandestinité, c'est-à-dire la nuit.

J'utilisai d'abord du papier[1] sur lequel je déposai le sang à étudier. Les résultats furent consternants. La tache de sang se déplaçait sous l'effet du courant électrique mais, en même temps, elle s'étalait et l'on ne voyait aucune différence avec celle de mon sang qui servait de témoin.

Après de nombreux essais, tout aussi vains, je désespérais quand un collègue d'un service voisin, descendant d'un illustre maréchal d'Empire renommé pour ses retards, vint à passer un soir dans mon laboratoire. Il n'était pas biochimiste, mais s'intéressait aux maladies génétiques. Comme nombre de cliniciens français, il avait une connaissance approfondie de la littérature médicale.

« Je viens de lire, me dit-il, l'article d'un Anglais bizarre, du nom de Smithies. Il fait cuire de l'amidon de pomme de terre et utilise l'espèce de galette obtenue à la place du papier. Il déclare obtenir des résultats n'ayant plus rien à voir avec ceux des méthodes précédentes. »

Il me procura l'article qui était une véritable recette de cuisine de cinq pages et il en résulta une longue suite de tribulations, traduction pénible de cet article (j'étais bien mieux armé pour traduire du Shakespeare ou du Shelley qu'une recette de cuisine) et démarches tortueuses pour obtenir du Canada l'amidon recommandé par l'auteur, mes patrons ne devant naturellement pas être au parfum. La secrétaire du labo avait décelé chez moi une future gloire de la biochimie et me commanda clandestinement le produit miracle ! Pour finir, un vieil ouvrier anarchiste qui régnait sur notre atelier me confectionna les petites cuves en plastique décrites dans l'article, ravi de l'atmosphère de complot qui régnait autour de ma recherche et de mystifier les patrons qu'il avait connus du temps des Jeunesses socialistes mais qui, parce qu'ils étaient devenus des patrons, étaient devenus du même coup des « socials traîtres ». Quand, après moult essais, je devins maître de la technique, ma déception fut grande de ne pas constater de différence entre le comportement du sang de ma patiente et le mien qui me servait de témoin.

Rencontrant M. Debré dans l'escalier, je lui rapportai mes résultats et lui fis part de ma déception. « Qu'a donné l'examen du sang des parents ? », me demanda-t-il. Il me regarda agacé quand je lui annonçai que devant l'absence d'anomalies chez l'enfant, je n'avais pas jugé utile d'examiner les parents. « Les parents, me dit-il, ne sont pas, d'un point de vue clinique, parfaitement normaux. Contrairement à leur fille qui, anémique, a un nombre diminué de globules rouges, ils ont une discrète mais certaine augmentation des leurs. Examinez les parents ! »

Le lendemain matin j'avais la preuve de la qualité de son intuition : l'électrophorèse du sang de chaque parent montrait le renforcement d'une petite bande d'hémoglobine, par rapport à celle de mon propre sang. Le hasard fit que, quelques semaines plus tard, je lus dans une grande revue américaine un article décrivant également ce phénomène avec l'utilisation de l'autre technique d'électrophorèse, celle sur bloc d'amidon que j'utilisais pour mes études sur le lapin. La technique sur bloc ne pouvait, eu égard à sa lourdeur, être utilisée en clinique. La mienne, par contre, fut par la suite très largement utilisée jusqu'à ce que des innovations viennent la supplanter.

Quoi qu'il en soit, grâce à cette mise au point technique je m'étais fait un nom en ce qui concernait les thalassémies et ce fut la raison pour laquelle, beaucoup plus tard, vers les années 1980 je fus contacté par des conseillers scientifiques du ministre de la Coopération. La raison de cette rencontre était simple. La mode, dans les ambassades, était en train de changer et cela parce qu'une espèce de révolution venait de s'accomplir dans ces lieux (je parle là des ambassades et pas des pays récipiendaires). La révolution en question tenait à l'origine et à la formation des conseillers culturels. Jusqu'alors, ils étaient le plus souvent de formation littéraire ou sociologique et ne connaissaient en matière d'aide que des programmes archéologiques, anthropologiques, culturels ou artistiques. Depuis peu, quelques scientifiques étaient apparus qui, naturellement, avaient des perspectives d'aide un peu plus ouvertes sur les domaines scientifiques. C'était le cas à l'ambassade de France à Tunis. On y avait entendu dire qu'une maladie génétique du globule rouge y sévissait cruellement, et les Tunisiens étaient demandeurs d'une aide de la France pour lutter contre cette maladie. Les services culturels et scientifiques de l'ambassade de France en Tunisie pouvaient consacrer plusieurs millions à cette thématique. Le ministère souhaitait donc avoir des informations sur les thalassémies et les moyens de lutte à lui opposer avant de donner une réponse à la demande tunisienne. Mon nom leur étant revenu à diverses reprises aux oreilles comme celui d'un expert dans le domaine, ils attendaient de moi que je leur fasse un rapport sur le sujet.

Mes interlocuteurs écoutèrent attentivement la description que je leur fis de la maladie puis me demandèrent quelles actions pouvaient être envisagées. Je leur répondis qu'*a priori* il fallait d'abord faire une étude épidémiologique, c'est-à-dire rechercher, à l'aide d'un assez grand nombre de prélèvements dans la population et dans différentes parties de la Tunisie, la fréquence des porteurs du trait thalassémique.

Mes interlocuteurs, avec la politesse propre à leur appartenance, s'excusèrent de ne pas saisir complètement la signification du mot « trait ». Je m'excusai à mon tour de ma grossièreté d'hyperspécialiste et leur expliquai qu'on utilisait ce mot pour désigner un caractère clinique ou biologique présent chez les sujets pouvant transmettre une maladie génétique sans en être cependant eux-mêmes malades, ce qui était le cas des parents de thalassémiques. Dans leur cas, on avait la chance qu'ils soient porteurs d'une anomalie aisément détectable par une analyse de sang relativement simple.

« C'est clair, monsieur le Professeur, me dirent-ils, mais en quoi ce renseignement, certainement intéressant d'un point de vue scientifique, peut-il bénéficier aux malades ? » Le « monsieur le Professeur » me mettait dans la classe certes estimable des « savants », mais me faisait comprendre qu'il fallait un peu en revenir aux tristes réalités de la vie pratique. Puisque « Professeur » j'étais, j'utilisai mon expérience d'enseignant pour répondre à leur interrogation.

Je pris un exemple, à savoir l'expérience de Chypre. « Dans ce pays, leur dis-je, les sujets porteurs du trait sont d'une très grande fréquence et par conséquent le nombre des enfants atteints y était, il y a encore quelques années, extrêmement élevé. Les ressources financières de ce pays et son infrastructure médicale étant celles d'un pays encore insuffisamment développé pour ne pas dire d'un pays en voie de développement, il leur était impossible de traiter ces malheureux enfants. Les Chypriotes s'orientèrent donc vers la prévention de la maladie. Celle-ci consiste à faire en sorte que le nombre des naissances d'enfants atteints soit le plus faible possible. Pour atteindre ce but il faut d'abord détecter les couples à risque, c'est-à-dire les couples dont les deux membres sont porteurs du trait. »

Les hochements de tête de mes interlocuteurs m'indiquant qu'ils avaient intégré le concept du couple à risque, je poursuivis : « Une fois le couple identifié, il convient de le renseigner sur les caractères de la maladie dans le cas où il n'aurait pas déjà perdu un enfant qui en aurait été atteint et de les informer sur les lois de transmission des gènes responsables, c'est-à-dire les lois de Mendel. »

Je fis semblant d'oublier que l'enseignement de ces lois fait partie des programmes de biologie du secondaire et rappelai à mes interlocuteurs que, selon elles, un enfant issu d'un tel couple a « une chance » sur quatre de développer la maladie et deux chances sur quatre d'être transmetteur comme ses propres parents. Il faut enfin expliquer aux parents qu'il existe une possibilité de déterminer au début de la grossesse à quelle catégorie appartient le fœtus et leur indiquer qu'en cas de fœtus atteint on peut leur proposer une interruption de grossesse.

Mes interlocuteurs qui avaient l'esprit ouvert résumèrent alors ainsi ce qu'ils avaient entendu : dans un pays où les gènes de cette maladie existent il faut donc 1°) avoir une idée de leur fréquence, 2°) savoir si les laboratoires locaux sont capables de détecter les transmetteurs, 3°) savoir si l'organisation des services de santé permettrait de mettre en place un réseau de dépistage.

Je confirmai, mais ajoutai qu'il y avait également une information capitale à obtenir, à savoir si les lois, les mœurs et les structures familiales locales permettraient d'obtenir une adhésion de la population sans laquelle bien évidemment rien n'était possible. Notre réunion se termina ainsi après que mes interlocuteurs m'eurent remercié et indiqué que peut-être nous aurions l'occasion de nous revoir. Quelque temps plus tard, ils me firent demander si j'accepterais de piloter une pareille opération. Je leur dis que je ne pouvais pas répondre sans une petite reconnaissance du terrain, laquelle me fut naturellement accordée.

Je partis donc quelques semaines plus tard pour Tunis où j'arrivai par l'avion du soir. Le vol, pourtant court, y avait été désagréable car la cabine était remplie par la fumée de très nombreux fumeurs. Il est remarquable que les gens fument d'autant plus que le niveau économique de leur pays est plus faible. *A contrario*, ce sont les pays les plus riches qui prirent des mesures en faveur des non-fumeurs dans les avions, avec très probablement pour corollaire une diminution des cancers du poumon. Jusqu'où peut jouer l'inégalité entre peuples !

Un conseiller de l'ambassade m'attendait, mais ne put m'éviter la longueur et le caractère rébarbatif des formalités d'entrée, une des pratiques les plus vite adoptées par les pays en voie de développement ayant été la morgue des contrôleurs occidentaux. J'oserais même dire qu'on en rajoute un peu pour les voyageurs venant de ces pays, probablement pour se venger des humiliations subies durant les époques de la colonisation.

Le conseiller, un jeune coopérant, était affable. Durant le trajet de l'aéroport à l'hôtel, il m'affranchit sur la suite des événements : le lendemain matin serait organisé à l'ambassade de France une réunion à laquelle participeraient les principaux intéressés tunisiens : une demi-douzaine de biologistes et de cliniciens et quelques administratifs du ministère tunisien de la Santé.

Mon accompagnateur semblait un peu sceptique sur les résultats possibles de cette réunion. Je me montrai surpris. Il ne voulait pas être pessimiste, me dit-il, mais son expérience des deux années passées à

Tunis l'amenait à penser qu'il y aurait plus de contentieux à régler entre les participants locaux, qu'une volonté d'aboutir. J'avais beaucoup étudié les méthodes du secrétaire d'État américain Henry Kissinger, et l'on m'avait affublé du gentil surnom de « Dear Henry » dans ma faculté quand j'avais eu la charge de gérer les enseignements (et les enseignants) de la première année médicale. Je pensais donc assez naïvement avoir les qualités requises pour maîtriser la situation.

L'ambassadeur en personne ouvrit la réunion. Il était heureux de pouvoir annoncer que la France mettrait plusieurs millions par an pendant quatre ou cinq ans pour le développement d'une action de santé publique en Tunisie. La réunion avait pour but de décider si cette somme pouvait être affectée à la lutte contre les thalassémies souhaitée par la partie tunisienne.

Le représentant du ministre tunisien se félicitait de cette initiative. Il espérait que l'éminent professeur Rosa pourrait profiter de sa mission pour visiter son pays. Il mettrait tout en œuvre pour lui rendre la tâche facile.

Je pris la parole : j'étais flatté et heureux de la tâche qui m'était proposée mais j'ignorais encore si j'en étais capable et le but de ma présence était justement de pouvoir le vérifier.

Mes paroles soulevèrent un tollé de protestations. « Eu égard à vos compétences et à votre notoriété, la question ne pouvait même pas se poser. » Je remerciai l'assemblée et proposai de visiter chacun des sites postulant pour développer cette action. Il en fut ainsi et ce voyage initiatique au sein de la belle Tunisie fut fort instructif (mes petits-enfants auraient dit « ne fut pas triste »).

Je commençai naturellement par visiter le service d'hématologie de Tunis dirigé par un ancien interne de M. Jean Bernard qui, avant mon départ, m'en avait vanté les qualités. Le service était manifestement de qualité, compte tenu des moyens financiers très limités dont il disposait.

Je fus surpris par le nombre et l'importance du rôle qu'avaient les femmes dans l'équipe médicale. Les directives du président Bourguiba avaient manifestement trouvé là un champ d'applications. Dans la plupart, sinon tous, les pays en développement qu'il m'a été donné de visiter, j'ai toujours vu les femmes jouer un rôle moteur, le plus souvent en coulisses, mais plus rarement en avant-scène comme en Tunisie.

Cette hégémonie féminine s'accompagnait d'une passion qui se traduisait par des tensions évidentes entre les tenantes du service clinique et celles du laboratoire, lequel faisait office de banque du sang. Quoi qu'il en soit, les médecins du service d'hématologie, s'ils connaissaient bien la maladie, n'avaient finalement que très peu de ces malades qui, à cette époque et dans ce pays, n'atteignaient en effet pas l'âge adulte, mourant dans la petite enfance. Par ailleurs, l'internat du chef de service chez Jean Bernard l'avait très fortement conditionné aux leucémies qui constituaient l'essentiel de ses préoccupations. Je compris donc que j'avais peu à attendre de ce secteur.

Je visitai ensuite l'hôpital des Enfants. Là, c'était le biochimiste qui s'occupait des thalassémies. Il était extrêmement motivé, mais, pour avoir accès aux patients, il devait passer par les pédiatres, ce qui constituait un handicap certain, ceux-ci ayant, eux aussi, d'autres priorités que les thalassémiques.

Un autre paramètre me causait quelques soucis : l'équipement de son laboratoire était tout à fait rudimentaire. À la réflexion, je finis par penser que l'espoir d'obtenir les fonds nécessaires pour le moderniser pouvait être un puissant facteur de motivation. La suite confirma cette hypothèse au-delà de tout espoir et j'eus quelque mal à empêcher que la totalité des crédits n'aboutît à cet endroit.

Le troisième site se trouvait au centre de transfusion de Tunis, implanté dans le grand hôpital de la ville. Le directeur du centre en était une directrice, illustrant la remarque formulée plus haut concernant le rôle des femmes dans les pays en développement. Elle menait d'une main de fer son équipe et je fus agréablement surpris par l'ordre avec lequel ce laboratoire, qui faisait office de laboratoire d'hématologie, était géré. L'équipement, sans être du niveau requis pour l'opération envisagée, n'était pas négligeable, l'équipe connaissait bien la maladie et surtout en avait déjà, avec les moyens du bord, commencé un dépistage sur les donneurs de sang.

Je n'avais pas le temps d'aller visiter les autres sites possibles à Sousse et à Sfax, je me bornais à m'entretenir avec les représentants de ces villes. Celui de Sousse était manifestement là sur ordre. Il ne s'intéressait qu'à la pharmacologie. La chef du service d'hématologie de Sfax était, elle, très demandeuse et assurait être en mesure de développer une action efficace.

Je conclus de ces investigations que l'aventure pouvait être tentée. Les postulants et moi-même nous réunîmes donc le lendemain pour envisager les modalités d'exécution. J'expliquai, comme je l'avais fait à Paris, que selon moi, il fallait commencer par faire un état des lieux en matière de fréquence des porteurs de gènes. Cela impliquait d'organiser des systèmes de prélèvements, d'équiper des laboratoires aptes à effectuer les tests et d'en former les personnels. En fonction des résultats de cette étude, on envisagerait les mesures à prendre en termes de santé publique. « Du point de vue médical, ajoutai-je, nous pouvions faire bénéficier un certain nombre de jeunes médecins d'une formation spécialisée concernant le diagnostic et le suivi des thalassémiques. »

Les discussions qui suivirent furent pour le moins animées et intéressantes. La partie scientifique n'était apparemment pas le principal sujet de préoccupation de mes collègues tunisiens mais plutôt ces deux points précis :

1°) Quel serait le responsable tunisien qui serait mon honorable correspondant ?

2°) Quels montants chacun d'eux recevrait-il ?

Il m'apparaissait que, pour des raisons pratiques, mon correspondant scientifique local devait être l'un des responsables de Tunis. Ce n'était évidemment pas le souhait des provinciaux et je retrouvais, en très majoré, les polémiques franco-françaises entre Paris et la province.

Une façon de résoudre le problème aurait été de voter, le nombre des votants de Tunis l'emportant sur les provinciaux. C'était mésestimer les oppositions que je n'hésiterais pas à qualifier de farouches entre les différents protagonistes de Tunis.

J'étais novice dans ce genre d'exercice et je ne compris que très lentement ce que l'on attendait de moi : décider moi-même afin que personne ne perde la face. Je demandai finalement une suspension de séance pendant laquelle je consultai le représentant du ministère de la Santé tunisien. Il me conseilla de désigner pour un an un des deux responsables des laboratoires de Tunis : le professeur F., de l'hôpital des Enfants, lui semblait le plus entraîné à gérer un programme de ce type. Ainsi fut fait.

Ces problèmes réglés, la première partie du programme, la formation des biologistes aux techniques modernes de dépistage qu'ils allaient avoir à utiliser, ne présentait pas, sur le papier, de difficultés, mais les patrons de laboratoires croient décider alors que ce sont les dieux qui disposent !

Pour commencer, la mise en œuvre des stages de formation s'avéra extrêmement laborieuse, donnant lieu à de rudes empoignades, chaque laboratoire souhaitant y envoyer le maximum de ses membres, ce qui n'était naturellement pas possible budgétairement parlant.

J'eus par ailleurs quelques difficultés à persuader les membres de mon laboratoire de se convertir pour une semaine en maîtres de stage. Les personnels de recherche arguaient qu'il ne s'agissait pas de recherche, le personnel hospitalier se jugeait trop accaparé par les examens de routine de l'hôpital pour participer à ce type de travail. Nous aurions été en Amérique, j'aurais pu, dans une situation de ce type, engager pour cette tâche à durée déterminée un technicien sur mon budget global de recherche. Mais nous n'étions pas en Amérique et la solution française était, soit de truquer vis-à-vis d'un de nos organismes de tutelle, soit d'entreprendre des démarches tous azimuts pour acquérir les moyens adéquats. J'avais une certaine expérience de ce type de démarches qui se terminaient le plus souvent par un échec après plusieurs mois de vains combats. J'optai donc pour la première solution et parvins finalement à persuader mes collaborateurs que ce travail entrait bien dans leurs missions. Il en résulta curieusement que certains parmi les plus réticents s'enthousiasmèrent pour ce type de travail, devinrent d'excellents formateurs et furent finalement des *missi dominici* allant en Tunisie vérifier la bonne exécution des examens lorsque ceux-ci s'y déroulèrent. En prime, nous reçûmes au cours du programme un certain nombre d'échantillons sur lesquels des recherches poussées permirent d'identifier des formes jusqu'alors inconnues de thalassémies, venant gratifier les personnels de recherche de notre laboratoire qui s'étaient impliqués dans l'opération tunisienne.

Du côté administratif enfin, les choses ne furent également pas simples, litotiquement parlant. Il m'appartenait en effet de faire en France la commande du matériel nécessaire à l'équipement des laboratoires tunisiens, mais je n'arrivais pas à obtenir des devis des laboratoires autres que celui que j'avais désigné comme responsable local de la gestion du programme. En revanche, ses dossiers de demandes étaient bien rédigés. Je me félicitais donc de mon choix jusqu'au jour où je retournai à Tunis pour faire le point. J'y constatai que le courrier à l'intérieur de la Tunisie devait fonctionner beaucoup moins bien qu'entre Tunis et Paris car apparemment les autres participants au programme n'avaient reçu aucune nouvelle du coordonnateur local, et celui-ci, chose beaucoup plus grave, n'avait apparemment pas reçu les demandes émanant des autres laboratoires !

M'étant assuré que la poste tunisienne fonctionnait très correctement et n'imaginant pas que les autres contractants aient pu omettre de faire des demandes importantes pour eux, j'en déduisis que mon choix du coordonnateur local n'avait pas été tout à fait heureux et décidai d'en changer.

Les voyages formant la jeunesse, plutôt que de faire un esclandre, je déclarai gravement que le service courrier de l'hôpital des Enfants ne fonctionnait manifestement pas correctement. Je déchargeai le premier responsable de cette tâche harassante et dangereuse pour lui – ses collègues menacèrent de lui arracher les yeux quand ils constatèrent qu'en raison de ces dysfonctionnements tout l'argent de l'année avait abouti dans son laboratoire. Puis je désignai pour la seconde année la responsable du Centre de transfusion sanguine de Tunis en dépit d'une réticence muette mais appuyée de l'administratif du ministère, le même qui m'avait conseillé, l'année précédente, de confier la gestion du programme à celui que je venais de destituer. Enfin, pour faire bonne mesure et calmer les esprits, j'annonçai que le budget de l'année à venir irait intégralement aux participants n'ayant rien reçu au cours de la première année, malgré les protestations véhémentes du responsable précédent qui, à son tour, se déclara lésé.

Dès lors, pour ce qui fut de la régularité des opérations, je n'eus qu'à me féliciter de ma décision, le courrier marchait apparemment bien mieux au Centre de transfusion qu'à l'hôpital des Enfants et je reçus très régulièrement un état des commandes émanant cette fois de toute la Tunisie.

Je croyais donc mes tribulations terminées en ce qui concernait la partie gestion de l'opération. Il n'en était rien, car la clarification et la régularisation de la procédure ne mettaient pas un terme au contentieux unissant (c'est une litote) les différents protagonistes tunisiens qui, chaque fois qu'ils me rencontraient seul à seul, se lamentaient de leur sort : comment pouvaient-ils être rabaissés au même rang que des collègues dont la nullité professionnelle était un secret de polichinelle ?

Finalement, les choses se décantèrent et, en ce qui concernait la partie équipement, l'opération se focalisa sur les deux laboratoires de Tunis et sur celui de Sfax, les autres protagonistes s'en désintéressant rapidement – ou n'ayant jamais eu l'intention de faire quoi que ce soit, accaparés par d'autres problèmes.

Le transfert des connaissances biologiques et techniques fut de bonne qualité et nombre de nos stagiaires devinrent parfaitement capables d'exécuter les examens qu'ils devaient pratiquer, bien que les contingences locales firent que ceux qui purent les mettre vraiment en pratique furent finalement en nombre réduit.

Quoi qu'il en soit, le dépistage fut mis en route et les examens effectués très correctement sur place, les cas difficiles nous étant envoyés à Créteil. Vu le temps restreint que cette partie du programme nous avait coûté, le bilan était donc très positif.

Le bilan des formations cliniques fut tout autre et la médiocrité des résultats est représentative des problèmes que l'on rencontre dans ce type de programmes coopératifs. Former à une pathologie complexe, ce qui est le cas des hémoglobinopathies, est un travail de longue haleine. Leur diagnostic est en effet plein de chausse-trappes et nécessite d'acquérir une certaine compétence en biologie car les examens biologiques sont parfois d'interprétation délicate.

Ces maladies font l'objet de complications très variées qui sont souvent intriquées et parfois difficiles à détecter. Enfin les décisions thérapeutiques sont difficiles à prendre en raison des lourdes consé-quences pour le patient, pour sa famille, pour les structures médi-cales qui en assumeront la charge et pour le budget du pays. Il en résulte que rien ne remplace l'expérience vécue : on ne devient un bon spécialiste dans ce domaine qu'après une expérience de plusieurs mois.

Les difficultés que nous rencontrâmes, dans cette formation, furent de différents ordres. Tout d'abord, nombre de demandes de formations de courte durée nous arrivèrent et nous eûmes la plus grande peine à expliquer pourquoi nous les refusions. Comme, malgré des contacts amicaux, il persiste dans nos ex-colonies ou protectorats des suspicions de « colonialisme rémanent », nos refus étaient le plus souvent mis sur le compte de quelques « coups ». Par ailleurs, nous eûmes bien quelques formations de longue durée avec des internes tunisiens de bonne qualité, mais pas un seul, après son retour en Tunisie, ne demeura actif dans le domaine des hémoglobinopathies, certains passant dans le secteur privé, d'autres ayant été happés par d'autres spécialités qui leur permettaient d'obtenir un poste. C'est ce type d'échec qui nous découragea le plus en raison du temps que nous avions passé pour ces formations, des espoirs que nous avions conçus et surtout du retentissement que cette carence impliquait pour la prise en charge des malheureux petits patients tunisiens qui de ce fait ne pouvaient pas bénéficier des soins appropriés.

Le bilan opérationnel de l'opération épidémiologique fut, au contraire, un succès. On obtint une image très précise de la prévalence de la maladie – c'est-à-dire de sa fréquence – et son niveau très élevé constituait sans aucun doute une des priorités de santé publique pour la Tunisie.

Il s'avéra que la répartition géographique des gènes thalassémi-ques et drépanocytaires n'était pas homogène, ce qui reflète très clai-rement des populations d'origines différentes. Par exemple au nord-est de la Tunisie on trouve les mêmes résultats que dans le Constantinois situé de l'autre côté de la frontière. À l'inverse, leur fréquence est beaucoup plus faible dans le Sud tunisien. Ces résultats, importants en termes de connaissances scientifiques, impliquaient en outre que le dispositif de lutte contre les thalassémies tienne compte des disparités géographiques. Après en avoir eu connaissance le ministère tunisien convoqua une nouvelle réunion pour décider de la suite. Avant de m'y rendre, je voulus connaître les avis de mes collaborateurs en France. Nous étions tous d'accord qu'à ce stade des connaissances, il était prioritaire de mettre en place un dispositif de détection individuelle. En d'autres termes, il fallait maintenant que les individus porteurs du trait soient identifiés et informés de leur statut génétique et des conséquences pour leurs enfants.

À partir du moment où cela était réalisé il fallait pouvoir proposer des mesures positives aux parents ainsi détectés qui, pour ceux qui avaient des enfants atteints, demanderaient des traitements.

Nous envisageâmes donc d'abord les possibilités de traitement.

Les formes sévères de thalassémie requéraient des traitements hématologiques extrêmement lourds, et d'abord des transfusions massives et répétées pour remplacer les globules rouges des patients détruits dès leur sortie de la moelle. Encore faut-il disposer d'un groupe sanguin compatible avec celui du patient, donc d'un laboratoire compétent en immunologie. Il faut ensuite des banques du sang, bien équipées pour traiter ces échantillons et les conserver dans de bonnes conditions. Par chance, cela existait en Tunisie.

Mais nous avions constaté que, comme dans tous les pays en voie de développement, le sang avait une connotation quasi magique, ce qui entraînait une très forte réticence à l'égard des dons, d'où un important obstacle au traitement. Enfin, ce traitement n'est que palliatif et dans le meilleur des cas ne permet guère une survie au-delà de la grande adolescence, en raison en particulier de multiples complications. L'une d'entre elles est cosubstantielle au traitement car les transfusions amènent dans l'organisme des quantités considérables de fer, une molécule indispensable à la vie mais dont toute surcharge est extrêmement toxique car elle ne peut pas être éliminée par l'organisme et se dépose dans différents organes comme le foie et le cœur, provoquant de très graves détériorations.

Pour contourner ce problème, une molécule capable de capter les molécules de fer et d'être éliminée par les urines fut découverte dans les années 1960. Ce traitement constitua une véritable révolution pour les thalassémiques mais une révolution qui n'avait rien de doux.

Le traitement impose en effet que le médicament soit injecté pendant toute la nuit et toutes les nuits grâce à une espèce de machine qui pousse très lentement le piston d'une seringue contenant le médicament. Il s'agit d'une contrainte sévère que les adolescents supportent de moins en moins à mesure qu'ils avancent en âge et à laquelle ils deviennent carrément réfractaires quand ils sont en puissance de rencontrer un compagnon ou une compagne.

En ce qui concernait la Tunisie il s'ajoutait un élément quasi rédhibitoire : le matériel d'injection et le médicament étaient d'un coût extrêmement élevé, même pour des patients de pays développés.

Une remarque, au passage. Les recherches faites à propos de maladies sévissant dans des pays en voie de développement sont souvent accusées de coûter aux pays riches et sans retour. *A contrario*, les pompes à chélateurs mises au point pour le traitement des thalassémies sont maintenant utilisées par des millions d'Occidentaux atteints de diabète ou recevant de la morphine en cas de maladies très douloureuses.

Autrement dit le traitement n'était applicable en Tunisie qu'aux patients appartenant à des familles privilégiées. Les malheureux qui n'étaient pas dans ce cas tâchaient, pour bénéficier du traitement, d'être hospitalisés en France, où ils suscitaient naturellement des tensions entre les médecins n'écoutant que leur conscience et les responsables financiers des hôpitaux voyant leur budget en péril.

Devant une telle situation, qui est exemplaire avec les hémoglobinopathies mais se retrouve pour nombre de maladies génétiquement déterminées, on était amené à envisager d'autres solutions. Dans le cas de la Tunisie, il s'agissait essentiellement de prévention en évitant au maximum la naissance de sujets atteints. Nous avons vu plus haut ce que cela impliquait comme action de santé publique, à savoir la détection des couples à risque, leur éducation et *in fine* la possibilité d'effectuer des diagnostics prénatals.

Au cours de notre réunion mon toujours optimiste fidèle second nous disait, rayonnant de joie : « Les conditions techniques sont en place, il n'y a plus qu'à démarrer d'urgence. » Mes autres jeunes collaborateurs étaient également tout feu tout flamme. Moins absorbé qu'eux, hélas, par les manipulations, j'avais assisté à plusieurs réunions internationales où des représentants de pays tels que Chypre ou la Sardaigne qui s'étaient déjà frottés à ce type d'opération avaient raconté leur expérience. J'indiquais donc qu'avant de mettre en œuvre ce type d'opération, nous devions tenir compte d'autres facteurs que techniques, en particulier obtenir un consensus et des politiques et de la population !

Un tel consensus rencontre des obstacles de tous ordres y compris d'ordre religieux et culturel. Culturel car dans les pays en voie de développement et plus particulièrement en Afrique tant subsahélienne que maghrébine la fécondité d'un couple est une sorte de noblesse. Religieux ensuite parce que le diagnostic prénatal conduit à l'interruption de grossesse, laquelle est naturellement condamnée par toutes les Églises judéo-chrétiennes.

Cet obstacle, bien que redoutable, n'avait été infranchissable ni à Chypre, ni en Sardaigne, pourtant deux régions sièges de communautés très encadrées religieusement. Ce fut l'œuvre de deux forces très différentes. À Chypre, les popes eux-mêmes, une fois dûment informés, décidèrent de la nécessité de réaliser l'opération. En ce qui concerne la Sardaigne, le même résultat fut obtenu de façon assez différente. Selon des informations que j'ai recueillies de très bonne source, c'est avec l'aide du principal « syndicat » de l'île que les choses débouchèrent. De bonnes âmes m'ont fait remarquer qu'en parlant de cet événement, je devrais écrire le mot syndicat avec un S majuscule sous-entendant par là qu'il s'agissait de ce qui en Sicile est appelé pudiquement « Causa nostra ».

Tous mes collaborateurs n'étaient d'ailleurs pas partisans de l'interruption de grossesse pour les hémoglobinopathies, intervention qui leur posait des problèmes de conscience religieuse. Le plus sensible de tous à ce sujet était un chercheur américain venu passer deux ans dans notre laboratoire. C'était un juif ashkénaze très proche des milieux intégristes qui se sont développés dans cette communauté en Pologne au siècle dernier. Il se trouva que d'une façon très singulière il put changer d'avis.

J'avais rencontré, lors d'une mission aux Antilles, un important administratif du Fonds national de prévoyance venu faire une enquête sur les problèmes posés là-bas par la drépanocytose, maladie dont les problèmes sont très proches de ceux des thalassémies.

C'était un homme ouvert et extrêmement intelligent avec lequel j'avais eu d'intéressantes discussions. La veille de notre retour en France, nous avions participé de concert à un repas dans un merveilleux site enfoui au sein du parc botanique de la Guadeloupe. Le repas était local et bien sûr succulent. Mon interlocuteur n'y toucha pas, réclamant seulement une banane et une pastèque. Je le croyais malade. Il me rassura : son menu lui était dicté par sa stricte observance des règles alimentaires de sa religion. Il m'apprit alors qu'il était non seulement cadre du Fonds national de prévoyance mais également rabbin. J'ignorais jusqu'alors que l'on puisse cumuler des fonctions de ce type mais, me dit-il en souriant, il n'y avait que des avantages, chacune de ses activités lui permettant d'élargir sa perception des choses grâce aux points de vue différents qu'elles généraient. J'en profitai pour lui demander comment ses deux « cerveaux » pouvaient gérer un problème comme celui de « l'interruption de grossesse ». Il me dit que ce problème méritait mieux qu'une discussion de fin de repas et il m'indiqua qu'il reprendrait contact avec moi à ce sujet.

Quelque temps après la discussion que nous avions eue dans le laboratoire concernant l'introduction de l'interruption de grossesse en Tunisie, il m'appela et me proposa de venir exposer le problème du diagnostic prénatal devant quelques-uns de ses camarades. Je m'y rendis un soir accompagné par mon stagiaire américain, croyant me trouver devant des membres du Fonds national de prévoyance.

Il y avait dans une petite salle une dizaine de messieurs en général barbus, l'air sérieux, et qui, malgré la chaleur qui régnait dans la pièce, gardaient tous leurs chapeaux. J'en déduisis finement qu'il s'agissait plutôt des collègues rabbiniques de mon interlocuteur de la Guadeloupe que de membres du Fonds national de prévoyance, ce en quoi naturellement je ne me trompais pas. Je fis un exposé suivi dans un silence (allons, osons le dire !) « religieux ». Au terme de celui-ci j'eus droit à une série de questions d'ordre technique et plus particulièrement sur les dates extrêmes auxquelles le diagnostic prénatal pouvait être pratiqué. Au terme de cet interrogatoire courtois mais extrêmement sérieux, mon ami me pria de bien vouloir les excuser quelques instants. Mes auditeurs se retirèrent alors dans le fond de la salle, se livrèrent à une discussion assez animée puis revinrent s'asseoir devant moi l'air serein.

Mon ami se leva ensuite et me remercia des informations que je leur avais communiquées. Elles leur avaient été très utiles pour dégager les conclusions d'un problème qui les préoccupait depuis longtemps.

En fonction des informations que je leur avais fournies, ils avaient décidé que l'interruption de grossesse pour une maladie n'était pas en contradiction avec le Talmud à la condition que l'on utilise la méthode d'analyse des villosités choriales *a contrario* des ponctions amniotiques. J'étais un peu surpris par ce distinguo très technique provenant d'hommes n'ayant aucune formation médicale ou scientifique et je m'en étonnai. La réponse faite d'une voix tranquille qui me laissa muet était pourtant d'une simplicité... biblique : les prélèvements des villosités choriales[2] rendus possibles grâce aux progrès de la biologie moléculaire se pratiquent avant la douzième semaine de développement du fœtus. Or avant celle-ci les yeux du fœtus se trouvent non pas de face, mais sur les côtés de la tête comme chez les poissons et par conséquent le fœtus qui nage dans le liquide amniotique et a des yeux de poisson peut être assimilé à cet animal jusqu'à la douzième semaine ! L'interruption de grossesse ne porte donc pas sur un être humain.

À distance je regrette de n'avoir pas posé la question à des oulémas en Afrique du Nord et entamé avec eux ce type de discussion théologique.

D'un point de vue plus pratique, je me servis de l'argument des rabbins pour convaincre mon collaborateur américain qui, après avoir vérifié la qualité et l'appartenance de mes interlocuteurs du soir, estima que dans ces conditions il pouvait adhérer sans réserves au projet.

Muni de ces arguments, je me rendis donc à la réunion organisée par le ministre tunisien de la Santé. Il n'y eut aucune opposition au plan que nous suggérions : recherche de couples à risque par campagnes de dépistage, exécution des examens dans les deux laboratoires de Tunis et dans celui de Sfax et consultations de conseil génétique aux mêmes endroits. Pour ce qui était d'interruptions éventuelles de grossesses, il n'en fut pas question lors de cette réunion, pas plus que de diagnostic prénatal, et je repartis content de l'évolution du programme. La suite me réserva quelques surprises liées à l'état de santé du président Bourguiba.

Quelques mois après cette réunion, je retournai en Tunisie à l'occasion des Journées de formation en biologie moléculaire organisées à Djerba et destinées à former dans cette discipline les nombreux étudiants en sciences de la faculté de Tunis et d'un centre de Sfax.

La réunion était extraordinairement conviviale et féconde. Du côté français il y avait force pastoriens appartenant à la « bande de François Gros », alors directeur de Pasteur, et j'étais naturellement bouffi d'orgueil d'être inséré dans cette prestigieuse cohorte.

À la vérité, j'avais fréquenté nombre d'entre eux lors de mes deux années sabbatiques passées au CNRS à Gif-sur-Yvette dans le laboratoire de génétique physiologique dirigé par Piotr Slonimski.

À l'époque, le clivage que j'ai déjà évoqué entre scientifiques purs et durs et médecins réputés pour ne rien comprendre à la rigueur scientifique, était pratiquement total. J'apparaissais donc comme un oiseau rare d'une espèce médicale inconnue naviguant dans la communauté scientifique qui s'apercevait grâce à ma modeste personne que tous les médecins n'étaient pas totalement fermés à la biologie moderne.

De mon côté, je voyais avec une grande surprise que ce que nous savions des maladies génétiques valait largement les connaissances de mes collègues scientifiques sur les mutations de la drosophile ou de la levure sur laquelle je travaillais à Gif, la levure de bière répondant au doux nom de *Saccharomyces caerevisiae*. Bref cet intermède m'avait, d'une certaine façon, intronisé comme intermédiaire entre les deux communautés d'où ma présence à l'école de biologie moléculaire de Djerba !

Le public tunisien composé de nombreux étudiants et de quelques enseignants scientifiques qui les encadraient était merveilleux. Passionné, réceptif, intelligent, interactif, ce public était pour nous jubilatoire et nous consolait du comportement de nos étudiants en France. La réunion se tenant à Djerba, dans le territoire des gens de Sfax, ceux-ci rayonnaient de joie à l'idée de tenir la dragée haute à leurs collègues de Tunis qu'ils tenaient pour... colonialistes !

J'eus la médiocre idée de tenir, pendant l'école, une réunion du groupe thalassémie. Elle consista essentiellement en une bataille picrocoline où, pour une fois, les antagonistes habituels de Tunis faisaient front contre la superbe sfaxienne. Notre réunion qui tournait à un 6 février 1934 fut soudain interrompue par un messager du destin, digne du théâtre antique. Un chaouch, très digne sous son fez rituel, m'apportait sur un plateau ouvragé un pli dont il fallait que je prenne connaissance à l'instant même. C'était une invitation à déjeuner du président Bourguiba qui envoyait à cette fin son avion personnel chercher les enseignants français. Je devais quitter sur l'instant ma réunion et me rendre à l'aéroport de Djerba.

Le voyage fut un enchantement, nous survolions la côte tunisienne en direction du palais présidentiel sis à Carthage et, hormis François Gros, entraîné à ce genre de rencontre, nous étions surexcités par l'événement. L'accueil à l'aéroport fut grandiose, attendus que nous étions par un peloton de motocyclistes en grande tenue qui escorta nos limousines sur le trajet du palais. Nous circulâmes ainsi à une vitesse effarante tandis que les malheureux autres utilisateurs de notre route étaient amenés à se jeter précipitamment sur les côtés, voire dans les fossés. Je dois dire à la décharge de nos hôtes que ce comportement n'est en rien une spécialité tunisienne. Il suffit de se trouver sur l'avenue Denfert-Rochereau au moment où arrive d'Orly le carrosse officiel amenant le président d'une quelconque « Schangrila » pour s'en convaincre !

Le déjeuner bourguibien était coprésidé par Mme Bourguiba, phénomène bien tunisien au sein de la culture arabe et maghrébine ! Le président était disert, mais se ferma totalement lorsque François Gros essaya d'évoquer, avec précaution, le problème de l'exécution de terroristes (ou soi-disant tels) qui se seraient infiltrés de la frontière libyenne pour tenter de déstabiliser le régime.

Nos amis tunisiens nous ayant fait part de leurs doutes quant aux conditions dans lesquelles le procès s'était déroulé, nous étions convenus d'essayer d'aborder la question avec le président. Ce fut peine perdue et la conversation fut promptement remise sur les rails des souvenirs du vieux leader et de ses rencontres avec les Grands de ce monde. Il y avait sur une table de son bureau une véritable pinaco-thèque des photos de ces personnages, au milieu desquelles celle de Pierre Mendès France tenait une place de choix.

La suite du repas fut extrêmement pénible. Notre hôte nous entraîna dans une salle de théâtre qu'il avait construite dans le sous-sol du palais. Il monta sur la scène et déclama des poésies françaises et en particulier « Le Pélican ». Il mimait la scène du généreux oiseau se sacrifiant pour ses enfants, peut-être s'identifiant, lui, le conducteur suprême, à ce généreux volatile. Le spectacle était terrible et nous repartîmes silencieux et consternés par ce naufrage dû à l'âge. Quelque temps plus tard survint le coup d'État « médicalisé » qui enferma le vieux lutteur dans son palais de Monastir transformé en prison dorée.

L'arrivée au sommet de l'État du général qui lui succéda ne fut pas sans répercussion sur la suite de notre programme « thalassémies ». Il s'ensuivit en effet un phénomène voisin du *spoil system* américain qui consiste à remplacer systématiquement tous les détenteurs du pouvoir mis en place par le pouvoir précédent. Dans le cas qui nous intéresse, cela aboutit curieusement à mettre à la tête de l'hôpital où était implantée notre correspondante principale, un militaire. Celui-ci confisqua purement et simplement tout l'appareillage scientifique qui y avait été implanté grâce à notre programme. J'essayai, mais en vain, par des voies ministérielles françaises d'obtenir sa restitution.

Épilogue

Quelque vingt ans plus tard, on me chargea d'organiser à l'Académie des sciences une séance publique consacrée aux avancées en matière de maladies génétiques. J'avais une liberté totale pour le choix des sujets. Je choisis le thème des thalassémies qui me sembla être assez illustratif des retombées de la recherche biologique sur les possibilités diagnostiques et thérapeutiques. Les auditeurs étaient nombreux à écouter. Quelques-uns des meilleurs spécialistes du domaine exposèrent les progrès saisissants qui avaient été réalisés en matière de traitement. L'un d'entre eux montra les statistiques mondiales des résultats des greffes de moelle.

La greffe de moelle consiste à remplacer toute la moelle osseuse, c'est-à-dire celle qui est à l'intérieur des os, tissu fabriquant en permanence certaines cellules sanguines et principalement les globules rouges dont la durée de vie ne dépasse pas quelques semaines. Initialement mise au point pour le traitement des leucémies, elle est actuellement utilisée pour le traitement des thalassémies, remplaçant les globules rouges défectueux des sujets atteints par des globules normaux. Il s'agit d'une intervention importante, nécessitant de trouver un donneur compatible, c'est-à-dire ayant une grande similitude immunologique avec le patient. Comme celle-ci n'est jamais absolue, l'opération doit être suivie par l'administration à vie d'un médicament immunosuppresseur, le même que celui qui a entraîné une révolution dans la survie des greffés du cœur par exemple. Cette intervention doit être réalisée dans des centres spécialisés dotés, entre autres, de chambres stériles. L'orateur, passionné par son sujet, montrait la révolution que cette technique avait amenée, les patients retrouvant une vie normale, n'étant plus assujettis à ces transfusions plurimensuelles assorties de ce redoutable traitement nocturne contre les surcharges en fer.

Les académiciens n'étant pas des enfants de chœur, un de leurs sports favoris lors de ces séances est de tenter de trouver des failles dans les discours dithyrambiques, les questions les plus redoutables émanant le plus souvent des rangs d'académiciens n'appartenant pas à la discipline exposée. Cette fois-là ce fut un très remarquable physicien théorique qui intervint : « Je n'ai pas entendu, dit-il, peut-être en raison de la médiocre acoustique de notre vénérable enceinte, d'informations de votre part sur le pourcentage de réussites de cette opération magique. Pourriez-vous nous informer à ce sujet ? »

L'orateur était inspiré mais c'était un scientifique honnête et peut-être, espérant secrètement être élu par notre compagnie, ne voulait-il pas se faire d'adversaires ! « Emporté par l'enthousiasme, dit-il, j'ai effectivement omis ce très important chapitre. J'ai colligé tous les résultats publiés. Il y a 86 % de succès. Parmi les 14 % d'échecs, il y a 12 % de rejets de greffes et 2 % d'accidents mortels ! C'est encore trop mais en considérant ce qui se passe en l'absence de greffes où actuellement la médiane de survie ne dépasse pas trente ans nous conseillons aux parents l'intervention. » « Tout cela est admirable, déclara un autre intervenant qui, pour être astronome n'en avait pas moins les pieds sur terre, mais si je me souviens de ce que nous avait dit, en une autre occasion, notre confrère Rosa, cette maladie qui touche des milliers de familles en Italie et en Grèce, est également très répandue dans un grand nombre de pays en voie de développement. Qu'en est-il pour les enfants de ces pays ? » La réponse était qu'évidemment ils ne pouvaient pas localement bénéficier de ces progrès et la discussion s'orienta vers l'aggravation des inégalités devant la maladie qu'engendrent les progrès de la recherche moderne. Ce sentiment s'accrût encore lorsque l'orateur suivant exposa les résultats obtenus par des expériences de greffes, cette fois-ci, de gènes guérissant des souris thalassémiques.

J'avais invité à cette séance mes deux honorables correspondants de Tunis qui se trouvaient à Paris pour une réunion de l'Unesco. Ma collègue dépossédée de son matériel par les militaires ne l'avait jamais récupéré. Ceux de ses collaborateurs que nous avions formés avaient émigré dans le privé où ils gagnaient beaucoup d'argent à faire des examens de routine. Cependant, cette femme animée d'un courage à toute épreuve s'efforçait de maintenir le cap du progrès. N'ayant plus les moyens de lutter contre les thalassémies, elle s'était remise au dépistage, par des techniques de routine, de patients souffrant de maladies de la coagulation. Elle était contente, ayant dépisté d'assez nombreuses familles, et expliquait cette fréquence par les règles ayant régi des siècles durant la population tunisienne : les mariages entre cousins. Je l'interrogeai sur la situation des thalassémiques. Les choses étaient restées en l'état. Les dépistages se poursuivaient ici et là. Il n'y avait pas de politique nationale concernant les diagnostics de grossesses à risque. Un certain nombre d'entre elles étaient diagnostiquées par des obstétriciens et envoyées en France pour interruption de grossesse et c'était dans la plupart des cas des familles à niveau de vie élevé. Il en était de même en ce qui concernait les traitements. C'était un parfait exemple d'une distribution de soins à deux vitesses. Elle espérait qu'à terme les choses évolueraient.

Je pense que cette expérience est éclairante des difficultés considérables de l'aide sanitaire au tiers-monde. Elle est totalement tributaire de nombreux paramètres sur lesquels les institutions de recherche ou caritatives n'ont pas de prise : niveau économique mais aussi culturel et situation politique. Souhaitons que nos successeurs aient la chance que ces paramètres se modifient et que leurs efforts soient plus efficaces que les nôtres !

L'aide privée à la recherche

La Fondation pour la recherche médicale[1]

Avant le « grand bond en avant », la recherche médicale n'avait pas de grands besoins parce qu'elle n'était que peu développée et que les manipulations ne coûtaient pas cher. Les appareillages étaient d'une grande rusticité et les réactifs se résumaient à des acides, des bases et des sels de qualité grossière utilisés dans l'industrie. Aucune des dépenses importantes actuelles n'existait, ainsi n'y avait-il pas de frais de communications téléphoniques et les rares congrès ne réunissaient que quelques sommités. Quant aux bourses de recherche, elles étaient pratiquement inconnues. L'éveil de l'après-guerre avait modifié cet ordre des choses. Un institut de recherche entièrement dévolu à la recherche médicale avait été créé qui multipliait le nombre de laboratoires mais les crédits publics, bien qu'en forte augmentation, ne suffisaient pas, tant quantitativement que qualitativement. Ainsi était apparue la nécessité de faire appel en France, comme c'était le cas depuis longtemps aux États-Unis, à la générosité publique. Jean Bernard et Jean Hamburger, qui avaient pris conscience de cette lacune, se mirent en mesure de la combler. Avec l'aide d'un haut fonctionnaire de grande qualité, François Bloch-Laîné, et d'une journaliste médicale d'une intelligence et d'un entregent hors pair, Claudine Escoffier-Lambiotte, ils fondèrent une association à but non lucratif ayant pour vocation de recueillir des fonds (dons, legs, fruits de collectes) destinés à aider la recherche médicale. Ainsi naquit la Fondation pour la recherche médicale (FRM) au fonctionnement de laquelle j'ai eu l'honneur d'être associé.

Mes premiers contacts avec la FRM furent à l'origine d'un profond bouleversement dans ma vie et partant dans celle de ma famille puisqu'ils furent à l'origine de mon départ de ma maison mère pour le CHU Henri-Mondor.

Alors que je venais de rentrer de Gif-sur-Yvette, je fus informé qu'une fondation dont j'ignorais tout venait de m'attribuer pour mes recherches la somme fabuleuse pour l'époque de 25 000 francs. La règle, dans mon laboratoire, était de tout donner à la communauté qui jouait en la matière un peu le rôle de kibboutz. Le malheur voulait que, durant mon stage à Gif, j'eusse pris goût à une certaine autonomie et qu'excédé par une communauté avec un chercheur certes excellent mais qui avait des méthodes de travail et des objectifs très différents des miens, je cherchais à faire tranquillement quelques manips à l'hôpital Saint-Vincent-de-Paul où je venais d'être affecté en tant que chef de service. La subvention de la FRM pouvait donc me permettre de l'équiper.

Je m'en ouvris donc à mon patron mais ne rencontrai pas, et c'est peu dire, un accueil très favorable. Il était en l'espèce extrêmement jacobin et donc centralisateur. Après de pénibles discussions – il introduisait toujours des composantes affectives dans tous les problèmes, « vous me posez une question qui me gêne donc vous ne m'aimez pas » –, j'obtins l'arbitrage suivant : je lui laissais l'argent pour qu'il puisse payer quelques bourses et j'emmènerais la contre-partie en matériel à Saint-Vincent-de-Paul.

À la première occasion mon patron feignit d'oublier les termes du marché et me reprocha ensuite avec une taquinerie inusable de dépouiller le laboratoire. C'était pour lui une espèce de jeu, mais certains chercheurs qui n'étaient pas au courant de nos accords prirent à la longue ces propos pour argent comptant et certains finirent même par me prendre réellement pour un voleur. Les choses se répétant, ce fut un des éléments qui me décidèrent à quitter ma maison mère pour me lancer dans la lointaine aventure du Centre hospitalo-universitaire Henri-Mondor. Cette rupture ne fut naturellement pas sans être très douloureuse eu égard à tout ce que représentait pour moi mon patron et le laboratoire où j'étais né à la recherche et où j'avais grandi pendant quinze ans. Il m'arrivait donc à certains moments de maudire cette fondation.

Un jour de la fin des années 1970, j'eus la surprise d'être informé que j'avais été élu membre du conseil scientifique[2] de cette noble institution. Mon ego fut extrêmement sensible à la considération que m'avait, tout au moins le croyais-je, vouée la communauté scientifique. Plus tard, quand je fus moi-même aux affaires, je discernai mieux la véritable origine de ma soudaine notoriété.

Comme c'est le cas pour toutes les commissions scientifiques, les membres du conseil scientifique de la FRM, le collège d'experts qui évaluent les demandes de subventions sont élus par la communauté scientifique puis élisent à leur tour leur président. Un tel système de démocratie intégrale, s'il n'était pas amendé, présenterait des dangers non négligeables. Des élections entièrement aléatoires risquent en effet de ne pas apporter une couverture suffisante au vaste champ des disciplines scientifiques et médicales. Par ailleurs, un président ainsi sorti des urnes pourrait ne pas avoir l'expérience requise pour faire, entre les différents secteurs de recherche, les arbitrages nécessaires. Enfin, gérer des assemblées de chercheurs demande un certain métier pour ne pas dire un métier certain. Les chercheurs, comme le disait un ancien directeur de l'INSERM, sont très souvent des divas et quelquefois d'assez grands caractériels (ce qui n'a rien de désobligeant ; quelle importance que Berlioz, et autres Debussy aient eu des caractères impossibles sauf pour leur entourage immédiat !). Bref, dans leur grande sagesse et connaissance des hommes et des choses, les pères fondateurs de la FRM avaient indiqué dans les statuts que les membres du conseil scientifique seraient pour une part seulement élus, les autres étant nommés par le conseil d'administration, le choix du futur président en étant de ce fait orienté.

Pour en revenir à mon élection, les résultats étaient prévisibles, le président désigné du futur conseil scientifique aux côtés de qui j'avais travaillé dans une autre commission souhaitant que je fasse partie de son futur conseil. La FRM me fut un terrain d'observation passionnant surtout quand je devins moi-même président de son conseil scientifique plusieurs années après.

J'avais été rituellement approché par le président en exercice pour prendre éventuellement sa suite. Cette éventualité ne me déplaisait pas, mais à ma surprise, j'appris qu'au sein du conseil d'administration une forte opposition s'était élevée contre ce scénario, opposition qui émanait d'un apparatchik de la recherche qui avait ses têtes, la mienne apparemment ne le séduisant pas. Malgré tout son talent, et celui-ci était grand en la matière, son projet échoua. Ce fut d'abord le fait d'une permanente de la FRM qui avait dû me trouver sympathique lors de mon premier passage dans cette institution et que je soupçonne fortement d'avoir bourré l'urne lors de mon élection comme membre du conseil scientifique. Ensuite, mis en colère par des oppositions dont je n'identifiais pas l'origine, mais dont je percevais l'existence, j'inventai une parade renouvelée des Grecs. Avec l'appui d'un ami commun, je fis un marché avec le candidat désigné, marché au terme duquel nous ferions une coprésidence. L'opération se révéla parfaitement efficace ; au moment du vote, mon opposant déclara ne pas être candidat et seul postulant j'eus une élection de sénateur. Deux ans plus tard, je démissionnai et mon collègue devint président. Cette curieuse aventure me permit de me faire un ami très cher de ce concurrent dont je pus apprécier et l'honnêteté et les très exceptionnelles qualités professionnelles et humaines. L'amitié et l'estime qu'il me témoigna de son côté font partie de ce qui me réhabilite un peu à mes propres yeux les petits matins où le « garri » cher à mon père vient me ronger le cervelet – garri en provençal veut dire rat, et cette expression désigne de façon très imagée ce que l'on éprouve lorsque l'on est taraudé par des idées noires. Cette image est bien dans le style de Pagnol qui a su avec tant de bonheur utiliser toutes ces images qui foisonnent dans la culture populaire provençale. Qu'on se rappelle « le pauvre type maigre comme une bicyclette » ou celui « fatigué comme le facteur la veille de Noël ».

Le conseil scientifique de la FRM se révéla être un excellent observatoire pour identifier les besoins de la communauté scientifique française en matière de recherches médicales et biologiques. Lorsque nous prîmes, mon coprésident et moi, ce comité en main, il fonctionnait encore suivant les modalités qui avaient été définies au moment de la création de la fondation vingt ans auparavant. La majeure partie des aides consistait donc en subventions triannuelles attribuées à plusieurs centaines de laboratoires. Les montants reçus étant du même ordre de grandeur en francs courants que ce que j'avais moi-même perçu autrefois, il ne s'agissait, compte tenu de l'érosion monétaire, que de sommes assez faibles par rapport à ce qu'étaient devenus les budgets de recherche des récipiendaires.

En analysant les dossiers de demandes, nous nous rendîmes compte qu'en raison des changements survenus depuis la création de la FRM, les subventions que nous accordions ne correspondaient plus aux besoins des laboratoires. Les problèmes à résoudre se trouvaient au niveau des jeunes gens en cours de thèses de science. Ceux-ci étaient en effet de plus en plus nombreux sous l'effet d'une certaine mode probablement liée au renouveau de la recherche biologique très médiatisée par l'attribution à trois pastoriens du prix Nobel pour la part qu'ils avaient prise dans des découvertes majeures en biologie moléculaire qui venait de surgir au firmament des disciplines vedettes.

Il en est pour la recherche comme pour ce qui est des chansons ou des vêtements : la mode existe et la mode était à la biologie moléculaire sur laquelle se ruaient donc les jeunes classes. Ces jeunes gens y trouvaient probablement un agrément dans le fait que, pour la très grande majorité, ils en savaient plus dans ce domaine que leurs patrons qui, n'ayant pas pratiqué personnellement cette nouvelle mandragore, n'en avaient au mieux qu'une connaissance livresque. Cette bousculade était aussi due au baby-boom d'après-guerre, à l'augmentation du nombre des internes en médecine et à une certaine incertitude en ce qui concernait le marché du travail. À cela s'ajoutait un nombre croissant de postes de chercheurs CNRS et INSERM.

Devant cet état de choses, nous prîmes une décision capitale mais délicate : celle d'augmenter de façon considérable le budget des bourses au détriment naturellement de celui des allocations aux laboratoires. Il était évident que cette mesure ne pouvait que faciliter le fonctionnement des laboratoires dont, comme je l'ai indiqué plus haut, l'une des préoccupations était de faire vivre ces jeunes chercheurs sans ressources qui sinon risquaient de quitter le laboratoire dont ils étaient des éléments très actifs. Mais la contrepartie était que nous devions diminuer d'autant les subventions automatiques aux laboratoires qui feignaient de ne pas comprendre notre motivation et utilisaient tous les moyens de pression à leur disposition pour faire avorter cette décision.

Il s'agissait en fait d'une décision très politique et nous vîmes à cette occasion les difficultés qu'entraînait l'exercice du pouvoir.

Nous rencontrâmes en effet nombre d'autres obstacles qui provenaient de tous les azimuts et d'étranges coalitions se formèrent à ce sujet. Ainsi, de façon paradoxale le bouillant directeur général de l'INSERM, au moins partiellement à l'origine de cette augmentation des flux de chercheurs, était un des plus actifs parmi les opposants à ce que la FRM augmentât le nombre des bourses à de jeunes futurs chercheurs. « Vous créez ainsi de futurs chômeurs », me disait-il l'œil flamboyant et la barbe aussi frémissante que celle de Jaurès les jours de grande tempête politique de la période de l'Affaire. Il était beaucoup trop intelligent et averti des processus pour croire un mot de ce qu'il disait avec tant de véhémence, mais arrivé au pouvoir par la voie du syndicat de gauche des chercheurs, il sortait avec une magnifique langue de bois le couplet « boursiers et fondations privées » de son syndicat « mère », si j'ose m'exprimer ainsi. Le dogme y était alors du tout-État et donc cette fondation privée sentait le soufre qui s'arrogeait le droit d'interférer avec la Recherche dont, par principe, tout revenait à l'État. Cet argent distribué n'étant pas contrôlé par l'État, c'était un moyen de pression pour rentabiliser les profits capitalistes. Au fond c'était l'extrapolation à la recherche des querelles entre enseignement public et enseignement libre... J'avais probablement proféré moi-même à certains moments de telles antiennes de très bonne foi sans probablement réfléchir au sens profond de ce que cela représentait vraiment.

Donc, le directeur de l'INSERM était opposé à toute augmentation du nombre des boursiers et il le fit savoir avec tout le savoir-faire qu'il avait en faire savoir.

Il en était de même pour le ministre de la Recherche, qui n'était plus le futur plus jeune Premier ministre que la France devait avoir, mais un éminent physicien qui avait réussi une très brillante carrière en lançant avec succès des satellites européens. Ces succès l'avaient mis sur orbite et il devint un (presque) inamovible ministre de la Recherche. Il est vrai qu'en bon spécialiste, il savait que c'est en orbite très haute que l'on a le moins de chances de décrocher, or il avait failli subir cette catastrophe quelques années auparavant lorsqu'il s'était heurté à un très grand problème d'intégration de hors statuts[3] très inconsidérément créés par des irresponsables qui en avaient eu le pouvoir et qui lui avaient refilé le « mistigri », pour utiliser une très élégante formule d'un ministre de la cohabitation. Ayant failli à cette occasion perdre son poste il en avait gardé une détestation absolue des hors statuts et pesait de tout son poids contre notre projet.

Naturellement, ces voix, pour autorisées qu'elles fussent, n'auraient pas dû, en principe, influencer une fondation de droit privé comme l'était la FRM, mais les choses sont bien complexes en France. Nous avions un statut de droit privé, mais dans notre conseil d'administration, noblesse oblige, au moins trois ministères étaient représentés plus la direction de l'INSERM.

Pour finir, les pères fondateurs de la FRM avaient la même hostilité pour des raisons par ailleurs différentes. Ces hommes dont une des qualités majeures, parmi beaucoup d'autres, avait été d'être des visionnaires, n'avaient cependant pas vu toutes les modifications qui étaient survenues dans la recherche. Ils la vivaient comme ils l'avaient connue vingt ans auparavant et ne sentaient donc pas certains nouveaux besoins engendrés par un développement qu'ils avaient eux-mêmes suscité.

La présidence de ce conseil m'apporta également des informations instructives sur la dynamique d'un groupe formé de gens doués d'un certain pouvoir. Nous étions réunis autour d'une table, venus d'horizons différents avec nos compétences, notre « expertise » selon le barbarisme tiré de l'anglo-saxon. Mes collègues étaient tous des gens d'une grande qualité professionnelle, mais je ne connaissais personnellement qu'un petit nombre d'entre eux et j'ignorais la façon dont ils allaient se comporter dans le comité.

Dans un comité de ce type, les rôles sont répartis entre le rapporteur du projet de demande d'un laboratoire qui joue le rôle de l'avocat de la défense et les autres membres du comité qui jouent celui de jurés. Je m'aperçus que ce principe pouvait cependant être violé, que les inimitiés n'étaient pas absentes dans le monde supposé idyllique de la recherche et que vives d'une discipline à une autre elles étaient bien plus redoutables à l'intérieur d'une même discipline. François Jacob a écrit que rien n'était plus douloureux pour un chercheur que la découverte d'un autre sur le même sujet. Cette douleur se sublimait parfois en agressivité avec un merveilleux champ d'application quand le jaloux se trouvait en position de pouvoir à l'égard de son heureux rival. Parfois, pour cette raison, l'avocat supposé de la défense se muait avec une perversité délectable en un impitoyable procureur d'autant plus redoutable qu'il connaissait parfaitement, et pour cause, le sujet !

Ce type de phénomène m'était, au début, totalement imprévisible. Je finis à la longue par comprendre que le président devait, pour éviter des dérives aboutissant à des injustices, avoir le maximum d'informations sur les tenants et les aboutissants tant des laboratoires demandeurs que de ceux des membres de notre conseil et connaître les rapports existant éventuellement entre ces différents acteurs. Je découvris aussi qu'il existait une parade simple pour contrer les dérives de ce type et nous la fîmes appliquer avec succès. Quand nous avions affaire à un rapporteur identifié comme appartenant à la catégorie des grands passionnels, nous le doublions d'un deuxième rapporteur non impliqué dans ces luttes tribales, ce qui en général permettait d'équilibrer les choses. Pour en terminer avec cet aspect d'une commission, signalons que le président, s'il est un peu manipulateur, peut jouer de ces différents comportements.

Comment résister quand on est président et que l'on a estimé, en son âme et conscience naturellement, car par définition un président est honnête, informé et impartial, mais alors totalement impartial, comment résister à la possibilité d'utiliser les caractéristiques comportementales de tel ou tel en le désignant comme rapporteur d'un projet qu'il considère être mauvais ? Le résultat est acquis d'avance. À l'inverse, si le président souhaite qu'un dossier remarquable ne subisse pas un quelconque aléa, il y a toujours dans le même comité un ou deux braves bougres qui ont le cœur sur la main et qui trouvent toujours merveilleux les dossiers qui leur sont confiés. Cela assure que le dossier arrive à bon port.

Cependant, le jeu est quand même plus subtil que je n'ai l'air de le présenter. Nombre des membres de mon comité étaient de vieux routiers des commissions et plusieurs d'entre eux avaient été présidents eux-mêmes de telles ou telles de ces commissions. Ceux-là naturellement flairaient ces manœuvres indignes et œuvraient pour les contrer. Il s'instaurait alors un véritable jeu de poker. N'ayant pas été formé à cet exercice, j'étais d'une extravagante naïveté. Mes petits amis s'en aperçurent très vite et s'esbaudissaient en catimini d'avoir un président dont ils pensaient la manipulation enfantine. Certains en étaient même attristés à l'avance car ils estimaient avoir perdu le plaisir que suscitent ces jeux qui s'établissent de coutume entre les membres de la commission et son président. À mon corps défendant je leur ôtai ce petit plaisir mais pas du tout comme ils le prévoyaient. Mes camarades se révélèrent incapables de me manipuler et de me contrer parce que, ne connaissant pas les règles du jeu, je ne les pratiquais pas. J'étais, si l'on veut bien me passer cette métaphore sportive, comme un joueur dont on attendait qu'il soit droitier et qui se révélait soudain comme assez adroit de sa main gauche. Ce genre de situation est totalement déconcertant pour l'adversaire.

Quand je devins président du conseil scientifique de la FRM, le PDG en était M. Jacques de Fouchier. D'abord grand commis de l'État après une guerre exemplaire, il avait eu un parcours exceptionnel au cours des années qui suivirent la Libération, inventant un nouveau système bancaire qui fut un grand succès et le conduisit finalement à la tête d'une des plus prestigieuses institutions financières : Paribas. Pour moi, bien que fils et petit-fils de banquiers, il est vrai d'une petite banque de province, un tel personnage m'était aussi étranger qu'un caméléon pouvait l'être d'une brouette, comme le dit un vieux dicton guatémaltèque. Il était l'archétype de tout ce que je me représentais comme sclérose sociale, égoïsme individuel donc contraire à l'esprit que je pensais nécessaire pour arriver à avoir une bonne compréhension de la recherche et des chercheurs. Ces derniers, de leur côté, ne devant être qu'altruisme et générosité, « de gauche quoi », comme aurait dit Pierre Mauroy.

Je pense que la courtoise bienveillance de M. de Fouchier n'excluait pas de sa part quelques *a priori* à mon égard d'une homothétie inverse à ceux que je nourrissais à son sujet et cela d'autant plus que j'étais arrivé président à l'époque de la gauche triomphante.

Mais très curieusement, ce fut du fait même de la situation politique qui aurait dû nous séparer que nos préventions mutuelles s'effacèrent. Jacques de Fouchier, à l'arrivée de la gauche au pouvoir, refusa de faire comme un certain nombre de PDG de grandes banques qui exportèrent massivement leurs capitaux au risque de déstabiliser l'économie du pays, et il le fit savoir clairement. Je ne pouvais pas ne pas avoir été sensible à une telle position. De mon côté, je fus amené à m'opposer très vigoureusement à une initiative du nouveau pouvoir qui aurait amené la disparition de la FRM, car la vague utopique de mai 1981 qui déferlait léchait aussi bien les structures ministérielles que les fondations privées. On en était au tout-État, à plus de démocratie voire à la démocratie directe.

En tant que chercheur moléculaire, j'étais épouvanté par la méconnaissance des réalités dont les Savonarole de l'époque faisaient preuve. À les entendre, toute recherche médicale qui ne visait pas à la prévention était suspecte. Les collectes privées étaient donc haïssables car c'était de l'argent volé à l'État et, pire, la distribution de cet argent étant par définition inégalitaire, puisque le principe consistait justement à n'en donner qu'à certains, les bonnes équipes, il fallait donc au plus vite supprimer cet affreux outil de l'exploitation de l'homme par l'homme. Les voies du Seigneur étant imprévisibles (mais en l'occurrence l'étaient-elles vraiment ?), il advint qu'étant en même temps au ministère de la Recherche, il m'incomba de monter le réquisitoire contre ces mêmes associations. Je me rebellai secrètement contre cette absurdité criminelle et découvris les délices de l'action contre-révolutionnaire souterraine. À cette fin, il me suffit d'utiliser les ressources qu'offre l'administration. Je créai au ministère une commission ayant pour objet de rédiger un questionnaire à soumettre aux dites associations. Je fis naturellement transiter par la voie administrative cette proposition de commission. Il y avait quatre directions concernées avant que le projet n'aboutisse sur le bureau du ministre. J'avais, dans les services, d'excellents collaborateurs qui comprirent l'importance que ce dossier soit examiné avec une minutie extrême. Le message fut si bien compris que le dossier n'aboutit au Cabinet que la veille du jour où mon ministre, ayant selon sa propre expression « renoncé à fermer sa gueule », avait remis sa démission. Avec l'arrivée de son successeur, « le futur plus jeune Premier ministre que la France ait jamais reçu », tout était à refaire. Le choix de ce Premier ministre correspondait au premier grand virage sur l'aile du septennat qui entrait dans une ère de réalisme et très bientôt allait découvrir une « Nouvelle Amérique » : l'Entreprise. L'ère des inquisitions était donc close, il n'était plus question de détruire ces ennemis du peuple qu'avaient été les fondations. On en créa même de nouvelles dont une très fameuse sur les médecines douces qui égaya bien des chaumières et eut la rare faculté de faire que, contre elle, les syndicats de chercheurs et le conseil de l'ordre des médecins menèrent le même combat. En définitive, la FRM put donc continuer à distribuer des subventions aux laboratoires que son conseil scientifique avait jugé mériter de les recevoir. Jacques de Fouchier fut naturellement sensible à ce dénouement et j'eus, à partir de ce moment, des relations très constructives avec les PDG de la FRM. Je dis les PDG car Jacques de Fouchier, accaparé par de nouvelles responsabilités, laissa la place à Gérard de Chaunac de Lanzac.

Nous avions appris l'arrivée à notre tête de ce gentilhomme gascon avec quelque appréhension. « Mais que diable cet homme venait-il donc faire dans notre galère ? », nous demandions-nous. C'était un banquier venant pantoufler pour sa retraite, pensions-nous.

Le premier contact avec le personnage nous le révéla extrêmement courtois, vierge de toute connaissance scientifique et des structures de la recherche biologique et médicale. Dans ce domaine, il ne connaissait que François Jacob, son ancien camarade de la division Leclerc. Il connaissait aussi très bien nombre de ministres gaullistes, ayant gardé de son épopée guerrière de solides amitiés qu'il mettait en application en tant que maire d'une petite commune du Périgord, la terre de ses ancêtres.

Si Gérard de Chaunac arrivait avec l'esprit vierge sur la recherche médicale, il avait des idées très claires en ce qui concernait sa mission. PDG il avait été au CETELEM, PDG il serait à la FRM ! Le commandement lui était devenu une seconde nature, ayant été l'aide de camp du général Leclerc lors de son épisode indochinois puis officier des Affaires indigènes dans le bled marocain, c'est-à-dire le véritable caïd de la région, puis enfin membre du cabinet du Résident général Lacoste en Algérie. « Nos cultures », comme l'on dit dans les milieux branchés, pour ne pas dire notre système de valeurs différaient donc singulièrement.

L'idée-force de Gérard de Chaunac était de faire croître les ressources de la FRM. Jusqu'alors, celles-ci provenaient essentiellement de lettres de sollicitations envoyées à domicile, d'un certain nombre de galas dont les revenus nous étaient destinés et enfin de dons qui nous arrivaient des notaires démarchés dans ce sens. Hélas, ces méthodes qui avaient eu leurs heures de gloire au début de la FRM se révélaient bien insuffisantes face à l'inflation des associations de tout poil qui commençaient à fleurir et à l'agressivité, au sens commercial du terme, de quelques dernières-nées. Celles-ci arrivaient sur le terrain avec des dents très pointues, ce qui est naturel pour de jeunes loups, et surtout des créneaux très porteurs comme celui du cancer ou du sida.

Gérard de Chaunac avait dans sa besace un carnet d'adresses extrêmement bien rempli qui comprenait à peu près tout ce qui pouvait se faire en matière de PDG de la banque, des assurances et de l'industrie sans compter en plus ceux du grand commerce et de la distribution. Ceux qu'il n'avait pas connus professionnellement, et ils étaient rares, il les connaissait parce que appartenant à la noblesse gasconne ou à la division Leclerc ou encore au Jockey Club. Et quand, par le plus grand des hasards, un excentrique sortait de l'épure, Gérard de Chaunac faisait appel à son mentor et prédécesseur à la tête de la FRM et personne ne se permettait d'ignorer un signe de Jacques de Fouchier. Le signe en question n'avait en réalité rien de très désagréable puisqu'il consistait en des déjeuners d'affaires dans les salons de l'antre de Jacques de Fouchier, à savoir la très glorieuse Compagnie bancaire sise 11, avenue Kléber dotée d'une terrasse sur l'Arc de triomphe et d'un chef cuisinier transfuge de quelque Robuchon.

Il fallait, à ces déjeuners où la FRM devait être vendue, un technicien de la recherche capable de se mettre à la portée d'interlocuteurs certes remplis de bonnes intentions mais ayant déjà le plus souvent, pour ne pas dire toujours, leurs bonnes œuvres et bien décidés à ne pas payer trop cher l'excellent repas que l'on leur offrait. Il faut ajouter que les filières françaises conduisant aux postes de PDG donnent en général très peu de notions concernant les sciences du vivant et que lesdits PDG devaient sous cet angle être considérés *a priori* comme ayant un niveau de base assez moyen en la matière.

Gérard de Chaunac commença à montrer son savoir-faire de PDG en testant toute une série de « chevaliers blancs » capables de convaincre nos proies. Pour des raisons qui lui étaient propres, je fus finalement sélectionné. Un de mes premiers déjeuners eut lieu avec Antoine Riboud, le légendaire empereur lyonnais de l'industrie de transformation agroalimentaire française, fondateur et patron de BSN. Pour ceux des lecteurs qui ne connaîtraient pas ce fabuleux personnage, on rappellera qu'il s'était fait connaître du grand public dans les années 1960 en lançant en France une des premières OPA. Son groupe, qui se cantonnait à l'époque dans la fabrication de glace à vitres, avait tenté de mettre la main sur Saint-Gobain. À l'époque cette espèce de cannibalisme d'une entreprise par une autre n'était pas connue du grand public français. L'affaire avait fait grand bruit. À la suite d'une bataille boursière homérique, l'OPA avait échoué, mais

Riboud avait dû en tirer de substantiels bénéfices. Il avait ensuite modernisé la fabrication de la glace à vitres en équipant ses usines de trains de glace qui permettaient de fabriquer en continu sur un principe un peu voisin de celui des hauts-fourneaux.

Puis, Antoine Riboud avait compris que l'industrialisation de la nourriture arrivait à grands pas et, dans un premier temps, il se mit à fabriquer sur une très grande échelle des récipients alimentaires. Avec une logique d'entreprise bien comprise, il se dit ensuite que le plus simple pour vendre ses bouteilles était de se les vendre à lui-même et il se lança dans l'industrie alimentaire. Ce redoutable *raider* industriel et financier avait encore la particularité d'afficher une sensibilité de gauche. Il appliquait une politique sociale d'avant-garde dans ses entreprises, intéressait ses employés et était un ami personnel et un conseiller, dit-on, écouté du président de la République. À tout cela était joint une gouaille de canut lyonnais qui faisait la joie de ses pairs qui apparemment lui pardonnaient pour cette raison ses excentricités.

C'est donc ce personnage qu'un beau jour je devais rencontrer au cours d'un de nos déjeuners de la FRM et si possible convaincre de nous financer. J'avais préparé avec le plus grand soin cette rencontre. J'avais naturellement commencé par éplucher le *Who 's who* qui est devenu depuis mon livre de chevet. Il m'apparaissait important de connaître le maximum des tenants et aboutissants de ce personnage. Avait-il eu dans sa formation des notions scientifiques ou biologiques ? Sa femme n'était-elle pas par hasard médecin, chercheuse ou pharmacienne ? Par ailleurs, je me fis envoyer par les banquiers de la FRM la liste des entreprises qui formaient le holding BSN.

Quoi qu'il en fût, je compris à peu près l'architecture complexe du montage BSN. J'y vis qu'elle comprenait une grande marque de champagne, ce qui me permit au début du déjeuner de marquer un premier point en faisant finement remarquer à Gérard de Chaunac qu'il n'était pas politique d'offrir du Rothschild rosé, fût-il de la cuvée 1973, à l'heureux propriétaire d'une marque encore plus prestigieuse. Je vis dans le fond des yeux gris-bleu de notre invité une toute petite lueur d'étonnement passer.

En étudiant le dossier BSN, j'avais aussi remarqué que dans la galaxie figuraient des entreprises qui n'avaient rien à voir avec l'alimentation mais concernaient beaucoup plus directement la biologie et même la recherche. Il s'agissait d'une part de la meilleure entreprise française de génie génétique, Transgène, et d'autre part d'une firme pharmaceutique d'un rang infiniment plus modeste dont le principal titre de gloire était la fabrication de suppositoires. Par parenthèse, je découvris un jour avec surprise qu'une partie non négligeable des exportations françaises qui contribuent à équilibrer la balance des paiements, consistait en la vente de suppositoires à l'étranger et notamment en Amérique du Sud et en Afrique, terres traditionnelles du marché français des médicaments. Comme tout a toujours une explication scientifique, je découvris après des recherches poussées, que ce phénomène était dû à la pruderie anglo-saxonne qui a exclu les suppositoires de son arsenal thérapeutique et par conséquent ne possède pas le savoir-faire nécessaire à la fabrication de bons produits dans le domaine évoqué.

Deux choses entre autres me passionnaient à l'idée de rencontrer ce capitaine Fracasse de l'industrie : essayer de comprendre en deux heures ce qui faisait le génie de ce personnage, et essayer de trouver en quelques instants ce qui le déciderait à aider la FRM plutôt que n'importe quelle autre des associations qui l'assaillaient de demandes tout au long de l'année. J'allais d'ailleurs retrouver ces mêmes problèmes à chacun de mes déjeuners de la FRM.

Antoine Riboud arriva dans notre salle à manger d'entreprise à l'heure exacte. Il est à remarquer que les gens nantis de hautes responsabilités dans le monde du commerce, de la finance et de l'industrie sont d'une exactitude remarquable, contrairement à ceux de la politique. Je ne parle pas de mes jeunes collaborateurs qui croyaient s'abaisser en arrivant à l'heure à une réunion ! Cette attitude systématique était-elle un défi infantile à l'autorité paternelle ou bien la signification qu'ils avaient des choses importantes à faire contrairement à moi qui, bien entendu, n'avais rien d'autre à faire que les déranger pour me distraire. Plus tard, je les regarderai avec intérêt, étant devenus chefs, pester à leur tour contre le comportement de leurs jeunes collaborateurs.

Antoine Riboud était donc, quant à lui, qui ne devait probablement pas manquer d'occupations, devant moi « en chair et en os » comme on dit dans les romans de gare. Il était vêtu de son légendaire uniforme composé d'un pantalon de flanelle grise légèrement tire-bouchonné et d'un blazer bleu marine qui ne venait pas de chez Old England et qu'il portait depuis une bonne quinzaine d'années. Le tout était surmonté par des yeux inquisiteurs et légèrement moqueurs.

Pour l'occasion, outre Gérard de Chaunac, le baron de Fouchier était de la fête. Notre hôte n'en était nullement impressionné. Il était là comme dans un vulgaire bouchon lyonnais apparemment fort occupé à identifier si les noix de coquilles Saint-Jacques à la nage étaient fraîches ou congelées. C'est du moins ce qu'il essayait malicieusement de faire accroire à nos hôtes qui, disposant d'un des meilleurs chefs de la place de Paris, feignaient quant à eux de s'indigner d'une telle question.

J'entrepris de développer mon argumentation : pourquoi des soutiens privés aux laboratoires publics travaillant sur la recherche médicale ? Pourquoi verser à la FRM plutôt qu'aux fondations de lutte contre le cancer telles que l'ARC ou la Ligue contre le cancer ou encore l'Institut des vaisseaux et du sang ?

C'était une de mes grandes premières dans le rôle de mendiant scientifique, j'avais affaire à un vieux renard à qui on ne la faisait pas, de la qualité de mon plaidoyer allait dépendre le sort d'une bonne dizaine de jeunes chercheurs. Je me sentais un peu revenu à l'oral de l'internat où l'on avait, comme dans une émission de télévision, dix minutes pour convaincre. Je déroulai impeccablement une argumentation bien rodée avec un langage épuré de toute connotation technique qui aurait pu le faire décrocher. Je vantai les efforts de l'État (le sachant de sensibilité de gauche) mais en soulignai ses inévitables limites. J'évoquai ces centaines de futurs Louis Pasteur et Marie Curie qui, faute de bourses leur permettant d'attendre un poste de chercheur à l'INSERM ou au CNRS, allaient soit changer de métier, soit faire profiter les États-Unis de leurs talents. L'exercice devenait difficile parce qu'il fallait dans le même temps expliquer qu'une partie de la cagnotte de la FRM permettait à d'autres jeunes chercheurs d'aller se former outre-Atlantique ! Je négociai habilement ce redoutable écueil en puisant dans toute la dialectique hégélienne – l'exercice de la recherche enseigne à se servir de toutes les techniques et de tous les savoir-faire possibles.

Jusque-là, les choses étaient aisées. Le chapitre le plus délicat, et j'allais souvent m'en apercevoir, était d'expliquer pourquoi il fallait donner à la FRM. La difficulté est en effet considérable devant le flux des demandes émanant de fondations qui arrivent dans le courrier sur le bureau des PDG. Antoine Riboud m'avait écouté d'un air un peu narquois. Oui, il était naturellement bon d'aider l'État. Oui, nos choix d'aider les jeunes étaient le bon choix. « Mais, professeur, me dit-il – il disait "professeur" mais je lisais dans son regard "jeune homme" bien qu'il n'eût, biologiquement parlant, que quelques années de plus que moi –, pourquoi à la FRM plutôt qu'à la Ligue contre le cancer, moi qui suis cancérophobe comme beaucoup de mes concitoyens ? »

J'hésitai un instant. Allais-je lui parler du nécessaire soutien des recherches sur l'adénome de la prostate et la cataracte, recherches que ne subventionnait pas la Ligue contre le cancer mais qui pouvaient l'intéresser étant donné sa tranche d'âge ?

Son œil rigolard me provoquait. Je répondis à cette provocation par une provocation. « C'est, lui expliquai-je calmement, parce qu'à la FRM notre cahier des charges nous amenant à couvrir l'ensemble des recherches médicales, nous sommes les seuls sur le marché à pouvoir aider les recherches ayant pour but de déterminer ce qui, dans les sauces tomates qui font votre réputation, risque de donner le cancer à ceux qui les mangent ! »

Il s'arrêta une seconde de manger son fromage et me dit : « Ah ça, cher docteur, je n'y avais jamais pensé. Une sauce garantie bonne par les savants, quel argument publicitaire ! »

J'avais gagné le premier set. On passa au café. Bien enfoncé dans le canapé, il voulait sa revanche. Il me fit un cours de démarchage, m'expliquant que l'on ne devait jamais se tromper sur la somme à demander en fonction de l'évaluation que l'on devait avoir faite juste de son interlocuteur. Et que celui-ci ne devait jamais repartir avant que l'on ait obtenu de lui un engagement matériel des promesses qu'on lui aurait arrachées.

Il était au mieux de sa forme. Il se transformait en vendeur d'orviétan montant à l'assaut de Rockefeller. J'étais Rockefeller et il était en train d'évaluer mes possibilités de dons au dollar près. Ayant terminé son remarquable exercice, il alluma son cigare. Je lui demandai suavement s'il pouvait tout en fumant son cigare me faire un chèque de 500 000 francs sur-le-champ, car, appliquant ses théories, je n'allais pas le laisser partir sans une preuve tangible de son passage.

Il eut l'air un peu peiné en sortant son chéquier. Je croyais y avoir été trop fort. Il me détrompa. « Je croyais valoir un peu plus que 500 000 francs », me dit-il.

Gérard de Chaunac reprit la balle au bond. « Le Professeur, dit-il, ne demande jamais qu'un acompte. Nous espérons que BSN nous fera une rente régulière de l'ordre de celle de l'Air liquide, laquelle se monte à 2 millions de francs par an pendant six ans. » Antoine Riboud en fut rasséréné, donna suite et il fut décidé qu'une action de recherche concertée aurait lieu entre la FRM et la direction médicale de BSN. Je rencontrai donc le chef de la division Recherche alimentaire qui était un vétérinaire. L'accord de base était que chaque année une somme d'un million de francs serait fournie par BSN pour des contrats de recherche gérés par la FRM. Chaque organisme BSN et FRM propose-rait des contractants qui devaient être acceptés par l'autre partie. Il était entendu que nous apportions la qualité de notre expertise et que

BSN émettait son avis sur l'adéquation des programmes proposés à leurs préoccupations industrielles. Celles-ci portaient essentiellement sur des problèmes nutritionnels.

Notre première rencontre me laissa un souvenir assez fort. Tous les programmes que nous avions soumis de la part de la FRM furent récusés comme portant sur des domaines de recherches trop fondamentales, et les sujets proposés par BSN n'avaient aucun rapport avec ce que je considérais comme étant de la recherche. Il s'agissait par exemple de déterminer quelle était, de la couleur rose ou de la couleur verte des aliments, celle qui aurait le plus de succès. Les sites où devaient se faire les « expériences » nous étaient totalement inconnus en termes de laboratoires de recherche. Souvent, il s'agissait de très honorables services de clinique mais non répertoriés par nous jusqu'alors comme effectuant des recherches. Parfois, cependant, les demandes émanaient d'unités de recherche, mais l'éventuel boursier était manifestement un novice, n'ayant le plus souvent aucune formation scientifique ou méthodologique.

Tout cela était attristant mais pas inattendu. Je savais pertinemment depuis mon passage au ministère de la Recherche et au conseil scientifique de l'INSERM que la recherche en nutrition n'était pas sans poser quelques problèmes en France. J'en avais sous les yeux une démonstration pratique éclatante. Dans le pays très grand producteur de produits alimentaires qu'est la France, au sein de l'entreprise la plus moderne et la plus puissante dans ce domaine, le secteur recherche était donc d'une inadéquation stupéfiante, aucune recherche digne de ce nom n'y étant pratiquée. Et pourtant, en matière de produits alimentaires, les orientations sont parfaitement définies. Elles sont d'abord d'ordre microbiologique et toxicologique, réflexes très judicieux eu égard en particulier aux adjuvants chimiques utilisés actuellement en agronomie et dans l'élevage, sans négliger les adjuvants innombrables introduits pour colorer, stabiliser, sapidifier les aliments au cours de leur conditionnement, sans parler des problèmes inhérents aux différents emballages plastiques de tout poil, nouveaux alliages, etc.

Le malheur des temps veut que ce type de recherche toxicologique nécessite de grandes animaleries très développées et des laboratoires de toxicologie très performants. Je savais depuis mon passage au ministère qu'aucun de ceux-ci n'existait en France et que les analyses toxicologiques de bonne qualité devaient être faites à l'étranger, en Angleterre ou en Belgique ! C'était aussi ça la France.

Une autre grande question posée en nutrition est de savoir « ce qu'il faut manger ». En dehors des grands principes établis depuis plusieurs dizaines d'années – nombre de calories nécessaires, présence de vitamines dans l'alimentation –, une grande incertitude existe. Il suffit pour s'en convaincre de regarder les règles alimentaires données aux mères pour élever leurs enfants. Entre le lait de femme (de la mère ou de nourrices mercenaires), le lait de chèvre, le lait d'ânesse (je ne plaisante pas, cette matière première relativement rare était fort prisée au début du siècle), les laits industriels, concentrés, en poudre, maternisés, colorés, parfumés, les pauvres mères ont été soumises à, si j'ose m'exprimer ainsi, tous les régimes. Et il faut ajouter à cette liste les incertitudes scientifiques concernant la date d'introduction dans l'alimentation des bébés d'autres aliments que le lait et le type des aliments à fournir, la grande question à la mode parmi les jeunes mères étant par exemple de savoir à quel mois il faut donner du camembert à leur rejeton. Pour répondre à ces questions, il faut pouvoir faire des enquêtes épidémiologiques consistant à étudier deux populations d'enfants très comparables qui recevraient deux types d'alimentation. Il est évident que ce type d'expérience est extrêmement difficile, voire impossible, à mettre en œuvre. On en est donc réduit à essayer de trouver des populations d'enfants qui, pour des raisons géographiques, économiques et culturelles ont des alimentations bien définies et différentes. Mais que de facteurs pouvant parasiter ce type d'expérience, le climat, l'incidence des maladies infantiles, pour ne pas parler des structures génétiques ! D'où la nécessité de trouver un matériel expérimental plus contrôlable. Mais aucun animal n'a le même métabolisme que l'homme, par exemple le rat fabrique sa propre vitamine C que l'homme doit trouver dans son alimentation.

C'est ce genre de problématique que, au cours de nos rencontres avec les responsables de la recherche de Danone, nous essayâmes de leur proposer au début, sans grand succès. Puis au cours du temps, une bonne compréhension s'instaura et déboucha sur un partenariat intéressant. Tout le monde y gagna, la FRM y trouvant des moyens supplémentaires, BSN des recherches dignes de ce nom et finalement le public.

L'Air liquide

Nous eûmes une autre expérience intéressante avec la grande et orgueilleuse compagnie industrielle L'Air liquide. Cette société avait été créée par un grand chercheur français d'avant la guerre de 1914,

Georges Claude, pionnier dans l'obtention de gaz liquéfiés et des très basses températures.

Quand on soumet à des pressions très élevées des gaz comme l'air, l'azote, l'hydrogène, le gaz carbonique ou l'oxygène, ces corps passent de l'état gazeux à l'état liquide cependant que leur température descend très en dessous de zéro degré. À titre d'exemple, la température de l'azote liquide est de l'ordre de – 180 °. Si ces gaz liquéfiés sont stockés dans des thermos, on dispose alors d'une source de très grand froid dont les applications industrielles, médicales et en recherches sont considérables.

En médecine, l'oxygène stocké sous forme liquide dans des obus alimente les circuits des salles d'opération et de réanimation ou ceux qui sont situés à la tête des lits des malades dans les hôpitaux et les cliniques.

En recherche biologique, pouvoir disposer de grand froid est très important. Aux très basses températures de l'air ou de l'azote liquide, les réactions chimiques des cellules vivantes s'arrêtent, mais peuvent reprendre quand on les ramène à une température normale dans certaines conditions. Il en résulte la possibilité de conserver indéfiniment des cellules sans aucune dégradation, ce qui constitue un atout thérapeutique extraordinaire. C'est ainsi que l'on conserva tout d'abord les échantillons de sperme pour les inséminations artificielles, puis toute une série d'autres cellules et même des embryons.

Ce procédé a des applications d'une importance cruciale non seulement en médecine mais aussi dans l'élevage car, fait en général très peu connu, dans les pays développés l'immense majorité des conceptions chez les grands animaux d'élevage surviennent à la suite d'inséminations artificielles. Georges Claude avait pris une part considérable dans le développement de procédés industriels et comme c'était un chercheur avisé, il avait pris des brevets qui furent à l'origine de sa fortune et de celle de la société qu'il fonda. Meilleur scientifique que citoyen et politique, il avait eu des contacts rapprochés et affichés avec l'Occupant au cours de la dernière guerre et malgré d'autres découvertes techniques d'importance comme celle de lampes d'éclairage où il avait remplacé le vide par un gaz inerte, il avait eu de très sérieux problèmes à la Libération.

Nos contacts avec ce fleuron de l'industrie française découlèrent de ce que son PDG, voulant développer une action de mécénat humanitaire, prit contact avec notre PDG pour essayer de mettre au point une action commune.

Je fus donc mis en rapport avec la direction médicale de l'entreprise avec mission de voir si des recherches pouvaient être développées en commun. Je rencontrais un confrère charmant qui n'avait jamais fait la moindre recherche mais était chargé de prospecter les services hospitaliers pour trouver des sujets impliquant des produits de son entreprise. Il avait jusqu'alors attribué des sommes importantes à des groupes qui avaient su le séduire par des plaidoyers habiles. Le malheureux ne disposait en effet d'aucun élément lui permettant d'évaluer la pertinence et la qualité des projets qu'on lui vantait. Les résultats étaient assez folkloriques, tel le fleuron des projets subventionnés jusqu'alors qui mérite d'être rappelé ici. Un cher collègue prétendait pouvoir à peu près tout guérir à l'aide des très basses températures. Il proposait donc de construire un tunnel long d'une dizaine de mètres ; celui-ci serait refroidi à − 180° par de l'air liquide et l'on y ferait passer les patients. Je me rappelle que les premiers cobayes humains devaient être des rhumatisants dont la guérison était selon lui garantie. Ce projet était totalement délirant. Je ne sais pas si les cobayes humains en question auraient été guéris de leurs rhumatismes mais ce qui est sûr c'est qu'ils seraient sortis du tunnel avec des brûlures au troisième degré de la totalité de leur peau et de leurs poumons. Tel était le projet phare, sur le point d'être retenu, et tout était du même tabac. Cet état de choses était le reflet des rapports qui existaient en France entre industrie et recherche en biologie et en médecine mais, en ce qui concerna L'Air liquide, les choses finirent par s'améliorer.

Je fus un jour averti que je devais passer devant l'aréopage de L'Air liquide à l'occasion d'un déjeuner de travail. Le but était de les informer sur l'état des choses en recherche médicale et biologique dans les domaines qui pouvaient intéresser leur entreprise.

Nous arrivâmes, Gérad de Chaunac et moi, au siège social de L'Air liquide situé quai d'Orsay. Nous eûmes naturellement à montrer patte blanche à l'entrée qui était gardée par des vigiles particulièrement « vigilants ». Les Brigades rouges italiennes, la bande à Baader et les Tupamaros, avaient laissé des images fortes et la plupart des grandes entreprises s'étaient dotées de systèmes de protection, ce qui contribua d'ailleurs à la lutte contre le chômage en entraînant la création de postes de vigiles. À L'Air liquide, la surveillance était particulièrement poussée et une atmosphère d'état de siège régnait à l'entrée. Nous étions attendus, nous fûmes donc phagocytés par l'immeuble et hissés au dernier étage (celui bien sûr de la présidence) par l'ascenseur privé du PDG.

Nous fûmes présentés au PDG. Édouard de Royère était un grand et bel homme portant sur son visage les marques et du grand pouvoir qui était le sien et de l'immense responsabilité qu'il assumait. Autant dire que ces paramètres ne laissaient pas de place à une gaieté folle.

Nous rencontrâmes son état-major dans la salle à manger présidentielle : une pièce magnifique avec vue sur la Seine et tout le nord de Paris. C'était une journée de printemps, la température avait au-dehors cette douceur émouvante des premières belles journées en Île-de-France. Le contraste n'en était que plus saisissant avec l'atmosphère glaciale qui régnait dans la salle à manger, les membres de son état-major ayant manifestement intégré qu'il ne fallait pas jouer avec l'humeur de leur patron.

À sa demande chacun se présenta. Le staff ne comprenait pratiquement que des X « corpsars ». Pour les non-initiés, il s'agit de polytechniciens de premier choix qui ont non seulement été polytechniciens mais ont également été reçus à l'École des mines. À ne pas confondre avec les simples ingénieurs des Mines sortant directement de l'École des mines, pas plus qu'un ancien interne des hôpitaux de Paris ne doit être confondu avec un ancien interne des hôpitaux théodules. C'est aussi cela la France !

Donc les « corpsars » mangeaient au garde-à-vous dans la salle à manger présidentielle. Je croyais rêver que j'étais dans l'un de ces films caricaturaux sur les entreprises américaines. Qui a oublié Jerry Lewis pseudo-PDG « dictant » ses ordres, un énorme cigare à la bouche, au bout de la table présidentielle ? Personne n'osait ouvrir la bouche. Le président exposa l'objet de la rencontre : L'Air liquide avait fait quelques bénéfices et se proposait de subventionner des recherches médicales. Celles-ci devaient être de haut niveau et surtout avoir une justification vis-à-vis des actionnaires. M. de Royère avait manifestement un grand respect pour ses actionnaires et peut-être une certaine crainte.

Le médecin se réveillant en moi, je compris que cet homme responsable de l'énorme entreprise d'origine familiale était profondément anxieux. Il avait manifestement à chaque seconde conscience de l'énorme responsabilité qu'il assumait. À y réfléchir, ce qui était bizarre n'était pas son comportement mais bien celui d'autres responsables de ce niveau qui affichaient un optimisme de « gais lurons » comme Antoine Riboud.

C'était à mon tour de parler. Je remerciai *in petto* le sort qui m'avait mis à ma position et qui me laissait une grande liberté d'esprit et de manœuvre dans cet instant. J'allais en profiter. Cet air irrespirable m'insupportait. J'allais faire éclater l'orage. Je pris la parole d'un air modeste : « J'étais très honoré et intimidé de parler dans un tel lieu et devant un pareil auditoire d'autant que je n'étais pas corpsard ni même ancien X, à peine tout au plus médecin des hôpitaux, professeur de faculté, et président du conseil scientifique de la FRM. Je m'en excusais fort. Peut-être aurais-je du mal à me faire comprendre car je croyais savoir que leur formation prestigieuse ne s'était pas commise avec la vulgaire biologie. » J'enchaînai en rêvant tout haut : « Peut-être cette prédominance polytechnicienne était-elle à l'origine du retard de la recherche biologique et médicale en France et de la nullité des programmes sélectionnés jusqu'alors par l'entreprise. »

L'orage n'éclatait pas. On me laissait probablement m'enferrer davantage. Je finis par exprimer vraiment une colère qui couvait chez moi depuis longtemps : « Comment expliquer qu'une industrie nationale capable de fabriquer en série des millions de voitures, de concevoir et de produire des avions ultra-modernes, d'être à la tête d'une industrie nucléaire de pointe et de vendre des gaz industriels dans le monde entier ne soit pas capable de fabriquer le moindre appareil de laboratoire ni le moindre réactif chimique de qualité ? »

Je m'arrêtai, ayant jeté mon venin. J'attendais d'être « sorti ». Le PDG avait l'air soucieux mais attentif. « Nous ne savions pas, Professeur, qu'il en était ainsi, me dit-il. Cela doit tenir au fait que nous n'avons que peu eu l'occasion de rencontrer des biologistes et des chercheurs médicaux. Vous nous avez décrit ce qu'il ne faut pas faire. Soyez, si vous le pouvez maintenant, constructif. » Derrière la courtoisie de l'hôte réapparaissait le bout de l'oreille du capitaine maître à bord après Dieu. J'avais naturellement assuré mes arrières.

« Un de vos produits majeurs est l'oxygène, lui dis-je, pourquoi L'Air liquide ne s'intéresserait-il pas à des recherches centrées sur le transport de ce gaz dans l'organisme ? » Et j'entrai dans un aperçu technique des problèmes.

Je rappelai que l'oxygène était transporté par les globules rouges, fixé sur un transporteur spécialisé : l'hémoglobine. Les problèmes du sida commençaient à apparaître, mais surtout la presse se faisait l'écho de risques de pénurie de sang en raison de l'augmentation des accidents de voiture, de l'utilisation croissante du sang comme adjuvant thérapeutique, des besoins immenses du tiers-monde, faute d'organisation transfusionnelle, de barrages culturels pour tout ce qui concernait le sang. Ces facteurs cumulés aboutissaient à l'impérieuse nécessité de trouver des substituts au sang humain normal.

Les premières recherches avaient abouti dans des culs-de-sac. Des groupes avaient essayé des substances de synthèse appelées « fluorocarbones ». Quelques résultats spectaculaires avaient été obtenus chez le rat. Chacun devait se souvenir d'avoir vu à la télévision ces malheureuses bestioles immergées (sans équipement de plongeur !) dans des solutions de ce produit. Les rats montraient seulement une légère surprise par leur agitation, mais « respiraient » dans ce milieu liquide, soudain transformés en poissons. J'expliquais que ces produits s'étaient révélés pratiquement inutilisables en thérapeutique, les quantités nécessaires étant finalement toxiques.

J'en arrivai alors là où je voulais en venir depuis le début en leur vantant une orientation qui correspondait à mon savoir-faire.

Une solution idéale serait d'utiliser l'hémoglobine elle-même, mais de grands obstacles devraient être surmontés. L'hémoglobine ne peut être injectée telle quelle. Elle est constituée de quatre parties qui, dans les conditions d'injection, c'est-à-dire diluées, se sépareraient. Les fractions séparées sont trop petites pour être arrêtées par le rein. Elles passent dans les urines et, au passage, abîment considérablement le rein pour des raisons que l'on ne connaît pas. Par ailleurs, l'hémoglobine diluée est une mauvaise transporteuse d'oxygène et l'hémoglobine humaine ne peut être utilisée à cause du sida. Enfin les hémoglobines animales, dans l'état actuel des choses, entraîneraient des réactions immunologiques contre-indiquant toute utilisation. Il y avait donc place pour des recherches fondamentales dans ce domaine. Des possibilités de réussite venaient de se faire jour grâce aux nouvelles techniques de génie génétique, qui effraient tant le bon peuple et sont infiniment moins dangereuses que l'élevage des gros chiens dans les pavillons de banlieue qui bon an mal an dévorent leur dizaine de petits mouflets.

Là je prenais vraiment des risques, car il y avait gros à parier que plusieurs de mes auditeurs étaient justement propriétaires de pareils molosses quand cela n'était pas le PDG lui-même. Mais remontait toute la rancœur que nous, les chercheurs, éprouvons à l'égard de tous les crétins BCBG qui se donnent bonne conscience en militant dans des ligues de défense des animaux à nos dépens. Personne ne m'arrêtant, j'enchaînai en expliquant que l'on savait ainsi tromper le colibacille et ainsi l'amener à fabriquer une hémoglobine répondant aux besoins.

À partir de ce moment, un véritable débat s'installa, de nombreuses questions furent posées, on comprenait que ce genre de recherches fondamentales pouvaient aboutir à terme à des brevets d'applications générateurs de profits considérables. En prime, avant de nous séparer je leur appris qu'il n'y avait toujours pas de sécurité transfusionnelle à cent pour cent, et que la seule façon d'être totalement garanti consistait en autotransfusion, son propre sang étant conservable de façon illimitée dans de l'azote liquide.

Nous avions dû être convaincants car depuis ce jour mémorable, L'Air liquide verse plusieurs millions par an à la FRM pour subventionner des recherches fondamentales dans le sens que je leur avais indiqué. De mauvaises langues ont bien essayé de me faire accroire que je n'avais servi que de paravent à une opération déjà ficelée par avance entre nos deux PDG liés par une parentèle périgourdine, mais la jalousie n'ayant pas de limites, comme c'est bien connu, je continue d'être assez fier de ce résultat.

CHAPITRE XI

La recherche et le pouvoir

Jusqu'aux années 1970, éloignés du pouvoir depuis mai 1958, les chercheurs de mon entourage avaient une culture d'opposition. Mai 68 n'avait naturellement pas arrangé les choses.

Je devins cependant spectateur du fonctionnement de nos instances gouvernantes en entrant dans ce monde par une toute petite porte. Un des grands mandarins d'Henri-Mondor jouait un rôle important à la Délégation générale de la recherche scientifique et technique, la DGRST. En l'absence d'un ministère de la Recherche, cette structure permanente jouait le rôle de secrétariat d'État rattaché au Premier ministre. Elle était dirigée par un grand scientifique, le plus souvent physicien (le poids de l'électricité, de l'armement, de l'énergie atomique, etc.). Cette structure avait pour mission de conseiller les gouvernements en matière de recherche, puis de répartir les fonds attribués pour subventionner celle-ci. Cette répartition se faisait en fonction de thèmes prioritaires identifiés par l'intermédiaire de commissions dont les membres étaient choisis par le pouvoir.

Le mandarin d'Henri-Mondor avait pour mission de créer une de ces commissions. Un peu à court d'idées il me demanda de lui proposer un thème qui serait fédérateur entre la recherche pure et dure et la recherche médicale. Son objectif était de féconder celle-ci par celle-là et de faire tomber les barrières psychologiques entre les deux communautés. Ainsi naquit le comité DGRST « Interactions moléculaires en biologie et en médecine ». Ce libellé permettait de toucher un très grand nombre de secteurs de la recherche. Il avait aussi un double sens, celui de créer des interactions non seulement « en » mais aussi « entre » médecine et biologie.

Il fallait ensuite créer la commission, c'est-à-dire identifier les bons commissaires, à commencer par le président. Au cours de mon stage à Gif-sur-Yvette, j'avais apprécié un microbiologiste qui travaillait dans un laboratoire voisin. Je proposai son nom qui fut retenu et c'est ainsi que Georges Cohen dirigea nos débats. J'étais naturellement membre de la commission, ce qui ne manquait pas de m'angoisser. Je n'avais jamais siégé auparavant dans quelque commission que ce fût et n'avais aucune connaissance des règles du jeu. Mais celles-ci s'apprennent vite et je devins un pilier de la DGRST jusqu'à ce que celle-ci se transforme en ministère de la Recherche.

La commission que nous avions contribué à créer comprenait force scientifiques purs et durs et trois médecins, membres d'unités INSERM. Mon stage à Gif-sur-Yvette avait fait que je connaissais la plupart des scientifiques, ce qui n'était pas le cas de mes collègues. L'écart entre recherche scientifique et recherche médicale était tel, à l'époque, que mes malheureux collègues restèrent plusieurs mois sans pratiquement ouvrir la bouche, m'abandonnant la tâche de défendre les dossiers d'origine médicale. Je dois dire que j'avais fort à faire car le niveau scientifique de ces dossiers n'était pas très brillant. Il est saisissant, avec le recul, de voir les progrès réalisés depuis par les laboratoires de recherche médicale. À nos séances participait un membre de l'administration de la DGRST : France Normand-Plessier, une ingénieur détachée du CNRS. Son rôle apparent était de fournir à la commission des informations sur les modalités d'attribution et les montants des crédits disponibles ainsi que des renseignements administratifs sur les demandeurs. Son rôle réel était en fait infiniment plus important. Elle était l'œil et l'oreille du délégué général et avait en fait du goût pour l'intervention. Je finis par m'apercevoir que les nominations de membres, voire celle du président, ne lui étaient pas totalement étrangères. Nous attribuions des sommes considérables pour l'époque et avions de ce fait une véritable influence sur l'évolution de la recherche biologique et médicale en France, de même que les quatre ou cinq actions concertées fonctionnant simultanément à la nôtre.

Au terme légal de cette action, celle-ci fut reconduite avec un nouveau président, Marianne Grunber-Manago, éminente biologiste moléculaire qui, lors de son stage postdoctoral aux États-Unis, avait fortement contribué aux recherches du professeur Kornberg qui valurent à ce dernier un prix Nobel retentissant.

Marianne, comme elle souhaitait qu'on l'appelât, était née en Russie et en avait conservé une forte empreinte slave. Son style de présidence était inimitable. Le plus souvent, après des heures de débats agités, notre commission finissait par lui proposer des montants de crédits très finement ajustés aux qualités et aux besoins des demandeurs. Elle nous remerciait et annonçait qu'après une suspension de séance, elle rendrait son verdict. Une heure plus tard elle revenait, en nous disant que tout était arrangé. Elle avait, nous disait-elle, reçu pendant cette suspension force critiques venant de certains de nos membres qui disaient que leur dossier avait été mal doté. « J'ai tout arrangé », nous disait-elle avec un grand sourire et annonçant une attribution pratiquement équivalente pour tous les dossiers, ne tenant absolument pas compte des débats précédents et des besoins réels des équipes. Le charme slave opérait et nous obtempérions, pestant néanmoins *in petto*, pour avoir travaillé pendant des heures pour des prunes. À tort ou à raison, ce comportement évoquait pour moi celui de Mme Golda Meir, Premier ministre d'Israël dans les années 1960-1970, qui, d'après ce qui avait été rapporté, réglait les différends entre ses ministres dans sa cuisine autour d'un samovar.

L'influence secrète des personnes signalées plus haut fit qu'ayant abandonné cette commission après des années de bons et loyaux services, je me vis propulsé successivement : à la commission « Pays en voie de développement » puis à celle de « Biologie de la reproduction ». La première des deux était présidée par un immunologiste parasitaire, André Capron. Flamand de haut lignage, il la gérait avec un mélange d'efficacité et de souplesse remarquable. Il en fallait pour ne pas dilapider les fonds de la République dans des entreprises hasardeuses. Il formait un curieux duo avec Marc Gentilini, un autre Flamand, malgré son nom méditerranéen, qui hantait les nouvelles républiques africaines… et les cabinets ministériels.

Volontiers imprécateur, il fulminait lors de nos réunions contre les instances de recherche CNRS et INSERM qui, selon lui, se désintéressaient totalement des problèmes ayant trait aux pays en voie de développement. Infectiologue renommé, il n'avait à l'époque aucun soutien de ces organismes, ce qui était injuste et nourrissait sa véhémence.

Cette commission avait *de facto* des interactions avec l'étranger, ce qui nécessitait de la part de son président un savoir-faire adapté à cet effet et qui le conduisit rapidement à participer aux actions communautaires. J'y fus en mesure d'apprécier l'importance des problèmes posés par les pathologies du tiers-monde et les difficultés considérables pour pouvoir les résoudre éventuellement. Quand on ne dispose que d'une enveloppe budgétaire nécessairement limitée, comment choisir entre le financement de recherches pour lutter contre les diarrhées infantiles sévissant en Afrique subsaharienne, les bilharzioses de la vallée du Nil, le kala-azar de l'Amazonie ou les paludismes ravageant la totalité de l'hémisphère Sud ? Fallait-il aider les équipes de recherche locales, très motivées mais dépourvues de tout, ou bien de puissantes équipes métropolitaines déjà bien dotées ? Le problème n'est, selon moi, toujours pas résolu et je vois encore, vingt-cinq ans après, des comités pleins de bonnes intentions s'attaquer à ce problème à mon avis quasi insoluble.

Toujours dans les fiches de la DGRST, je fus ensuite nommé à une commission de biologie du développement présidée par un directeur de l'Institut national de recherche agronomique, Charles Thibault. J'y appris, entre autres, que la reproduction des bovidés ne se pratiquait plus que par fécondation *in vitro* et que les vétérinaires conservaient dans l'azote liquide les spermatozoïdes soutirés aux taureaux. Peu de temps après, cette pratique fut appliquée à l'espèce humaine grâce à l'expérience acquise par les vétérinaires. Je me suis cependant demandé quelles garanties on avait de l'absence d'effets nocifs sur les cellules ainsi conservées et *a fortiori* quand cette technique fut appliquée à des embryons humains !

Les élections présidentielles de mai 1981 approchaient. Je reçus un jour un appel téléphonique de la secrétaire du directeur de l'Institut Pasteur, François Gros. Il me proposait de venir chez lui le dimanche après-midi suivant pour parler avec quelques chercheurs de l'avenir de la recherche. Il y avait dans son salon le dimanche en question, un brillant astronome, Jean-Claude Pecker, un biologiste directeur d'un grand institut de biologie, François Chappeville, un mathématicien professeur à l'École polytechnique, Demazures, et un généticien des populations professeur au Collège de France, Jacques Ruffié. Il y avait aussi un étrange personnage dont la tête était surmontée d'une abondante crinière brune et bouclée et dont l'allure altière évoquait pour moi celle d'un cheval de course. François Gros fit les présentations et laissa la parole à ce personnage. Il déclina son appartenance, il était professeur de droit public et s'appelait Jack Lang. Il était chargé, par le candidat à la présidence de la République François Mitterrand, de sonder les milieux de la recherche pour que le candidat puisse se faire une idée des problèmes qui s'y posaient. Nous commençâmes à réfléchir sur les réformes qu'il y aurait à faire en cas de victoire du champion de Jack Lang. Nous avions aussi comme mission de rechercher qui, dans notre milieu de travail, pourrait être convaincu de voter Mitterrand. Quelque temps plus tard, en février 1981, ledit candidat, muni de nos réflexions et sûrement de celles d'autres groupes, tint un colloque sur la recherche. Celui-ci eut lieu dans le château de Talleyrand à Valençay. Le temps était à l'unisson de l'humeur du candidat, c'est-à-dire exécrable. Les sondages lui étaient défavorables et la médiocrité des interventions au colloque n'était pas faite pour le dérider. François Gros nous présenta et comme notre groupe s'était arrondi à douze membres, il eut une espèce de sourire en nous baptisant « ses douze apôtres ». Bien que déçus par ce que nous avions entendu durant le colloque, nous poursuivîmes nos travaux… jusqu'au 10 mai.

À partir de ce moment, notre mission changea brusquement d'orientation. Nous devions trouver des arguments électoraux pour les législatives qui s'annonçaient et en particulier pour rallier au nouveau président des électeurs de catégories sociales peu enclines à voter à gauche, comme les industriels. Le mot « industriel » prononcé par Jack Lang évoquant pour moi le colloque de Caen[1], je lançai l'idée d'organiser un futur colloque sur la recherche où seraient invités les industriels qui pourraient être séduits par la perspective de rencontrer des chercheurs et de leur exposer leurs besoins. C'est à cette occasion que j'eus un aperçu sur le fonctionnement des bons politiques capables de récupérer avec la vitesse de la foudre une idée lancée imprudemment en l'air. Vingt ans après je commence à douter que j'aie vraiment été le géniteur de ce colloque puisque personne, mais absolument personne, n'en a jamais fait mention !

En effet, au cours de notre réunion du lendemain soir, François Gros nous annonça qu'un grand colloque sur la recherche allait être lancé sous la direction de Jean-Pierre Chevènement et serait géré par un tumultueux chercheur qui avait rejoint notre groupe quelque temps auparavant. Je ne connaissais pas ce personnage jusqu'alors, mais il ne manqua pas de m'intriguer. Quand il sortait de sa vieille 403 cabossée, vêtu d'un blouson de cuir défraîchi, l'œil charbonneux, il m'évoquait un soldat de l'armée républicaine espagnole des années 1936. Il nous tenait des discours d'une véhémence qui n'avait d'égal que celle d'un autre furieux qui nous avait également rejoint. Ils faisaient une surenchère de propos iconoclastes, détruisant en paroles les structures existantes tant de recherche que d'enseignement. Les élus du premier cercle que nous étions, écoutions ces propos avec étonnement et une certaine crainte. Nous étions des Vergniaud face à des Saint-Just, des Girondins face à des Montagnards. Les élections passées nos réunions prirent fin, chacun allant vers son destin. François Gros, qui espérait devenir ministre de la Recherche, reçut en lot de consolation le poste de conseiller pour la recherche à Matignon. Jack Lang eut la carrière que l'on connaît. La destinée de nos Montagnards ne fut pas médiocre. Le premier, Philippe Lazar, devint un flamboyant directeur de l'INSERM. Le second opéra quelques années plus tard dans les sombres couloirs de l'Éducation nationale d'abord comme conseiller spécial du ministre, puis plus tard comme ministre lui-même. Le passage de Claude Allègre, puisque c'était de lui qu'il s'agissait, ne fut pas sans faire à cet endroit autant d'effet que dans notre petit groupe.

Ma participation aux deux campagnes électorales me fit considérer par le landernau hospitalo-universito-recherche comme un des accoucheurs de l'alternance qui venait de se produire. La signification actuelle du terme « alternance » ne correspond pas en fait à ce qui s'était produit alors. La gauche revenait au pouvoir après vingt-deux ans d'absence, le parti communiste était associé au pouvoir et cela signifiait pour beaucoup une véritable révolution. Certains imaginaient vraiment que la Guépéou allait les sortir de leur lit au petit matin et je fus sollicité par une éminente personnalité de ma faculté pour lui donner mon numéro de téléphone personnel afin qu'elle puisse me joindre en cas de malheur ! C'est ainsi que je reçus un soir un coup de téléphone d'un de mes honorables collègues me demandant d'intervenir de toute urgence pour faire libérer le doyen d'une des facultés des sciences de Paris qui était séquestré par les étudiants.

Le 8 mai 1981, deux jours avant l'élection présidentielle, mon doyen m'avait expédié à Clermont-Ferrand pour le représenter à une réunion des doyens de faculté de médecine consacrée à la recherche. J'y avais été, à mon grand étonnement, assailli de bonnes manières. On me donnait la parole à chaque instant sans même que je l'aie demandée. Dans le train du retour, je fis part de mon étonnement à Philippe Laudat, le directeur de l'INSERM de l'époque. Il me demanda si je me moquais de lui : « Tu parles comme si tu ne connaissais pas les résultats des sondages pour l'élection présidentielle de demain. » Je lui répondis que leur publication étant interdite pendant la semaine précédant celle-ci, je ne les connaissais pas. « Alors tu es bien le seul dans ce train à ne pas savoir que Mitterrand est donné pour archivainqueur. Comme nous connaissons ton attachement à une recherche de qualité, nous voyons en toi, et moi le premier, notre défenseur dans les jours difficiles qui s'annoncent. D'ailleurs, ajouta-t-il, j'aurai sûrement besoin de faire appel à toi. » Ce qui fut effectivement le cas quelques semaines plus tard. Dans le nouveau gouvernement, le communiste Jack Ralite détenait le portefeuille de la Santé. On lui prêtait des critiques acerbes sur l'INSERM qui, bien que comme le « S » de son acronyme l'indique, elle soit chargée de la santé, ne se serait occupée que du « R », c'est-à-dire de la recherche. De plus les orientations de celle-ci n'auraient pas été décidées démocratiquement. Il circulait donc des rumeurs sinistres selon lesquelles des décisions draconiennes allaient mettre fin à cette hérésie.

Un beau soir, Philippe Laudat me supplia de venir le voir toutes affaires cessantes. Je le trouvai totalement accablé dans son grand bureau de l'INSERM où, à la mode américaine il était assis entre le drapeau français et un poste de télévision. « Rosa, me dit-il – la mode n'était pas encore à l'emploi systématique des prénoms –, les nouvelles sont très mauvaises. Voici des semaines que je demande à être reçu par Ralite sans jamais recevoir la moindre réponse. Dans le code des ministères, cela a une très lourde et claire signification, cela veut dire que je ne suis pas reconnu comme un interlocuteur valable. Je ne peux donc pas aller défendre notre organisme. Pourrais-tu te charger de cette mission ? » N'ayant aucune expérience en la matière, j'allai consulter l'augure, mon vieux maître Jean Bernard. « Vous avez, me dit-il, le devoir de faire ce qui vous est demandé, vous êtes proche de François Gros, me semble-t-il. Il saura sans aucun doute vous indiquer la marche à suivre. » Le conseil était sage, car je reçus incontinent le numéro de téléphone où je pouvais joindre celui qui faisait, m'assurait-on, la politique scientifique du ministre, le professeur Latrille, de Bordeaux, directeur du cabinet du ministre. J'étais un Petit Poucet suivant les cailloux blancs devant m'amener au but. Je rencontrai sans difficulté le directeur en question qui, après m'avoir entendu, me proposa de rencontrer le ministre avec une délégation de chercheurs que je constituerais à cet effet. J'étais totalement libre de convoquer qui je voulais, lui-même se réservant de convoquer Philippe Lazar. Et c'est ainsi qu'un beau soir de juin, quelques directeurs d'unités INSERM impliquées dans des recherches pures et dures, dont entre autres Jean-François Bach, Pierre Chambon, Jacques Glowinski et François et Philippe Kourilski, nous nous retrouvâmes à dîner avec le ministre, Latrille et Lazar, dans la belle et claire salle à manger du ministère de la Santé. La soirée était magnifique, les gants blancs des serveurs impeccables et notre amphitryon plein de verve et de chaleur. J'ignorais à l'époque son très fort engagement dans les actions culturelles de la municipalité dont il était le maire et j'étais donc agréablement surpris par le personnage en qui je m'attendais à ne trouver qu'un froid apparatchik.

Au moment du pousse-café, on passa aux choses sérieuses et mes camarades entreprirent de plaider chacun à son tour pour les recherches dans leurs disciplines. Au terme de leurs plaidoyers, le ministre prit la parole : « J'ai bien perçu, dit-il, votre enthousiasme et oserais-je le dire, votre militantisme à l'égard de vos recherches. Ils évoquent pour moi la passion pour leur métier des artistes que je côtoyais au cours de mes précédentes missions. Cependant, vous ne m'avez pas convaincu que ce que vous faites avec tant de passion soit ce que le peuple attend de vous. » Je ne pus m'empêcher d'imaginer, *in petto*, l'irruption du peuple en question dans le confortable et douillet salon du ministère. « On me dit, poursuivit-il, que vos recherches sont excellentes mais beaucoup trop élitistes. Il faut les orienter vers l'amélioration de la santé de nos concitoyens, viser à améliorer les prothèses des invalides, guérir les douleurs rhumatismales et les rhino-pharyngites des enfants qui empoisonnent la vie de nos travailleurs et ruinent la Sécurité sociale. Il faut également instruire les masses laborieuses, qui sont très dépourvues des connaissances nécessaires à une bonne hygiène de vie. Vos chercheurs devraient pouvoir faire d'excellents éducateurs dans ce sens. » Suivant les leçons de mon maître Jean Bernard pour qui l'impact de celui qui intervient brièvement en dernier est toujours important, je pris alors la parole : « Monsieur le Ministre, lui dis-je, les recherches de biologie moléculaire de Chambon permettront peut-être de faire reproduire par l'organisme l'os qui manque chez le porteur de telle prothèse, ceux de Bach de trouver la cause profonde de cette plaie sociale, comme vous l'avez souligné, que constituent les rhumatismes et ceux de Philippe Kourilsky d'identifier le ou les virus en cause dans les rhino-pharyngites. Monsieur le Ministre, il faut que vous sachiez qu'aucune amélioration dans les traitements des malades n'a été le fruit d'autre chose que d'une de ces recherches que vos conseillers appellent "élitistes". D'ailleurs, il faut des chercheurs d'élite pour mener à bien ce travail terriblement difficile, comme il faut des champions pour faire gagner des équipes de football. » L'homme était vif et intelligent. L'image du football lui avait plu. « Je ne suis pas, nous dit-il au moment des adieux, un grand connaisseur de ce sport, mais dans les troupes théâtrales et les ballets qu'il m'arrive de faire monter dans ma municipalité, je sais que sans les danseurs étoiles et les artistes de grand talent rien de correct ne se fait. Vous m'avez tous aidé à mieux comprendre les enjeux et je m'en souviendrai. »

L'été se passa sans concrétisation des menaces du printemps et, dans les mois qui suivirent, il ne fut plus question de révolution à l'INSERM. Puis le grand colloque sur la recherche devint le cheval de bataille du nouveau et fringant ministre de la Recherche et de la Technologie, Jean-Pierre Chevènement qui ajouta quelque temps plus tard l'industrie à son fleuron avant de devenir le ministre qui ne voulait pas « fermer sa gueule ». Des groupes de travail baptisés « commissions » furent créés. J'eus l'honneur insigne et la surprise d'être propulsé à la tête de la commission n° 2, intitulée : « Responsabilité sociale du chercheur. » Le souvenir de cette période m'est resté plaisant. D'abord, je pénétrais dans un monde nouveau qui était celui des grands dignitaires de l'État. Le ministre réunissait les présidents de commission dans un charmant hôtel du XVIIIe siècle rue Saint-Dominique où était implanté son ministère. On croisait dans les couloirs une faune chamarrée, disparate et parfois incongrue. Les vingt-trois ans d'opposition se défoulaient et toutes les sensibilités politiques ou culturelles qui avaient été éloignées du pouvoir venaient s'y rafraîchir. On y rencontrait aussi bien de grands professeurs d'économie politique ou d'anthropologie que d'étranges personnages qui n'avaient pas eu le temps encore de déposer leurs défroques soixante-huitardes. Tout le monde se tutoyait à qui mieux mieux, des croisés du CERES comme Gomez, ultérieurement PDG de Thomson, à un vénérable ecclésiastique dont j'ai oublié le nom et qui plaidait dans les couloirs pour un grand service d'éducation nationale qui aurait éliminé les écoles libres. Si l'expression « être dans ses petits souliers » a un sens, c'était bien ma situation. Je ne possédais pas les clés du comportement nécessaire dans des réunions de travail ministérielles, clés que semblaient posséder tous mes voisins. Quant au plan de la « Responsabilité sociale du chercheur », je n'en avais qu'une idée extrêmement faible et le ministre dut me faire en séance le plan du futur travail de la commission, plan que j'étais incapable de formuler quand il me le demanda.

Il m'incombait, du moins le croyais-je, de constituer ma commission, ce qui m'embarrassait fort, n'ayant pas d'idée à ce propos. Fort heureusement je n'étais qu'une potiche choisie peut-être parce que j'avais été un des douze apôtres ou parce que, professeur de faculté de médecine, j'apportais un élément peu rencontré dans ces milieux. Potiche donc à qui l'on dicta les neuf dixièmes des noms de ses commissaires. Ce panel était d'un merveilleux éclectisme. S'y côtoyaient épistémologues, épidémiologistes, théoriciens des risques et des grandes catastrophes, tiers-mondialistes, philosophes des sciences, philosophes de l'éthique et quelques personnages avec et sans barbe avides d'approcher quelque chose qui leur paraissait proche du pouvoir. Il y avait aussi un brillant chercheur en biologie, sorti de Polytechnique, spécialiste de la recherche sur les animaux.

Nous eûmes des séances extrêmement curieuses où les deux tiers des membres ne comprenaient strictement rien de ce que disait l'intervenant. Quand il s'agissait d'un chercheur en sciences humaines, nous, biologistes, ne comprenions pas son vocabulaire et, à l'inverse, nos concepts scientifiques lui étaient totalement étrangers. Le colloque sur la recherche avait d'une part ses commissions, mais prévoyait aussi une réflexion au niveau de toutes les structures universitaires, de recherche ou d'enseignement. Il nous incombait, à nous membres de la commission, d'aller dans ces diverses instances animer les débats dans notre spécialité. Je fus très surpris de voir la passion qui régnait dans les différentes réunions auxquelles j'assistais. C'était en fait un gigantesque psychodrame au cours duquel apparaissaient les frustrations personnelles, et aussi les blocages propres à la société française. Cependant, cette activité était dévoreuse de temps et je laissais bien volontiers à ceux des membres de la commission qui en brûlaient d'envie la joie d'aller porter la bonne parole à ces réunions.

Mais tout ayant une fin, il me fallut rédiger le rapport final contenant les réflexions de ma commission, c'est-à-dire en fait la synthèse des différentes notes fournies par chaque membre. Rude travail effectué dans la nuit qui précéda la séance plénière du colloque. Celle-ci eut lieu dans le grand auditorium du palais des congrès de la porte Maillot, devant trois mille auditeurs dont tous les ministres, le Premier entre autres. Cette réflexion que je considérais au départ comme une espèce de gadget correspondait en fait à une demande de la société inquiète des progrès de la recherche et des avancées technologiques. Notre rapport n'apportait évidemment que peu de solutions, mais avait le mérite d'énumérer un certain nombre de problèmes.

Les philosophes des sciences de notre groupe se posèrent d'abord la question de savoir comment le corps social percevait la recherche. Cette connaissance leur apparaissait indispensable pour définir la responsabilité sociale du chercheur. Avec beaucoup de périphrases, circonlocutions et prises de bec entre spécialistes, nous finîmes par comprendre que le corps social oscillait entre l'admiration béate de la recherche et la condamnation du scientifique. Il était clair que le comportement des chercheurs n'était pas pour rien dans cette perception. Pour échapper à ces deux extrêmes, il apparaissait donc nécessaire que les chercheurs se livrent à une critique de leur propre fonctionnement.

L'analyse de la responsabilité sociale des scientifiques vis-à-vis des pouvoirs politiques donna lieu à d'intéressants débats. Il en ressortait l'extrême complexité de leurs rapports, qu'il s'agisse des pouvoirs politiques, économiques ou militaires. Nos penseurs nous firent remarquer la dialectique existant dans ce domaine puisque la recherche scientifique engendre elle-même des pouvoirs : pouvoirs économique, militaire, d'expertise et parfois pouvoir de vie et de mort quand il s'agit de recherche médicale. Il s'ensuivit naturellement un débat sur la notion de « secret », qui ne couvre d'ailleurs pas seulement les recherches médicales.

Notre groupe aboutit à la conclusion que l'information correcte du corps social était une des responsabilités majeures du scientifique. Cette information passant en grande partie par les spécialistes de la médiatisation, il apparut très important de souligner la nature des relations entre scientifiques et journalistes. Celles-ci doivent être très étroites, mais aussi nécessitent une grande vigilance. Il existe en effet une dialectique subtile entre ces deux partenaires qui doivent éviter pour l'un la recherche du sensationnel et pour l'autre un effet de publicité. La concurrence actuelle des chaînes de télévision n'a fait que rendre plus actuelle cette situation !

La responsabilité sociale des chercheurs dans le domaine de la santé fut naturellement très largement évoquée et l'on constata l'importance des enjeux. Dans le cas de l'évaluation des risques de maladies professionnelles, l'expérience montra ultérieurement le rôle des chercheurs dans le problème de l'amiante. Les essais thérapeutiques, l'expérimentation humaine, le biais constitué par la recherche de profits économiques amenèrent le groupe à souligner l'intérêt du développement du secteur nationalisé du médicament. On sait ce qu'il resta de cette belle idée vingt ans après ! Un autre point de notre réflexion fut plus prometteur : celui des problèmes d'éthique médicale. Notre commission aboutit à la conclusion qu'il fallait créer un comité national d'éthique, lequel vit le jour après quelques péripéties, et il fut de plus en plus sollicité par les gouvernements successifs.

Notre commission envisagea enfin le problème de la responsabilité des chercheurs vis-à-vis des DOM-TOM et des pays en voie de développement. J'étais naturellement beaucoup plus à mon aise dans ces derniers domaines et, connaissant par expérience le déficit en expertise dans les DOM-TOM, j'obtins que notre commission plaidât pour que l'INSERM ou le CNRS s'implantât dans ces territoires. Les plus candides et les moins informés des membres de notre commission plaidèrent pour que les chercheurs métropolitains aillent travailler dans les pays en voie de développement et que l'on formât à la recherche un grand nombre d'étudiants venant de ces contrées. Je renvoie le lecteur aux chapitres concernant la drépanocytose et les thalassémies pour les retombées d'une telle politique.

Le colloque se tenait au moment de la « normalisation » polonaise consistant à emprisonner nombre de membres du syndicat « Solidarsnoc ». Notre rapport contenait donc un message demandant aux chercheurs français d'être solidaires des persécutés. Je recueillis un tonnerre d'applaudissements à ce passage de mon rapport lors de sa présentation devant les trois mille spectateurs du grand auditorium du palais des Congrès. À ma très grande surprise, je récoltai aussi, à la sortie, quelques remarques réfrigérantes de la part des autorités supérieures du colloque. Nous étions passés de l'opposition au pouvoir et déjà prudences et langues de bois montraient le bout de l'oreille.

Ce colloque était d'abord un outil politique destiné à faire du bruit autour d'un thème populaire à l'époque, celui de la recherche, pour montrer que la nouvelle équipe s'intéressait au problème. L'autre objectif était d'attirer l'attention des industriels sur les retombées, positives pour eux, que pourrait engendrer le nouveau pouvoir. Le colloque, qui était essentiellement un énorme *brain-storming* des acteurs de la recherche, tombait particulièrement bien en ce qui concernait les sciences de la vie et la recherche médicale. Les possibilités immenses que venaient d'apporter les révolutions de la génétique et de l'informatique n'étaient en effet pas sans poser nombre de problèmes.

Ces révolutions conceptuelles et technologiques imposaient, de réfléchir sur les aménagements à faire dans de très nombreux secteurs concernant la recherche, à commencer par celui du statut des chercheurs.

Ceux-ci réclamaient de devenir des fonctionnaires et que les règles concernant leurs recrutements et leurs promotions soient modifiées. Très actifs soutiens de la nouvelle majorité ils obtinrent satisfaction en ce qui concernait la titularisation. Cette solution a cependant dévoilé des pièges : difficultés pour certains de poursuivre jusqu'à la retraite un métier aussi particulier que celui de la recherche et une certaine inadaptation de cette organisation aux besoins d'intervention adaptée à la rapidité de l'évolution de la recherche.

Les remous du colloque apaisés, je retrouvai avec bonheur ma casquette d'hospitalo-universitaire avec mes petits étudiants de PCEM, les examens de laboratoire et le laboratoire de recherche comptant bien ne plus perdre un temps irrattrapable.

C'était un rêve d'enfant car quelques mois plus tard j'étais convoqué par le directeur du ministère de la Recherche et de la Technologie, le MRT pour les initiés. Ce directeur, jeune, affable, dont la calvitie devait apparaître souvent sur les « étranges lucarnes » quand il devint PDG de la SNCF. Il m'avait convoqué pour un motif grave et urgent. Le directeur du département des sciences de la vie, un biophysicien éminent spécialiste de la survie des micro-organismes aux très basses températures, Pierre Douzou, venait d'être mis à la tête d'une nouvelle et très importante structure : la Mission des biotechnologies, qui devait permettre à la France de rattraper son immense retard dans le domaine. Il m'avait dénoncé au ministre comme étant le seul à pouvoir lui succéder aux sciences de la vie. Je lui fis part de mon étonnement à l'écoute d'un pareil discours. Je ne me reconnaissais aucune qualité pour exercer cette tâche, ne connaissant, et encore très imparfaitement, qu'un petit secteur de la recherche médicale.

Le directeur était brillamment sorti de l'ENA où on lui avait enseigné l'art et la méthode de répondre à n'importe quelle question du grand jury. Me décider à accepter était pour lui d'une facilité dérisoire. Je ne voulais pas interrompre mes recherches, « mais qu'à cela ne tienne, cher professeur, vous serez très secondé par des assistants qui régleront l'essentiel des problèmes. Deux petites, toutes petites demi-journées de mon temps, au maximum, seraient consacrées au ministère ». Je prétendais ne pas être compétent en politique de recherche, mais des informations sûres émanant de la DGRST affirmaient le contraire. J'avais été, selon elles, un des piliers d'une action concertée qui avait joué un grand rôle dans les interactions entre biologie et médecine. Comme je continuais à m'accrocher farouchement à un refus, il joua alors sur un autre registre : j'avais contribué à l'élection du Président. Le Président avait encore besoin de mon concours. L'opposition se déchaînait déjà. Les adversaires allaient attaquer sur tous les fronts. J'étais, dans ma corporation, une « personnalité scientifique respectée ». Je faisais partie des notables en tant que professeur d'université et chef de service dans les hôpitaux de Paris. J'étais donc le pion irremplaçable dans le nouveau dispositif. Au bout d'une demi-heure, j'avais la « grosse tête » et je n'avais plus d'arguments à avancer, d'autant qu'il m'avait été promis de m'adjoindre deux codirecteurs de mon choix.

Le lundi suivant, j'étais donc avec mes amis Claude Kordon, directeur de recherche à l'INSERM, et Jean-Pierre Zalta, directeur de recherche au CNRS et professeur de biologie moléculaire à Toulouse, dans le bureau de Jean-Pierre Chevènement. Il nous prédisait un travail exaltant à ses côtés et, à la fin de l'entretien, nous reconduisant à la porte de son bureau, il me regarda droit dans les yeux et il me dit : « Vous préférez, monsieur Rosa, jouer "Les Trois Mousquetaires" plutôt que "La solitude du coureur de fond". Je respecte votre choix, mais, sachez-le, je ne veux voir qu'une seule tête ! » Ce qui laissa mes camarades pensifs.

Quelques jours plus tard, le ministère déménageait du petit hôtel de la rue Saint-Dominique vers l'immense ensemble de la montagne Sainte-Geneviève qui avait servi de local à l'École polytechnique. Il fallait choisir les locaux qui abriteraient notre département. À notre étonnement, au décours de la foire d'empoigne à laquelle ce choix donna lieu, nous avions hérité de superbes pièces situées au rez-de-chaussée du bâtiment Joffre, donnant sur le magnifique jardin de l'ancienne école.

Nos assistants, vieux routiers des administrations ministérielles nous regardèrent avec pitié, nous expliquant que nous avions été roulés comme des enfants. Non seulement nous étions loin du bureau du ministre, mais nos pires futurs adversaires au sein du ministère, les départements du médicament et de l'agriculture, étaient, eux, à deux pas du bureau magique. Mes camarades et moi avons ri de ces informations que nous jugions dérisoires. Il s'avéra rapidement que nos assistants étaient dans le vrai. Lorsque le ministre eut à arbitrer entre nos départements, par exemple pour l'attribution de crédits, les implantations en question prirent toute leur valeur. Nos adversaires guettaient les allers et venues du maître et se trouvaient toujours sur son passage pour plaider leur dossier. Aussi étrange que cela puisse paraître, c'était parfaitement efficace.

Nous arrivions au ministère en ne sachant pas en quoi consistait exactement la mission de diriger le département des sciences de la vie. J'imaginais vaguement que nous aurions l'immense pouvoir d'orienter les recherches dans ce domaine. Je me souviens en particulier que, au moment de mon arrivée, j'avais en tête des recherches de pointe sur la maladie mentale appelée « état maniaco-dépressif » dont je venais d'avoir un triste exemple dans le laboratoire où un des chercheurs venait de se suicider.

La réalité fut tout autre. Nous découvrîmes qu'un ministère comportait deux structures aux missions totalement différentes. Il y a le cabinet du ministre d'un côté et les services de l'autre, dont font partie les différents départements dont naturellement celui des sciences de la vie. Au cabinet composé des conseillers et des chargés de mission le soin de déterminer la politique à mener et aux services de l'exécuter.

Les conseillers de Chevènement avaient été choisis sur des critères d'affinités politiques plus que scientifiques. Braves gens au demeurant et sûrement pleins de bonnes intentions mais bien peu préparés à leur rôle. L'un des deux était totalement dépassé. L'autre, qui n'avait pas encore été illuminé par la mémoire de l'eau, soufflait au ministre que la recherche en sciences de la vie se résumait à trouver des médicaments contre l'inflammation. La politique du ministre lui était aussi insufflée par des avis émanant de la commission « Recherche » du parti au pouvoir et par le futur directeur de l'INSERM. Avec du recul, je m'aperçus que ces avis étaient contradictoires mais également contre-productifs pour notre département. La commission en question reflétait les positions du principal syndicat de chercheurs encore influencés par la vague utopique de Mai 68. La recherche devait donc obéir à des lois totalement démocratiques. Les financements devaient être entre les mains de chercheurs élus. Il fallait donc supprimer ces commissions de la DGRST ou du CNRS composées de membres désignés par le pouvoir en fonction de leurs compétences, celles-là mêmes qui avaient permis de rattraper en partie le retard français en matière des sciences de la vie entre autres. Les orientations devaient être décidées par des votes majoritaires provenant des utilisateurs, c'est-à-dire du public. Cela équivalait naturellement à dire que seules les recherches appliquées à des retombées immédiatement visibles allaient être retenues. Foin de fariboles comme des recherches sur la génétique de la mouche du vinaigre[2] ou sur la biologie du poisson zèbre[3]. Vive, par contre, des recherches sur l'action bienfaisante des cures dans une vague station thermale de l'est de la France – je n'irai pas jusqu'à dire qu'il s'agissait du Territoire de Belfort, fief de notre ministre. Dans la même veine, les subventions par des fondations privées étaient diabolisées. Ces pauvres procureurs ne comprenaient pas que l'argent collecté par elles et distribué aux chercheurs ne leur serait jamais arrivé si l'on supprimait ces fondations. Les citoyens jugeant qu'ils subventionnaient la recherche par les impôts ne donneraient jamais l'équivalent si l'État le leur demandait.

Il fallait aussi faire un virage à 180° en minorant les recherches médicales au profit de recherches en santé publique. Expliquons ce dont il s'agit. La santé publique concerne, comme son nom l'indique, non l'individu mais l'ensemble de la population, c'est-à-dire en dehors des épidémies, la prévention et non pas la thérapeutique. Elle comprend donc les vaccinations, l'amélioration des conditions d'hygiène publique, la détection de risques collectifs (pollutions, nuisances, etc.). Ce secteur, d'une très grande importance, était effectivement délaissé et méritait qu'on s'y consacrât plus, mais pas au détriment des autres secteurs de recherche. À titre d'exemple, les progrès contre les dégâts produits chez l'homme par l'amiante sont tributaires de recherches, allant de l'épidémiologie à la biologie moléculaire en passant par la recherche des gènes impliqués.

Il s'ajoutait à ce programme, l'offensive furieuse de la francophonie. La francophonie (s'exprimer en français) est une redoutable épine dans le pied des scientifiques français. Sur ce point se rejoignent d'étranges compagnons où l'on retrouve à côté des descendants de feu Maurras – la France, la France seule – des gaullistes historiques n'ayant jamais oublié l'étrange animosité de Roosevelt à l'égard de la France libre. Elle est aussi défendue par toute une série d'ayatollahs que l'on retrouve à l'affût en maints endroits. D'abord à l'Académie française naturellement – la « Française » dans l'argot de l'Institut – où elle est proclamée, intangible particulièrement quand ses secrétaires perpétuels sont des Beurs[4] qui défendent la langue française comme la prunelle de leurs yeux. Le ministère des Étranges Affaires, comme aimait à le faire dire au Général *Le Canard enchaîné*, est également un redoutable partenaire du lobby, de même que le ministère de la Coopération et naturellement le ministère de la Francophonie quand il existe. Des appuis arrivent aussi de l'extérieur et ils ne sont pas médiocres quand ils viennent de la « Belle Province », capitale Québec ! Bref, pour défendre notre outil de travail, nous les chercheurs, comptions sur l'appui de notre ministre pour contrer cet adversaire d'autant plus dangereux qu'il avait à cette époque un soutien, loin d'être médiocre, celui de François Mitterrand lui-même.

Or nous fûmes dans ce secteur totalement abandonnés en rase campagne à cause de la fameuse « reprise du marché intérieur ». La reprise du marché intérieur en matière de produits industriels, dans notre domaine les médicaments et les appareils de laboratoire, était l'idée-force du nouveau ministère. Ce faisant, on allait lutter contre le chômage en créant des emplois et améliorer la balance des paiements en n'achetant plus à l'étranger auquel, au contraire, on vendrait nos produits. Pour que cela soit efficace, il fallait que les industries fussent dans la main du pouvoir, donc nationalisées. Ce n'était d'ailleurs pas négociable puisque écrit noir sur blanc dans le Programme commun rebaptisé « 110 propositions du candidat à la présidence ». En pratique, c'était en contradiction totale avec les lois du marché qui se firent très rapidement reconnaître.

Qu'avait à voir ce programme avec nous ? D'abord des munitions pour nos adversaires du secteur médicament directement impliqué, et, plus pernicieux encore, renforcement de la francophonie grâce à un curieux sophisme. Puisque le marché était dominé par les Anglo-

Saxons, ceux-ci étaient les adversaires désignés et par voie de conséquence (logique !) leur langue proscrite.

Pour la recherche, cela signifiait l'interdiction d'utiliser la langue anglaise pour les publications scientifiques, les rendant illisibles pour l'immense majorité des chercheurs hormis ceux de l'Hexagone, du Québec et des nouvelles républiques francophones qui d'ailleurs ne comportaient que des chercheurs travaillant en France. Le même ukase était valable pour les colloques qui, en France, devaient se dérouler exclusivement en français tandis qu'à l'étranger, les présentations de nos représentants devaient également être faites en français sous peine de suppression de tout frais de mission. C'était comme si, du temps de l'Empire romain, au cours d'un colloque (c'est une image), les Scythes et les Nubiens avaient pu parler et se comprendre en n'utilisant que leurs langues. Expérience vécue par tous les chercheurs de ma génération : quand, au cours d'un colloque international où l'on s'exprimait en français, on a vu *toute* l'assistance se lever et quitter la salle aux premiers mots prononcés, on ne recommence plus jamais, mais on court à l'école Berlitz pour être capable de communiquer en anglais. Je me rappelle cependant avoir été soutenir le diktat ministériel devant une Académie des sciences ébahie et qui pourtant devait en avoir entendu bien d'autres au cours de sa longue existence !

D'autres lignes de force venaient orienter la politique ministérielle en ce qui concernait notamment notre département. Elles émanaient d'un conseiller non officiellement membre du cabinet, mais autrement plus efficace et structuré que les conseillers mentionnés plus haut. Il s'agissait de Philippe Lazar, polytechnicien de formation, directeur d'une unité INSERM d'épidémiologie et très engagé dans le principal syndicat de chercheurs. Peu de temps après mon arrivée au ministère j'avais été consulté sur l'opportunité de le faire nommer directeur général de l'INSERM, l'autre candidat étant un immunologiste de grande qualité. Estimant que Lazar, en raison de sa spécialité, aurait une vue plus éclectique, je penchais en faveur de sa promotion mais ce qui me gênait était que cette même spécialité n'avait rien à voir avec la recherche expérimentale. Après une nuit de réflexion, je répondis au directeur de cabinet qu'il me semblait que Lazar ferait un très bon directeur à condition qu'il soit épaulé par une espèce de conseil comportant toute une série de spécialistes des disciplines expérimentales. Il fut nommé et me demanda aussitôt qui à mon avis devait faire partie de ce conseil. Ainsi débuta une aventure pour l'INSERM qui dura quatorze ans et qui vit l'organisme se modifier très profondément.

Je n'appréciais pas à leur juste mesure les règles du pouvoir. C'est ainsi que je fus fort surpris de me trouver du jour au lendemain en face d'un adversaire aussi subtil qu'efficace dans mon activité au ministère. Philippe Lazar, qui avait sûrement lu Clausewitz et *Le Mémorial de Sainte-Hélène*, arrivait au pouvoir avec une stratégie parfaitement définie pour l'INSERM. Il fallait que « son » organisme devienne tout-puissant et totalement indépendant. Pour atteindre ce résultat, la première étape était de recevoir le maximum de financements du gouvernement et, par conséquent, que l'organisme rival, le CNRS, en reçoive le moins possible. Le département des sciences de la vie était un autre de ses adversaires putatifs en tant que tuteur financier et du CNRS et de l'INSERM et en émargeant au budget de la recherche. C'est dire que la sympathie mutuelle que nous éprouvions l'un pour l'autre ne pouvait entrer en ligne de compte et que le département ne pouvait pas attendre d'appui de ce conseiller du ministre. Au demeurant, Philippe Lazar m'expliquait qu'il n'y avait aucune animosité dans son action mais que, comme je devais, étant sur place, être à même de m'en rendre compte, un ministère était un rouage incompétent en ce qui concernait la bonne exécution de la recherche et qu'il devait se cantonner à l'obtention du maximum de fonds au moment des arbitrages interministériels. Il me démontrait par A+B que la recherche médicale ne pouvait être efficacement menée en France que par l'intermédiaire d'un seul organisme et que celui-ci devait être tout-puissant. Il fallait donc que l'INSERM reçoive le maximum de crédits, de chercheurs et d'ingénieurs. Logiquement, cela nécessitait bien que les moyens de la section des sciences de la vie du CNRS soient affectés à INSERM. Dans aucun autre pays du monde, me rappelait-il, il n'existait deux agences en parallèle sur le même sujet. Par ailleurs, son organisme devait être libre de choisir sa stratégie et ses orientations. Cela impliquait, me disait-il avec le grand sourire d'un mathématicien ayant réussi sa démonstration, que le département des sciences de la vie, petite, toute petite structure dépourvue par conséquent de l'expertise nécessaire, soit neutralisé. Dans le combat politique, il faut mettre le maximum d'atouts dans son jeu et deux précautions valent mieux qu'une. En conséquence de quoi, Philippe Lazar avait circonvenu le directeur de la mission financière du ministère, polytechnicien comme lui, qui pesait d'un grand poids lors de l'attribution des crédits aux différents départements, et celui-ci l'avait parfaitement compris. Il en résulta qu'en fait de crédits, notre département fut servi ! Sa proposition d'attribution budgétaire passa des 28 millions reçus l'année précédente à 11 millions, c'est-à-dire que nous étions littéralement émasculés. Ces fonds servant à alimenter les actions du département et le soutien exceptionnel à telle ou telle thématique, l'attribution annoncée devait nous amener à faire des coupes extrêmement sévères dans les actions en cours, voire à la suppression de certaines d'entre elles et à l'impossibilité absolue d'en engager de nouvelles, c'est-à-dire de mener une politique incitative.

Quand nous allâmes, mes collègues et moi, à la direction financière dans le but de plaider notre dossier budgétaire, nous ne pûmes rencontrer son directeur mais fûmes reçus, ou plus exactement nous nous trouvâmes face à une jeune pécore qui nous prenait manifestement pour des rigolos. Nous refusâmes toute discussion avec une subalterne qui devait être bac −2 et repartîmes réfléchir sur la définition d'une autre stratégie, entreprise d'ailleurs compliquée par le fait que nous n'identifiions pas l'origine exacte du coup qui nous accablait. Nos adversaires, en bons élèves de Machiavel, avaient en effet fait circuler de faux bruits qui nous arrivaient par le canal de nos assistants. Le plus insistant d'entre eux était que j'avais gravement attenté à la dignité du directeur en question en négligeant d'aller me présenter à lui lors de mon arrivée au ministère. La méconnaissance de ce rite me valait, paraissait-il, un retour de bâton qui semblait d'ailleurs bénin eu égard à la faute, selon nos informateurs. Du coup, Pieds Nickelés malappris nous étions, Pieds Nickelés nous devions agir. Ainsi fut fait lors de la réunion de finalisation des budgets. Elle avait lieu dans le grand amphithéâtre du ministère devant tout ce que celui-ci comportait d'éminences, le ministre lui-même excepté. Chaque département devait exposer l'utilisation qu'il allait faire des sommes qui lui avaient été attribuées. Et c'était un plaisir de voir les miracles que nos petits camarades richement dotés allaient pouvoir accomplir. Lorsque notre tour vint nous réclamâmes à la surprise générale un rétroprojecteur, ce dont n'avaient pas eu besoin nos collègues qui en étaient encore au stade oral. Lorsque nous pûmes disposer de cet engin révolutionnaire, nous projetâmes une lettre rédigée en anglais pour la grande revue internationale *Nature* où nous exposions notre situation et nous indiquions que nous devions arrêter les subventions ministérielles aux recherches de pointe dans les sciences de la **vie** faute de moyens financiers.

La séance fut alors abrégée et le directeur de la recherche annonça que l'arbitrage budgétaire final ne serait signé par le ministre qu'un peu plus tard. Le ministre savait manifestement lire l'anglais car, le lendemain même, nous eûmes droit à une fameuse engueulade mais, dans le même temps, notre budget était remonté au niveau de l'année précédente.

Nos problèmes financiers résolus, l'année n'en fut pas moins difficile. Outre ma mission suicide à l'Académie pour défendre la francophonie, je dus aller indiquer au CNRS les nouvelles règles le concernant. Je revois encore l'ébahissement du directeur des sciences de la vie du CNRS, le flegmatique Roger Monier, à l'annonce de l'arrêt proclamé de tous ceux de ses programmes qui faisaient double emploi avec ceux de l'INSERM, de la mise à l'index de l'anglais et, plus grave encore, du grand coup de barre à donner des recherches fondamentales vers les recherches appliquées. Je n'étais naturellement pas partisan de ces mesures et, au fur et à mesure que je parlais, je me sentais ramené bien des années auparavant où, militant obéissant, je répandais des paroles auxquelles je ne croyais pas, me justifiant en pensant qu'un intérêt supérieur qui m'échappait nécessitait de répandre ces contre-vérités.

Nous reçûmes enfin des messages irrités de sommités de notre milieu, ce qui aboutit à un déjeuner avec François Jacob et Jean Dausset chez le ministre qui fit preuve d'une dialectique à couper le souffle. Mais il en fallait beaucoup plus pour convertir nos prix Nobel qui savaient, en cas de véritable nécessité, s'adresser à l'étage au-dessus, chez le Premier ministre et à l'Élysée. Chez le Premier ministre, nous avions un relais en la personne de François Gros qui était son conseiller pour la recherche. Quand les choses nous paraissaient aller vraiment trop loin, nous allions lui en référer le samedi matin. Je n'ai compris que plus tard pourquoi nos rencontres avaient lieu tantôt à Matignon tantôt dans son bureau de l'Institut Pasteur. Avec du recul, il me semble que Matignon était le lieu où nous allions l'informer des affaires normales tandis que, à Pasteur, il recevait nos doléances, nos récriminations et nos appels au secours. Il écoutait ces dernières sans se prononcer et nous repartions horriblement déçus, pensant ne pas avoir reçu l'aide demandée. Nous ne connaissions pas les jeux très subtils qui se déroulent dans ces milieux et je pense qu'en fait nous étions bien souvent compris et aidés en sous-main.

Ce que nous avions quand même fini par comprendre, c'était que, de notre côté, le fonctionnement du ministère nous offrait quelques possibilités de défense. Dans un ministère, les services ne définissent pas la ligne à suivre mais sa mise en application et ce détail n'est pas sans importance. C'est ainsi que la mise en musique d'instructions venues du cabinet peut prendre plus ou moins de temps. Il y avait donc là un moyen intéressant de retarder certaines instructions qui nous paraissaient franchement contre-productives pour ne pas dire contre nature, entre autres celles qui auraient abouti à une lourde pénalisation de la recherche fondamentale. Nous devînmes donc, dans l'attente de jours meilleurs, des spécialistes du surplace, n'ayant rien à envier aux meilleurs coureurs cyclistes sur piste, grands amateurs du surplace, phase décisive avant leur démarrage fulgurant. Le temps nous donna raison qui vit le ministre se dégager des utopistes du début avant de disparaître à grand fracas pour, comme il le dit lui-même, « ouvrir sa gueule » contre la nouvelle orientation du gouvernement. Les ministres qui lui succédèrent n'avaient pas ses contraintes et les choses rentrées dans l'ordre, notre présence n'était plus nécessaire. En fait, curieusement, dans le même temps où notre ministre allait secrètement remettre sa démission au président de la République, nous allions lui déposer la nôtre.

Au bout d'un an de fonctionnement, nous avions donc fini par prendre nos marques et nous luttions, croyions-nous, presque à armes égales avec nos adversaires. Nous défendions bec et ongles notre pré carré contre les sécessionnistes du médicament qui voulaient faire bande à part, comme si le médicament ne faisait pas partie intégrante de la recherche biomédicale ! C'était difficile, car nous ne possédions pas les mêmes armes. Ainsi, le responsable du médicament dans notre département avait fait partie des rapides qui avaient squatté les bureaux de l'étage du ministre et il en profitait – je l'ai vu de mes yeux, tout professeur de faculté qu'il était – pour jouer les Firmin en aidant le ministre, qui avait vingt ans de moins que lui, à enfiler son pardessus. Nous avions également fort à faire avec le département de l'agriculture dont le directeur était un homme par ailleurs délicieux mais qui subissait la pression de ses économiquement très puissants mandants. Nous avions avec lui des litiges dramatiques en ce qui concernait l'attribution des bourses de recherche car, à nos yeux, leurs candidats ne correspondaient pas aux critères que nous avions définis...

Quant à notre prédécesseur au département, celui-là même qui m'avait attiré à sa place à la tête de celui-ci pour devenir chef d'une nouvelle entité : la mission des biotechnologies, il estimait que sa « Mission » devait récupérer les thèmes les plus modernes et porteurs de notre département et nous étions donc en lutte fratricide avec lui. Combat qu'il gagnait toujours car le diable était d'une habileté redoutable et disposait de surcroît d'une arme secrète. Il avait une verve de chansonnier qui lui permettait d'amuser le ministre qui, de ce fait, ne lui refusait pas grand-chose.

En dehors de ces luttes picrocolines, nous avions quand même le temps de réfléchir aux choses sérieuses concernant le fonctionnement du ministère. Nos réflexions nous amenèrent à penser qu'il était vital de créer au sein du département un collège d'experts composé de collègues de haut niveau scientifique. En dépit de notre excellence bien connue et de la haute estime dont nous nous gratifiions mutuellement, nous étions assez lucides pour comprendre qu'il ne nous était pas possible de couvrir l'ensemble du domaine des sciences de la vie. Il nous apparaissait que le rôle du ministère était de faire une estimation précise des grandes directions à prendre en matière de recherches nouvelles et qu'à cette fin et pour les raisons évoquées plus haut, un tel collège s'imposait. C'était une idée-force de Claude Kordon, et il nous l'avait fait partager. Nous prîmes donc nos bâtons de pèlerins pour aller démarcher ces précieuses futures recrues. La tâche était naturellement ardue en raison de la réputation qu'avait acquise le ministère. À force d'autocritiques exposées dans le secret des bureaux de nos interlocuteurs, en leur expliquant que leur participation à ce futur conseil nous aiderait, eu égard à leur notoriété, à mettre le ministre sur la bonne voie, nous finîmes par obtenir un certain nombre d'accords. Notre programme se concrétisa alors sous la forme d'un rapport qui, dans notre langage codé, prit le nom de « petit livre vert » et qui fut tapé le soir dans l'unité de Claude Kordon. Un an de pratique rue Descartes nous avait appris l'importance du secret et aussi l'existence d'yeux et d'oreilles indiscrètes. Nous étions devenus nous-mêmes de parfaits paranoïaques.

Se posa ensuite le problème de la manière de faire parvenir ce rapport au ministre qui était accompagné d'une lettre où nous annoncions notre décision de démissionner au cas où notre projet n'aurait pas reçu d'agrément. Quelques propos en l'air avec notre hiérarchie et le cabinet nous avaient fait sentir qu'avec ce rapport nous n'étions pas, vraiment pas dans le sens du vent. Partant donc du principe que mieux valait s'adresser à Dieu qu'à ses saints, nous prîmes la décision de faire parvenir le petit livre vert directement au ministre. La chose n'était pas aussi simple qu'il y paraissait. Le mettre au courrier interne risquait très fortement que cela ne tombe d'abord dans des mains hostiles qui auraient tôt fait de l'expédier dans la machine à détruire les documents inutiles[5]. Il fallait donc trouver un expédient. Par bonheur, Claude connaissait personnellement la chef du secrétariat du ministre qui nous ouvrit subrepticement la porte du saint des saints, un vendredi soir, ce qui nous permit de déposer le précieux document bien en évidence sur le bureau du ministre[6]. Les jours passaient et nous ne recevions aucune réponse. Conformément à notre lettre d'accompagnement qui posait un véritable ultimatum – faute de réponse positive nous signalions que nous partirions à la fin du mois –, nous nous mîmes en mesure de passer aux actes.

J'allai donc informer le directeur de la recherche de notre décision. Il tenta naturellement de nous faire revenir sur celle-ci qui chamboulait l'organigramme du ministère, et puis qui sait, peut-être aurions-nous, une fois dehors, la tentation de cracher dans la soupe ? Devant le caractère inéluctable de ma décision – j'étais le plus déterminé de nous trois, ayant grande hâte de retrouver mes pipettes et mon chien qui se plaignait chaque soir de ne plus assez me voir –, il nous informa que l'on n'abandonnait pas son poste de la sorte et que nous ne pourrions partir qu'après leur avoir fourni un remplaçant acceptable. J'eus beau ricaner que, étant donné la réputation que nous avions dans le ministère, cela ne devrait pas être très difficile de lui trouver aussi bien sinon mieux que nous, nous étions renvoyés dans les cordes. Après cet entretien, mes compagnons étaient un peu ébranlés dans leur volonté de partir et me proposèrent un nouveau délai afin d'entreprendre quelques actions qu'ils n'avaient pas eu le temps de réaliser. Mais je leur opposai à nouveau la tristesse de mon chien et nous nous mîmes en quête d'un remplaçant. Jean-Pierre Zalta pensait qu'un brillant biochimiste de Montpellier, Jacques Demaille, n'y serait peut-être pas hostile. Je parvins à le joindre le soir à 23 heures. Il me demanda, ce qui était normal, un peu de temps pour réfléchir. L'information de Zalta était en or massif car le lendemain matin à 8 heures j'avais l'accord de Demaille. Quinze jours plus tard, nous avions évacué les lieux et Demaille remettait au ministre un livre blanc de cent cinquante pages sur la recherche. Pour parler trivialement, il n'était manifestement pas venu sans biscuit.

Quelques jours après notre départ nous trouvâmes dans la presse la raison du silence du ministre à notre supplique. Le jour où nous lui avions déposé notre livre vert, il avait lui-même porté sa démission à Mitterrand qui lui avait demandé de la garder secrète pendant un certain temps durant lequel il ne prit plus aucune part à la gestion du ministère.

Que reste-t-il vingt ans après ? D'abord une loi-programme sur la recherche prévoyant une augmentation annuelle de son budget. Je ne pense pas que cette règle ait toujours été appliquée. Un bel exemple en est la décision d'un ministre du Budget, par ailleurs reconnu pour sa grande intelligence, qui, à son arrivée en 1986, amputa d'un trait de plume le budget de la recherche d'une somme non négligeable.

La fonctionnarisation des personnels de recherche est bien entrée en vigueur mais avec les problèmes que nous avons signalés plus haut.

Nous avions, dans notre département, appliqué le maximum d'inertie possible à l'égard de la pression ministérielle visant à supprimer les actions concertées. Notre retraite élastique fut efficace car celles-ci ne furent finalement pas détruites. Il est d'ailleurs piquant de constater qu'à l'heure actuelle plus de 50 % du financement des laboratoires provient de cette source.

Notre lutte clandestine contre les ukases concernant la francophonie fut également couronnée de succès. Les mesures dramatiques annoncées ne furent pas appliquées, mais la francophonie est comme le Phénix, elle renaît de ses cendres à chaque changement ministériel. L'époque actuelle qui voit se côtoyer les agités de la francophonie et ceux des langues régionales, n'est pas avare d'incohérence. Mais heureusement leurs oppositions conceptuelles les neutralisent-ils mutuellement.

La « reprise du marché intérieur » n'a pas eu lieu en ce qui concerne le médicament et le matériel d'équipement de laboratoire. Plus grave, l'explosion des connaissances dans le domaine des maladies génétiques et plus généralement dans celui de la biologie moléculaire a entraîné la naissance aux États-Unis, en Grande-Bretagne, au Japon et en Allemagne mais pas en France, d'un grand nombre de petites entreprises dites « start up ». Elles constituent le fer de lance de l'innovation dans un secteur aux énormes potentialités industrielles. C'était une magnifique occasion de reprise de marché mais aussi magnifiquement ratée. Est-ce la faute du ministère de la Recherche ? Je laisse aux économistes le soin de trancher, mais je pense qu'à l'époque que j'ai vécue, le ministère n'était pas armé pour ce genre de bataille.

CHAPITRE XII

À propos d'éthique

Le directeur de l'INSERM qui a remplacé Lazar m'appelle. Il me propose d'entrer au Comité consultatif national d'éthique, le CCNE. Je tournais autour de cette institution depuis sa création à laquelle j'avais un peu contribué au ministère de la Recherche. Donc va pour le Comité d'éthique.

J'annonce la nouvelle à ma famille. Certains de mes fils ricanent. Ils pensaient que j'étais encore de gauche et je vais entrer dans une institution dont le protecteur est un président de la République qui a été le concurrent de celui que j'avais soutenu. D'ailleurs, ajoutent-ils, finalement cela ne les surprend pas. Quoi que j'en dise, quelle que soit l'étiquette d'homme au couteau entre les dents que je me plais à croire encore porter, j'ai depuis longtemps rallié la classe des mandarins. Je suis un patron de combat exigeant de « mon » personnel hospitalier une présence assidue. Je fronce les sourcils à chaque annonce de grossesse et qu'ai-je fait d'autre qu'exploiter sans vergogne les qualités des meilleurs d'entre eux qui sont devenus des spécialistes pointus de biologie moléculaire, de génétique et de diagnostic prénatal sans qu'ils en aient retiré la moindre promotion ou reconnaissance ?

Je me défends, j'explique que j'ai fait le siège de l'administration pour obtenir la reconnaissance de leur spécialisation, des services incontestables qu'ils ont rendus. Ils ont servi de moniteurs à nombre de leurs collègues des autres hôpitaux venant se former à ces techniques nouvelles. Je me suis heurté à des composantes et, non des moindres, du « mal français », la promotion à l'ancienneté dans l'administration qui bloque toute autre disposition, la rigidité des classifications des personnels, la stratification des classes socioprofessionnelles. On est pratiquement technicien à vie quand on a commencé dans cette filière. Comment obtenir les diplômes nécessaires pour devenir ingénieur ou passer une thèse quand on est pris tous les jours de 8 heures 30 à 16 heures et qu'on a souvent plus d'une heure de trajet pour venir travailler ? Il existe bien en France une filière particulière aux Arts et Métiers où, quand on est mordu, on obtient un diplôme équivalent à une thèse après dix ou douze ans de « galère ».

Mes fils ne désarment pas : je me suis bien comporté en patron de combat, certes pétri de paternalisme, à l'Assistance publique. Et que dire de mes méfaits dans « mon » laboratoire de recherche ! Il s'agit là d'un point qui me tient à cœur et je ne peux laisser passer une telle accusation sans réagir. J'ai toujours agi on ne peut plus démocratiquement ! J'ai constitué et réuni régulièrement des conseils de laboratoire pour la répartition des crédits et des locaux entre les différents groupes, ainsi que pour l'ordre de présentation des jeunes chercheurs au recrutement. Mes fils ricanent, ils évoquent les innombrables plaintes qu'ils ont cru entendre de la part de « mes » chercheurs : comme ce brillant chercheur italien dont la candidature a été rejetée au profit d'un stagiaire français qui sortait de la même « grande école » que le directeur de l'INSERM de l'époque. Je conteste : la programmation votée par le conseil de laboratoire prévoyait bien de présenter au recrutement le chercheur français, c'est en violation de cette décision que le groupe où travaillait le chercheur italien avait manœuvré pour que ce soit lui, le recruté !

Mes fils font mine d'accepter cette explication mais n'en poursuivent pas moins leurs critiques. Elles portent maintenant sur un sujet particulièrement délicat, celui de la paternité des découvertes. J'aurais, paraît-il, abusé en maintes occasions de ma position de directeur pour décider de façon régalienne qui seraient le premier et le dernier signataire d'une publication. Ces positions dans le code de la recherche, au moins dans nos disciplines, sont censées identifier le chercheur principal du travail pour la première, la dernière position identifiant le patron du groupe.

De nouveau, je me défends avec indignation : en mon âme et conscience, je pense avoir toujours arbitré avec le maximum d'équité ce très délicat problème. Et puis cela n'a rien à voir avec une position politique, simplement avec une éthique personnelle. Je pourrais, s'ils le voulaient, leur donner moult exemples de patrons « de gauche » qui ont manifestement géré ce problème d'une façon pour le moins curieuse et au contraire des patrons « de droite » qui ont été d'une honnêteté à toute épreuve. Et que l'on ne vienne pas m'attaquer sur les choix des thèmes que nous avons faits. Je leur rappelle les années de l'obscurantisme opposant science bourgeoise et science prolétarienne.

Alors, me rétorque-t-on, il n'y aurait aucune influence du pouvoir sur l'orientation des recherches ? Et de me jeter à la face la brutale amputation des crédits de recherche lors de l'arrivée de la première cohabitation qui amenait au pouvoir les prophètes de l'économie libérale. Je réponds que l'exemple avancé est incontestable mais qu'il faut se souvenir que c'est le gouvernement de droite de Michel Debré qui avait augmenté de façon considérable les crédits de la recherche et développé la DGRST si bénéfique pour la recherche. *A contrario*, quand j'étais au ministère de la Recherche sous un gouvernement de gauche, je subissais des pressions considérables pour qu'on réoriente les programmes de façon « démocratique », ce qui voulait dire abandonner des recherches fondamentales au profit de recherches appliquées comme des études de santé publique et d'épidémiologie. Naturellement ces dernières méritaient d'être développées, mais pas aux dépens de recherches fondamentales qui constituaient le gisement de progrès futurs pour la santé des travailleurs ! J'ajoute que, là où ils ont raison, mes fils, c'est qu'il peut y avoir de funestes interactions entre politique et recherche. Toujours au même ministère régnait l'idée-force de la reprise du marché intérieur qui se traduisait par des tentatives de dérivation de crédits destinés à la recherche fondamentale vers des recherches appliquées au développement de médicaments par l'industrie française, ce qui était un non-sens absolu.

Je poursuivis plus tard tout seul cette réflexion sur la coloration politique du fonctionnement de la recherche. Y a-t-il finalement une recherche de droite et de gauche ? Vaste débat auquel naturellement je ne pus trouver de solution, sinon qu'il fallait au moins dans les fonctions de responsable éviter au maximum l'exploitation de l'homme par l'homme ! Je crois en mon âme et conscience avoir au moins tâché de respecter ce commandement... mais est-on soi-même bon juge en la matière ?

Mais revenons au point de départ de cette discussion sur les comités d'éthique, avec mes enfants qui me demandent des précisions sur ces « machins ». Ils ne comprennent pas la différence entre le CCNE et un autre comité d'éthique où je représente l'Académie, le COMETS, Comité d'éthique pour les sciences du CNRS, et de toute façon veulent avoir des précisions sur l'éthique.

La guerre aidant, je n'ai pas eu de cours de philosophie et j'ai beaucoup de mal à leur expliquer que l'éthique n'a pas tout à fait la même signification que la morale. En fait, je n'y arrive pas vraiment et je m'en tire en leur expliquant que les missions du CCNE consistent à réfléchir sur ce qui est admissible de faire en matière de diagnostics et de traitements et sur ce qui ne doit pas être fait, tandis que le COMETS vise essentiellement à définir les principes que les chercheurs doivent respecter au cours de leurs recherches. Je leur promets de mieux les informer quand je l'aurai été moi-même après avoir participé aux travaux dudit comité.

Ma première séance du CCNE fut un peu comme lorsqu'on arrive dans une classe en cours d'année : la plupart des quarante membres du Comité y siègent déjà depuis des années et nous ne sommes que trois ou quatre petits nouveaux. On procède rituellement à un tour de table où les anciens se présentent aux nouveaux et vice versa. Exercice facile pour le brillant avocat, l'évêque, le pasteur, le rabbin ou tel très célèbre journaliste mais, caméléon que je suis, je ne sais pas très bien comment me définir. Suis-je là en tant que médecin, professeur d'université en retraite ou directeur à la retraite d'un laboratoire de recherche et d'un laboratoire hospitalier d'analyse ? J'ai une furieuse envie de sortir une incongruité indigne de mon âge et de m'annoncer comme usager de la télévision ou grand-père de six petits-enfants. Puis la solennité du lieu aidant, je finis par m'annoncer comme « PU/PH en retraite », ce qui plonge mes brillants collègues dans une intense réflexion pour décoder cet acronyme que bien peu connaissent. La suite me démontra d'ailleurs qu'au fond il était parfaitement inutile que je me sois défini, car au début, je n'existais pas à leurs yeux en tant qu'individu mais en tant qu'« académicien », donc censé ne donner que l'avis de cette vénérable institution.

J'apprends donc à connaître le fonctionnement du Comité. Il a pour mission de donner des avis « éthiques » sur des problèmes variés en médecine et en recherche biologique et médicale. Les demandes, pardon les « saisines », émanent soit du gouvernement soit d'institutions comme l'Assistance publique ou l'INSERM, voire de simples particuliers. Je cite au hasard certaines saisines comme par exemple ce que doivent décider les pouvoirs publics concernant la conduite de voiture par des épileptiques : faut-il ou non réglementer leur capacité à conduire un véhicule ? Ou quelle réglementation appliquer à des parents séropositifs qui souhaitent procéder à une procréation assistée ? Ou doit-on rendre obligatoire le dépistage du sida chez un violeur présumé ? Et naturellement peut-on ou non autoriser des recherches sur l'embryon ou le clonage thérapeutique ?

Il faut donc le plus souvent répondre à des problèmes nés de la révolution biologique et qui, pour nombre d'entre eux, concernent des domaines où j'ai travaillé. Les sujets sont de qualité et il est intéressant d'écouter les avis des uns et des autres. Rapidement le praticien que je suis s'aperçoit qu'il n'a guère eu l'occasion, lors de ses travaux et de son activité médicale, de débattre des problèmes nés de ses recherches et de ses décisions thérapeutiques avec des personnes n'appartenant pas à son métier, hormis pour le diagnostic prénatal. Mais durant mes quinze ans de formation, personne ne m'avait jamais sensibilisé à ce type de problèmes.

Je constate avec une certaine surprise, et le mot est faible, l'écart qu'il peut y avoir entre celui qui « vit » un problème et celui qui l'aborde avec des yeux innocents. Par exemple, le débat qui s'installe au Comité en ce qui concerne l'autorisation de prélèvements chez les violeurs présumés. Médicalement parlant, le problème est parfaitement simple : si le violeur est porteur d'une maladie sexuellement transmissible, il faut instituer sans délai un traitement chez la femme violée qui peut avoir été contaminée. À défaut de renseignements concernant le statut infectieux du violeur présumé, le traitement, qui n'est pas bénin, doit être entrepris systématiquement car une éventuelle contamination n'est détectable qu'après plusieurs semaines. Entre le désagrément infime, pour le suspect, de la piqûre au bout du doigt nécessaire afin de connaître dans les minutes qui suivent son statut, et les graves inconvénients pour la victime d'un traitement qui peut ne pas être nécessaire dans le cas où on a la preuve que le violeur était sain, il n'y a pour moi pas l'ombre d'un problème. C'est donc avec stupéfaction que j'assiste au débat qui s'installe.

D'abord, on rappelle que la loi interdit tout prélèvement non consenti. J'en étais resté à mes souvenirs d'externe où, pendant la moitié de la matinée, je prélevais, sans aucune autorisation de leur part, les « entrants » à la recherche d'une éventuelle infection syphilitique. Le brillant avocat me fait remarquer, alors, que « présumé » ne signifie pas « coupable ». Je lui rétorque que coupable ou non coupable, le sujet prélevé a tout intérêt à connaître son statut infectieux. Eh bien ! il paraît que non, que celui qui ne veut pas savoir, a le droit absolu de ne pas savoir. Admettons, mais, dis-je, on n'est pas obligé de lui fournir le résultat de ses examens s'il ne le souhaite pas. On me fait savoir avec des sourires que je suis vraiment un enfant de chœur, car le violeur connaîtra son statut d'après ce qui se passera chez la violée : si elle est traitée, c'est qu'il était contaminant donc infecté.

Je m'incline mais j'en reviens à la femme violée : il m'apparaît ainsi qu'à la plupart de mes collègues médecins du Comité, je dis bien la plupart et non pas tous, inconcevable de lui faire subir peut-être inutilement des traitements susceptibles d'entraîner des accidents sérieux et cela pendant plusieurs mois. On nous avance alors que les violeurs acceptent en général d'être prélevés. Je n'en démords pas moins, je ne me résigne pas à ce que même dans un nombre infime de cas la femme soit une deuxième fois victime. S'ensuit alors un débat passionné entre gens de bonne compagnie glosant pendant de longues minutes sur la *diastasis* existant entre l'intérêt individuel et le viol d'un droit intemporel, celui du respect intangible de la personne humaine dont relève le droit de refuser d'être prélevé. Cela me donne l'idée d'opposer à ce droit le principe de non-assistance à personne en danger. Nous croyons avoir gain de cause. Las le juriste nous fait savoir que la non-assistance en question concerne un danger immédiat et que ce principe ne saurait dans l'état des textes être applicable au cas qui nous intéresse !

Pendant tout le débat, le président du Comité est manifestement mal à l'aise ; bien que médecin, il ne soutient pas notre position. Il aime les consensus et pressent qu'en l'occurrence ce ne sera pas le cas. Il finit par intervenir et évoque un problème auquel je ne pensais pas. « Mes chers amis, nous dit-il, le problème n'est pas aussi simple que M. Rosa le pense, il y a des contingences qui n'ont pas été évoquées. Si, pour ce cas très particulier, l'on acceptait de transgresser la règle de l'inviolabilité de la personne humaine – *in petto* je pense que le violeur, lui, ne l'a vraiment pas du tout respectée –, on risquerait d'avoir des effets collatéraux très fâcheux. » Je ne vois toujours pas où il veut en venir. « Cette mesure amènerait en effet à la recherche chez le présumé violeur du sida et de l'hépatite C, les principales contaminations par voie sexuelle, or, dès qu'on aborde le problème du sida, les associations de défense des sidéens redoutent que n'apparaisse un amalgame dans les esprits entre sidéen et violeur en puissance. Celui-là risquerait donc une fois encore d'être mis à l'Index. Bref, nous dit-il, le Conseil national du sida a étudié le problème et est absolument hostile à une pareille mesure. »

Les protagonistes du prélèvement obligatoire sont atterrés. Nous voyons bien le problème qui se pose. L'argumentation n'est en effet pas sans valeur et ces malheureux patients n'ont pas à courir les risques d'une avanie supplémentaire. Je tente alors un dernier effort : pourquoi, dans l'avis que nous formulerions en faveur du prélèvement, faire apparaître le mot « sida » ? On pourrait se borner à indiquer qu'il faut faire des examens à la recherche de la présence d'une maladie infectieuse comme par exemple l'hépatite C. Cette idée, dont je suis très fier, n'entraîne pas une adhésion totale. On m'oppose que si elle est ingénieuse, elle serait pratiquement impossible à mettre en pratique. Il n'y a finalement pas de consensus. Il n'émanera du Comité qu'un document se bornant à rapporter les opinions des uns et des autres et laissant aux législateurs le soin de trancher. Ceux-ci eurent moins d'états d'âme que nous et votèrent pour un texte rendant obligatoire le prélèvement...

Je découvrais ainsi tout un univers qui ne m'avait guère préoccupé quand j'étais hospitalier et chercheur. J'étais alors celui qui savait, et donc qui décidait en son âme et conscience sans tenir compte des obstacles qui pouvaient se dresser entre lui et ce qu'il pensait nécessaire pour sauver son patient. Ainsi, quand nous nous occupions des drépanocytaires pour lesquels, dans certains cas, l'administration de transfusions sanguines constitue une urgence vitale, nous rencontrions parfois des obstacles qui me rendaient furieux et que je n'hésitais pas à écarter. C'était le cas des familles Témoins de Jéhovah assez fréquemment rencontrées chez les Antillais, une secte qui interdit les transfusions sanguines. À l'américaine, fallait-il alors s'interdire de transgresser la volonté des parents et laisser mourir ou souffrir un petit drépanocytaire ou bien obéir à notre serment d'Hippocrate et transfuser ? J'avoue que, jusqu'alors, je n'avais jamais hésité, et que j'avais transgressé en toute conscience l'opposition des parents. Je n'ai jamais osé rapporter ce type de conduite au Comité d'éthique où je crois bien que j'aurais croisé des regards lourds de réprobation, de la part de certains puristes (j'allais écrire « intégristes »), du respect des droits de la personne humaine, en l'occurrence celle des parents et mais pas celle de l'enfant.

Notre Comité est saisi d'un nouveau problème qui m'« interpelle » à nouveau très vivement. Une éminente consœur d'un grand centre d'hématologie parisien sollicite notre avis pour résoudre le dilemme auquel elle est confrontée. Cela concerne le traitement d'une maladie dont l'énoncé me ramène quarante ans en arrière, quand j'étais interne dans le service de Jean Bernard. Je devais lui présenter une délicieuse petite fille de 6 ans, malheureusement d'une pâleur de cire. Le patron fit le diagnostic de maladie de Fanconi. « C'est, nous dit-il, une maladie génétiquement déterminée, très rare, qui entraîne différents troubles dont une anémie extrêmement sévère que rien ne guérit. La seule solution consiste à compenser cette anémie par des transfusions répétées qui n'empêchent pas une terminaison fatale. En effet, le déficit génétique, outre l'anémie, prédispose à l'apparition vers l'âge de la puberté de maladies malignes, cancer ou leucémies. » À la fin de la consultation, Jean Bernard dit quelques mots gentils à l'enfant et entraîna la mère hors de la pièce. « Madame, lui confia-t-il, malgré nos transfusions, le pronostic à terme de la maladie dont est atteinte votre fille n'est pas bon, dans l'état de nos connaissances actuelles. » La mère s'inquiète et interroge : on sera donc obligé de continuer long-temps les transfusions ? Elle n'a pas compris. « Il ne s'agit pas de cela, reprend le patron, votre fille va au cours de l'adolescence développer une forme particulière de leucémie contre laquelle nous sommes actuellement désarmés. » La mère s'effondre. Pour tenter de lui donner quelque espoir, Jean Bernard lui dit qu'il ne faut pas désespérer : « Comme vous le savez sans doute, Madame, les recher-ches en hématologie sont parmi les plus actives. D'ailleurs, ajouta-t-il en se tournant vers moi, M. Rosa, l'interne qui s'occupe de votre fille, va travailler sur ce cas. » « Il serait utile, me dit-il, de regarder ses hémoglobines car, comme vous le savez, cette anémie s'accompagne d'une quantité élevée d'hémoglobine fœtale, ce qui est peut-être un indice de départ pour une recherche. »

Nos recherches sur ce sujet ne menèrent à rien, mais trente ans plus tard, le gène responsable fut cloné, ce qui ouvrait des possibilités de diagnostic prénatal et permettait d'analyser les mécanismes de la maladie. Plus tard, il apparut qu'elle pouvait être traitée par greffe de moelle, cette dernière amenant au patient le gène qui lui manquait pour fabriquer les cellules sanguines.

Je sors de mes souvenirs en écoutant le rapporteur exposer la demande formulée auprès de notre Comité. Le centre hospitalier demandeur a en charge une petite fille pour laquelle on n'a pas pu trouver de donneur d'une moelle immunologiquement compatible. L'enfant est maintenant atteinte de cette leucémie évoquée par Jean Bernard et, faute d'une greffe de moelle, va mourir car les traitements classiques des leucémies vont bientôt devenir inefficaces chez elle. Les parents veulent donc concevoir un nouvel enfant sain et immunologi-quement très proche de la petite malade. Pour ce faire, il leur faut recourir aux techniques les plus élaborées de procréation médicale assistée. En clair, cela consiste à prélever plusieurs ovules chez la mère, à les faire féconder *in vitro* par les spermatozoïdes du père, puis à tester les différents embryons pour en trouver un qui ne soit pas porteur de la maladie de Fanconi d'une part, et qui soit immunologi-quement très proche de la petite malade. Les autres embryons seront soit détruits soit abandonnés. Tous les espoirs des parents reposent donc sur cette méthode qui, dans certains cas, a déjà été pratiquée à l'étranger. Mais en France, il faut un avis favorable du Comité d'éthique pour réaliser ce type d'intervention sur des embryons. Le rapporteur montre l'angoisse des parents sans compter celle de l'enfant – les enfants atteints de maladie génétique étant souvent extrêmement bien informés sur la nature de leur maladie et sur son évolution. Nombre des non-médecins du Comité penchent pour donner un avis favorable, écartant l'objection qu'ils ouvrent la porte à une espèce d'eugénisme. Les quelques médecins que nous sommes sont plus réservés. Naturellement, nous sommes particulièrement sensibles au problème posé par l'enfant malade et attirés par l'idée que l'on pourrait ainsi la sauver. Mais nous ne pouvons pas non plus ne pas imaginer ce que sera la vie de l'enfant-médicament qui aura été conçu pour traiter sa sœur. Le psychiatre de notre groupe a beau nous dire que, dans son expérience, les enfants donneurs de moelle sont le plus souvent très fiers de cette situation, nous pensons que le problème est totalement différent dans le cas qui nous occupe. Comment va vivre ce futur enfant qui, à tort ou à raison, pensera qu'il n'a pas été désiré mais « fabriqué » pour un autre ? Et que se passerait-il si par malheur l'enfant traité venait ultérieurement à décéder ? Le sentiment de culpabilité étant extrêmement répandu chez les enfants, il est à craindre que l'enfant-médicament se sente responsable. Et puis, n'est-ce pas la porte ouverte à une véritable industrie qui serait vraiment criminelle si elle n'est pas appliquée à des cas aussi méritants que celui étudié ?

Je sors de cette séance en même temps qu'un membre non scientifique de notre Comité. Il est troublé comme moi, mais pour d'autres raisons, par le sujet que nous venons de discuter. Pour moi, quelle que soit la compassion que m'inspire le sort de la petite fille atteinte de la maladie de Fanconi et la détresse des parents, je ne peux me résoudre, je ne peux admettre que l'on fabrique un enfant-médicament. Mon interlocuteur est préoccupé par le sort de l'enfant malade. Devant mes réticences, il me déclare : « Existe-t-il, au moins de façon prospective, une autre solution pour sauver cette enfant ? » Je bondis sur l'occasion pour lui rappeler un précédent débat concernant l'expérimentation sur les cellules embryonnaires, et ce qui est appelé assez improprement, le clonage thérapeutique. Mon interlocuteur, intéressé me semble-t-il, me demande de préciser mon propos et de le rendre accessible à un non-scientifique. La petite malade souffre du non-fonctionnement d'un gène qui joue un rôle critique dans la genèse des cellules sanguines. La greffe de moelle ou de cordon a pour effet d'amener des précurseurs de cellules sanguines possédant ce gène, mais cela nécessite une identité immunologique, celle-là même qui impose le recours à l'enfant-médicament. Je m'interroge didactiquement : n'est-il donc pas possible d'amener ce « bon » gène au niveau des cellules sanguines du sujet lui-même ? « Il s'agirait de greffe de gène ? », interroge mon interlocuteur, inquiet de tout ce qui évoque une « manipulation génétique ». « Vous avez raison, lui dis-je, ce procédé est théoriquement possible, mais sa mise en application se heurte encore à de très grandes difficultés qui ont toujours entraîné des échecs sauf dans le cas de déficits immunitaires génétiquement déterminés. » Mon interlocuteur qui est plus averti que je ne le pensais m'interrompt : « S'il s'agit du cas des enfants-bulles, me dit-il, seize sur dix-huit ont vu leur défaut corrigé et ont pu accéder à une vie normale en dehors de leur bulle, mais deux d'entre eux ont développé une leucémie à partir des cellules qui leur ont été greffées. Croyez-vous, Monsieur, que le principe de précaution ait été respecté dans ce cas ? » Et nous voilà donc amenés à ce terrible principe, apparu depuis quelques années, suscité par les accidents dus aux transfusions sanguines et par l'administration d'hormone de croissance, puis aux « encéphalopathies à prions » transmises par les vaches folles. Je lui réponds que, dans le cas des enfants-bulles, toutes les précautions possibles avaient été prises par les auteurs de ce traitement. On savait que le risque de leucémie ou de cancer était inhérent à la méthode utilisée, mais, d'après les études expérimentales préalables et les calculs, ce risque était évalué à une chance sur un million. Dans ce cas, ne fallait-il pas faire bénéficier les enfants du traitement et d'une chance inespérée jusqu'alors de guérison ? Nous tombons d'accord sur le fait que, rétrospectivement, il y avait du pour et du contre et qu'appliquer sans nuance le principe en question risquerait de paralyser toute avancée thérapeutique, mais qu'il est nécessaire d'évaluer avec un soin extrême toutes les conséquences des recherches projetées.

En sortant de cette discussion, je ne peux m'empêcher de repenser au chemin parcouru depuis mes débuts en recherche, à un moment où la « double hélice » n'existait pas et où la question d'agrégation concernant l'ADN était considérée comme peu probable vu le peu connu sur la biochimie et le fonctionnement de cette molécule !

Je revois notre excitation quand Jacques Monod était venu nous parler du « système Opéron » et François Gros du « messager ». Je me revois traquant, sans succès d'ailleurs, des protéines anormales qui auraient été produites par des gènes mutés de levure, au cœur même de cette révolution génétique qui se développait sous mes yeux dans les laboratoires de recherche fondamentale du CNRS à Gif-sur-Yvette. Je repense au coup de tonnerre de l'isolement du premier gène de colibacille et, en même temps, à l'apparition du mot et du concept clonage qui allaient connaître un si fulgurant développement. Puis, je pense aux peurs qui rôdent dans la société civile à propos des manipulations génétiques – terrible erreur de terminologie qui portait en elle les craintes évoquées. Il me vient l'idée saugrenue que les millénaires charrient de grandes peurs irraisonnées et celles de l'an 2000 ne sont peut-être pas différentes de celles de l'an mille ! Mais comment comparer l'homme de ce temps-là, qui dans la quasi-totalité des cas ne savait pas lire, et l'homme actuel abreuvé de sources d'informations ? Abreuvé potentiellement de possibilités d'informations mais avec des possibilités très réduites de pouvoir les intégrer correctement en raison, entre autres, d'une certaine inadaptation de l'enseignement des sciences au cours du curriculum classique des études. Mais quand même, quel gouffre nous sépare de cette médecine que j'ai connue au début de mes études où toute l'éthique médicale reposait sur le serment d'Hippocrate et en particulier sur cette phrase : « Dans toute la mesure de mes forces et de mes connaissances, je conseillerai aux malades le régime de vie capable de les soulager et *j'écarterai d'eux tout ce qui peut leur être contraire ou nuisible.* Jamais je ne remettrai du poison, même si on me le demande, et je ne conseillerai pas d'y recourir. » En fait, ce serment était oublié ou interprété de façon très laxiste dans les hôpitaux et aussi en ville où on ne se préoccupait guère des effets collatéraux que l'on pouvait faire subir aux patients sur lesquels on expérimentait de nouvelles techniques ou de nouveaux médicaments !

Comités d'éthique, convention d'Helsinki sur les Droits de l'homme, principe de précaution sont apparus depuis mes débuts en médecine pour donner le maximum de garanties aux malades. C'est une révolution culturelle qui, dans son genre, est aussi importante que la révolution technologique dont d'ailleurs elle procède. Qu'en est-il pour la recherche ? Ces nouvelles règles ne sont pas sans « interpeller » le monde de la recherche. Non que l'immense majorité des chercheurs ne soient convaincus de la nécessité de régulations, mais leur application n'est pas sans compliquer leur tâche, ne serait-ce que parce qu'y est attaché un nombre impressionnant de demandes d'autorisations, de formulaires à remplir, de commissions à constituer, etc. Chaque publication d'une étude sur l'homme implique, par exemple, que l'on certifie avoir respecté la déclaration d'Helsinki, et reçu l'autorisation d'un comité d'éthique. La plupart des chercheurs se plient à ces règles, mais il est inévitable que, dans de rares cas, elles soient contournées.

J'ai eu à connaître de ce type de problèmes dans un autre comité d'éthique, celui pour les sciences du CNRS.

La recherche est une activité compulsive. De même que certains sportifs de haut niveau, hantés par le souci d'être les meilleurs, trichent parfois en prenant des substances qui améliorent artificiellement leurs performances, de même dans certains cas des chercheurs obsédés par leurs désirs d'être « les » découvreurs font des choses « pas bien ». Ce n'est pas le lieu de les énumérer ici mais voici deux exemples parmi ceux que nous avons rencontrés dans ce Comité.

Dans le premier nous avons été saisis par un laboratoire qui se plaignait qu'un autre lui avait « volé » une découverte. L'affaire, comme c'est souvent le cas, était complexe. Le laboratoire plaignant avait isolé un matériel particulier mais ne disposait pas des techniques nécessaires pour en poursuivre l'étude. Le chercheur, dont cette recherche constituait le sujet de thèse, avait donc été envoyé dans un laboratoire qui possédait les techniques nécessaires. Dans ces cas fréquents, il s'établit une espèce de contrat au terme duquel la publication reconnaît à chacun des laboratoires le bénéfice de son travail. Or, d'après le plaignant, le laboratoire d'accueil avait publié le sujet sans le consulter et sans faire figurer les découvreurs du matériel. Ce que le laboratoire accusé réfutait en arguant que ledit matériel était la propriété du thésard qui avait abandonné le premier laboratoire pour devenir l'un de ses membres. Y avait-il vol ou non ? Ce problème agitait les différentes instances du CNRS, et son directeur général avait conclu que c'était en dernière analyse à nous de trancher. Après étude minutieuse du dossier il apparut que la commission d'enquête du CNRS qui avait instruit le dossier n'était pas suffisamment distante des protagonistes pour avoir une vue totalement objective et nous conseillâmes à la direction d'agir en conséquence, c'est-à-dire de faire réinstruire le dossier.

L'autre cas était beaucoup plus simple. Un jeune chercheur s'était illustré par une série de publications d'une fréquence et d'une importance telles, pour un chercheur de son âge, qu'un éditeur, au reçu d'un nième article rapportant des résultats encore plus mirobolants que les précédents, avait conçu des doutes et communiqué ceux-ci au directeur de l'organisme auquel appartenait ce chercheur, lequel directeur nous chargea du problème. Nous découvrîmes que les cahiers de laboratoire du chercheur contenaient à l'évidence les preuves de supercheries. Le patron du laboratoire, un chercheur d'un très haut niveau et d'une moralité au-dessus de tout soupçon, était effondré car sa vigilance avait été trompée et il lui était très difficile de le prouver.

Le tricheur fut exclu à vie de la communauté scientifique mais son patron, qui n'y était pour rien, mit des années à retrouver son aura antérieure.

Ces exemples montrent un des multiples aspects du métier de la recherche. Il n'a pas échappé aux chercheurs qui ont su y trouver des parades efficaces. Celles-ci consistent essentiellement en un des fondements de la recherche moderne : l'évaluation par les « pairs », c'est-à-dire par les chercheurs eux-mêmes. Il en résulte une vigilance collective et très efficace étant donné les compétences des « surveillants ». De ce fait les accidents comme ceux évoqués plus haut sont très rares.

Alors que je m'escrimais à effectuer le deuxième temps du dosage de l'aldolase je n'imaginais pas que le métier dans lequel je m'élançais avec la foi du néophyte comportait de tels aspects. Il est vrai qu'à l'époque on n'avait pas encore émis la théorie selon laquelle le grand Pasteur lui-même aurait dans certains cas oublié de mentionner que les cultures qui lui avaient permis d'obtenir un vaccin fameux provenaient d'un de ses élèves et non des siennes !

CHAPITRE XIII

En guise de conclusion

Je reçois un appel pour participer à une table ronde télévisée sur les médecines d'hier et d'aujourd'hui. Je dois me faire le défenseur de la révolution biologique et médicale. J'hésite avant d'accepter. Quelques expériences passées ont éteint chez moi tout désir d'être vu par quelques millions de concitoyens. L'organisateur insiste. J'appartiens à cette génération qui a connu la médecine « d'avant » et vécu sa mutation. Mon témoignage pourrait être intéressant pour toute cette jeune population consommatrice de médecine sans toujours trop savoir d'où procède ce qu'elle consomme.

J'ai pratiquement terminé le livre. Mon interlocuteur est sympathique, je me laisse faire. Quand j'arrive dans le studio d'enregistrement, je constate que nous ne sommes que deux avec le présentateur : moi-même et un de mes vieux patrons à l'esprit et à la langue bien acérés. Je connais sa mémoire exceptionnelle, il m'empêchera de déraper.

Je joue donc mon rôle d'historien biographe en résumant les têtes de chapitre du livre. Je décris la prééminence de la clinique d'alors, la superbe des patrons qui ne relevaient que du jugement de Dieu (et encore !), la cascade hiérarchique des concours, l'absence totale d'information et de droits des patients hospitalisés. Mon « grand témoin » écoute sans intervenir. Je décris ensuite les fulgurants progrès réalisés au cours du demi-siècle : les maladies infectieuses terrassées par les antibiotiques, les maladies cardio-vasculaires dépistées précocement par l'échographie et l'angiographie, leurs accidents prévenus par les anticoagulants ou jugulés par des pontages coronariens ou des « stents » de moins en moins acrobatiques et de plus en plus efficaces. Je parle du rein artificiel, des exsanguino-transfusions, des greffes de moelle, de rein ou de cœur. Je raconte la révolution des tranquillisants, celle du lithium, celle du scanner et de la RMN. J'en arrive au clonage de gènes dans les maladies génétiquement déterminées, au diagnostic prénatal et à la procréation médicale assistée.

Mon grand témoin n'intervient toujours pas. L'homme de télévision me demande alors de retracer brièvement la révolution biologique « à laquelle, me dit-il, vous avez brillamment contribué ». Je m'exécute sans vergogne par rapport à la flagornerie de son propos. Je raconte mon épopée, le dénuement matériel et psychologique de la recherche biologique française à mes débuts. Le travail artisanal que l'on pratiquait, notre inexistence dans les congrès face aux Anglo-Saxons, la lumière rencontrée chez les chercheurs du CNRS en génétique. La chance relative d'avoir été acculé à choisir un sujet porteur après Mai 68 et mon exil à Créteil, l'état schizophrénique du biochimiste médical écartelé entre un enseignement massif, de redoutables responsabilités de soins et l'ardente nécessité de poursuivre des recherches. Au terme de ma péroraison, l'animateur me demande ce que je pense finalement de la médecine de mes débuts. Je veux une image parlante et je lui réponds que la médecine de papa est défunte.

Mon ancien patron demande alors un droit de réponse et, en bon tacticien, reprend point par point ma démonstration.

« Je connais trop bien Rosa pour ne pas savoir qu'emporté par son éloquence il lui arrive d'oublier certains détails. Il nous dit par exemple que les maladies infectieuses sont éliminées. Croit-il vraiment que le sida, l'hépatite C ou l'anémie spongiforme bovine ne soient pas contagieuses ou qu'elles soient contrôlées par des antibiotiques ? Il continue : oui, on sait prévenir et traiter les infarctus mais ils n'ont jamais été aussi nombreux de même que l'hypertension artérielle et le diabète. Il en vient ensuite aux maladies génétiques et, là, il ricane vraiment : « Cher Rosa, me dit-il, vous vous gargarisez avec votre révolution médicale moléculaire et génétique qui aurait entre autres tué notre "médecine d'avant". Je vais à ce sujet vous faire quelques remarques. D'abord, comment toute cette kyrielle de gènes responsables des innombrables maladies dont vous vous enorgueillissez a-t-elle été découverte ? » Je réponds sans trop réfléchir : « Grâce aux progrès des recherches fondamentales qui ont permis clonage, séquençage, etc. » « Bien, me dit-il, mais ces mirobolantes techniques n'auraient absolument servi à rien si, pendant des décennies les pédiatres de votre médecine défunte, qui ne s'arrogeaient même pas le titre ronflant de généticiens dont se parent certains de vos chercheurs qui hantent sans pudeur les différentes stations de TV et de radio, n'avaient pas humblement et patiemment observé et décrit toutes ces entités qui composent la liste des maladies génétiques. Vous allez m'objecter, mon cher ami, ajoute-t-il, que ces médecins d'alors s'étaient bornés à décrire ces maladies et étaient restés incapables de les traiter. Eh bien ! que fait votre "nouvelle médecine" ? Hormis la drépanocytose et les thalassémies qui vous sont chères, c'est pratiquement le *statu quo*. Et ne m'avancez pas les "enfants-bulles" dont vous ne pouvez pas, dans l'état actuel des choses, prédire quel sera l'avenir de la thérapeutique qui leur a été appliquée. »

Il est maintenant bien remonté et je vais subir de nouveaux assauts. « Vous allez probablement m'avancer l'allongement de la durée de vie moyenne et cela avec une parfaite mauvaise foi, car vous savez aussi bien que moi que l'on n'arrive pas à distinguer la part qui revient aux progrès de la médecine et celle provenant de l'amélioration des conditions de vie : hygiène, alimentation, etc. En ce qui concerne les cancers et les leucémies, je veux bien admettre que votre génération de "savants" a fait faire quelques progrès en matière thérapeutique, mais quelles lacunes dans la prise en charge de ces patients, comme dans les autres cas. Les malades de votre médecine ne savent plus où s'adresser. Comme ils n'ont le plus souvent plus de médecins de famille, au mieux ils vont consulter un généraliste, au pire directement un cabinet de spécialistes pour le plus grand mal de la Sécurité sociale. D'ailleurs, même quand ils vont chez le généraliste, la Sécurité sociale ne s'en porte pas mieux car ce dernier se croit obligé de prescrire une liste d'au moins dix médicaments sous peine d'être pris pour un incompétent et délaissé dans l'heure qui suit pour un autre généraliste réputé, lui, savoir prescrire de façon généreuse. »

Il est maintenant déchaîné et je vais avoir droit au chapitre des urgences. « Parlons un peu des urgences, reprend-il. Vous allez me mettre en avant les merveilleux progrès réalisés avec les techniques de réanimation, les interventions miracles pour déboucher dans l'urgence les caillots qui viennent de se former dans les coronaires ou les artères cérébrales, les réimplantations de membres coupés ou bien la camisole de force évitée aux fous furieux grâce aux piqûres d'aldol. » Il me coupe habilement ainsi l'herbe sous le pied. « J'admets, dit-il, mais qu'est-ce que cela pèse à côté des centaines de malheureux qui, chaque jour et chaque nuit, chaque samedi et chaque dimanche, faute de médecin de famille, font appel à un de ces SOS-Médecin qui vadrouillent dans le noir ? Au mieux il expédiera le patient dans l'hôpital de son secteur, au pire lui prescrira une poudre de perlimpinpin, et de toute façon, ne pourra pas le suivre. Et que me dites-vous de ces services d'urgence submergés par des patients qui, pour 90 % d'entre eux, seraient mieux chez eux mais qui encombrent les couloirs et empêchent que les vraies urgences ne soient vues immédiatement ? Vous vous extasiez devant la situation merveilleuse qu'ont maintenant les médecins hospitaliers qui peuvent à la fois soigner, apprendre, enseigner et rechercher, alors comment se fait-il qu'il y ait tant de postes vacants dans les hôpitaux publics ? On m'a murmuré, enchaîne-t-il, que la plupart des services de radiologie, pourtant équipés de ces merveilleuses machines au sigle incompréhensible d'IRM ou au nom étranger de Scanner, fonctionnent avec des vacataires étrangers car il n'y a plus de volontaires nationaux. Allons ! mon cher Rosa, heureusement que la médecine de papa est encore là en filigrane de votre médecine de l'an 2000, faute de quoi la situation que je viens de vous décrire serait mille fois pire. »

Notre dialogue se poursuit ainsi pendant un long moment. J'en sors très pensif. Je sais bien qu'il y avait une espèce de provocation chez mon interlocuteur, mais bien des défauts qu'il avait cités correspondaient à une réalité. Alors « ma » médecine est-elle vraiment supérieure à celle de jadis ? Évidemment oui, cent fois oui, mais j'ai tort de vouloir donner à mon livre un titre indiquant que ladite médecine de jadis est défunte. C'est simplement l'un des parents de la médecine actuelle qui a pour autre parent la recherche fondamentale.

Allons ! j'ai eu l'immense chance d'assister à ce mariage et un peu de participer à l'accouchement de la médecine d'aujourd'hui.

Notes

CHAPITRE I

1. Titulaire de la chaire de pédiatrie à l'hôpital des Enfants-Malades à Paris, père d'une réforme radicale des études médicales et de l'organisation hospitalière.

2. L'oral de l'internat était une épreuve que nous considérions comme sadique et biaisée permettant au jury de contourner le classement de l'écrit anonyme. Cette épreuve a disparu depuis. Avec du recul, on peut se demander si elle n'avait pas quand même un certain mérite, celui d'évaluer la stabilité émotionnelle du candidat, stabilité nécessaire dans l'exercice d'une médecine de pointe.

3. Paraplégies : paralysies des deux membres inférieurs. Les accidents de la circulation en sont très souvent la cause par lésions traumatiques de la moelle.

4. Maladie génétique affectant les garçons et se traduisant par une atrophie progressive des muscles conduisant dans certaines formes à la mort.

5. Patients atteints d'une maladie génétique dont il sera beaucoup question.

6. Une eau la plus pure possible est l'un des premiers requis d'un laboratoire de recherche. Ceci était particulièrement vrai pour ce qui était des dosages de fer sérique.

7. Infiniment plus que les épinards qui, en dépit de la publicité que leur a faite Popeye, n'en contiennent que fort peu.

8. La glycolyse consiste en une série de réactions chimiques effectuée par les cellules qui ont pour effet de transformer le sucre de l'alimentation en énergie. Chaque étape est le fait d'une enzyme différente. L'aldolase est un chaînon important de ce dispositif.

CHAPITRE II

1. Opération consistant à bloquer les mouvements de cette articulation.

2. Médaille décernée au meilleur mémoire présenté en fin d'internat. Équivalent d'une sortie dans la botte de Polytechnique.

3. Sel de mercure très toxique qui était utilisé comme antiseptique.

4. On sait maintenant que cette maladie est due à un défaut de production par le rein malade d'une hormone devenue fameuse dans les milieux sportifs : l'érythropoïétine, plus couramment appelée « épo » et qui stimule la production de globules rouges.

5. Contracture des muscles de la mâchoire qui rend impossible l'ouverture de la bouche.

6. BK : bacille de Koch responsable de la tuberculose.

7. Cet épisode m'avait tellement frappé que, plus de quarante ans plus tard, je me rappelle que le journal en question était *L'Équipe*.

8. L'assistance respiratoire de l'époque n'avait rien de comparable avec celle qui est pratiquée actuellement consistant en une sonde implantée dans la trachée et reliée à une pompe située en dehors du lit du patient.

9. Ce dispositif consistait en un très grand tube à essais rempli d'un mélange de gélatine végétale appelée « gélose » et de sang. Ce tube que nous appelions « la chose » différait des ballons de culture habituellement utilisés en bactériologie et sur lesquels les quelques germes circulant au cours des septicémies étaient très rarement détectés.

10. En chimie, l'action de « précipiter » consiste à insolubiliser une substance dissoute en la faisant tomber au fond du récipient. On accélère cette précipitation en centrifugeant le tout.

11. Le cerveau renferme deux cavités appelées ventricules où circule du liquide céphalo-rachidien.

12. À l'époque, il n'y avait qu'un seul ORL de garde pour tout Paris et pas de service d'urgence.

13. Intervention relativement bénigne consistant en une incision de la trachée en dessous du larynx qui permet une arrivée directe de l'air dans les poumons. Cette intervention avait été très utilisée pour les diphtéries.

14. Trouble de la coagulation sanguine se manifestant par des hémorragies en cas de plaies. La raison de ceci est que, chez ces patients, le caillot ne se forme que très lentement parce qu'une des nombreuses molécules intervenant dans la genèse du caillot, le facteur VIII de triste réputation depuis l'épidémie de sida, est absente ou imparfaite.

15. Le tsar Nicolas et le Kaiser Guillaume II étaient en particulier ses neveux.

16. La maladie de Biermer était une anémie très grave, avant l'époque thérapeutique elle se terminait par la mort, caractérisée par la présence de grandes cellules anormales dans la moelle sanguine. Elle ne commença à pouvoir être étudiée correctement qu'à partir du moment où l'on sut pratiquer des ponctions de la moelle au niveau du sternum, ponctions couramment appelées « ponctions sternales ».

17. L'enchaînement des phénomènes aboutissant aux troubles d'une maladie.

18. Voir le chapitre XII.

19. PMI : procréation médicalement assistée. Structure qui réalise les fécondations *in vitro*.

20. *Brain-storming* : terme anglo-saxon désignant des réunions au cours desquelles on émet des propositions ou des réflexions prospectives n'étant pas forcément appuyées sur le résultat d'expériences mais sur des espoirs ou même des données non apparemment liées au sujet. Les Anglo-Saxons estiment que de regarder dans le jardin d'à côté par-dessus le mur peut faire jaillir des solutions inattendues.

21. Du nom de celui qui l'identifia. Il s'agit d'un cancer des ganglions lymphatiques.

22. Gènes dont des mutations peuvent entraîner le développement de cancers et découverts vers les années 1980.

CHAPITRE III

1. À cette époque, n'était présent l'après-midi dans l'hôpital que l'interne de garde. Il ne pouvait naturellement pas suivre l'ensemble des patients hospitalisés. Il revenait donc à chaque interne de retourner dans son service pour suivre l'évolution de ses patients et agir en conséquence.

2. Le glutathion est une petite molécule contenant du soufre. À l'époque, comme on ne connaissait pas son rôle exact, cela donnait lieu à toutes sortes de phantasmes biologiques. Ce genre de phénomène est très fréquent, nous en verrons un autre exemple.

3. Tycoon, désigne en Amérique les grands hommes d'affaires : en particulier dans l'édition.

4. « Rumeurs » dans l'argot de la guerre de 14. Ce terme viendrait du fait que les nouvelles (le plus souvent fausses) arrivaient aux premières lignes avec le ravitaillement.

5. « Codant » : qui possède le plan génétique de la protéine écrit en une succession de « lettres » qui constituent le « code génétique ».

6. « Opéron » : ensemble de quelques gènes dont l'action coordonnée est nécessaire pour que l'organisme produise une protéine dans des conditions définies. Ce système décrit par Jacob et Monod dans le génome du colibacille produit un messager unique dont la synthèse obéit à des facteurs dits de « régulation ». Certains agissent comme des démarreurs, d'autres comme des suspenseurs d'activité.

7. Nombre d'entre eux sont devenus de brillants directeurs de laboratoire avec qui je continuais d'avoir des rapports amicaux et fréquents, ce qui m'amena à devenir un *go between* entre la communauté des scientifiques et celle des chercheurs médicaux pendant d'assez nombreuses années.

8. L'orientation des problèmes qui nous sont actuellement soumis au Comité national d'éthique laisse à penser que cette prédiction sera bientôt controuvée !

9. Ces merveilleuses machines ont d'ailleurs été presque mises au chômage lors de l'apparition de techniques utilisant les méthodes de la biologie moléculaire encore beaucoup plus rapides !

10. L'ozone est un corps gazeux dont la formule comporte plusieurs molécules d'oxygène. C'est un oxydant énergique.

CHAPITRE IV

1. Telles que anatomo-pathologie, bactériologie, biochimie, biophysique, physiologie, etc.

2. L'intégration fut le terme par lequel on désigna l'entrée dans le système de double appartenance. Dans la plupart des cas il s'est agi d'enseignants qui acquirent un statut et des fonctions hospitalières.

CHAPITRE V

1. Bugs : cafards en anglais. Terme utilisé par les informaticiens pour désigner des pannes inopinées qu'ils pensaient dues à des cafards circulant dans leurs ordinateurs. Ce terme est passé dans le langage des gens de laboratoire pour qualifier des pannes diverses.

2. Dans l'hémisphère hospitalier parisien ce terme désigne l'administration centrale de l'Assistance publique qui y a son siège.

CHAPITRE VI

1. CEA : Centre de l'énergie atomique.

2. Dans notre métier, nous appelons « littérature » les journaux scientifiques encore appelés « revues ».

3. Les premières hémoglobines anormales furent identifiées par des lettres de l'alphabet, puis le nombre des mutants s'étant accru on ajouta des noms de

ville aux lettres qui ne qualifièrent plus que les positions électrophorétiques des mutants : les hémoglobines J^{Paris}, J^{Baltimore}, J^{Oxford} ont les mêmes propriétés mais sont dues à des mutations différentes.

4. Max Perutz (1914-2002), biochimiste britannique né en Autriche, récipiendaire à 48 ans du prix Nobel de médecine pour la détermination de la structure dans l'espace de la molécule d'hémoglobine. Sa méthode est d'un intérêt considérable pour comprendre le fonctionnement et les dysfonctionnement des protéines. Actuellement, outil de base pour le développement de nouveaux médicaments.

5. Chaouchs : huissiers dans les pays du Moyen-Orient, moyen utilisé dans ces pays pour lutter contre le sous-emploi.

6. Un des plus grands mathématiciens français a passé la moitié de sa vie à pourchasser les papillons sous toutes les latitudes et montre des monstres de 50 centimètres d'envergure à ceux qui ont la chance de voir sa collection.

7. Sur le modèle de l'hémoglobine on construit des modèles tridimensionnels des protéines que l'on veut faire atteindre par des médicaments : enzymes anormales ou récepteurs que l'on veut inhiber, et on élabore le plan des médicaments en fonction de la structure de la cible. C'est une démarche totalement différente de celle utilisée auparavant qui consistait à essayer des milliers de corps presque au hasard, dans l'espoir d'en trouver un actif.

8. Cette obligation n'existe pas en France où l'on peut exercer toute sa vie sans aucune remise à niveau ni aucune évaluation des connaissances.

CHAPITRE VII

1. Encore un de ces tics locutifs, les sportifs sont toujours accomplis comme la paresse est mauvaise conseillère ou la politique véreuse.

2. Cela s'explique très bien si l'on fait le rapprochement avec ce qui se passait chez les artisans hyperspécialisés : un menuisier ne fait pas le travail d'un ébéniste et vice versa.

3. On rappelle que la chromatographie est un procédé très simple de séparation de deux molécules de nature ou de structure différente. Il consiste à déposer ces corps sur un support comme une feuille de papier suspendue verticalement et à tremper l'extrémité supérieure de la feuille dans un réservoir de liquide qui peut, dans les cas les plus simples, n'être que de l'eau. Celle-ci en descendant par capillarité entraîne les corps déposés sur le papier au moment où elle les atteint. Ils vont descendre avec une vitesse qui est dictée par leur structure. Si celles-ci sont différentes cela permet de les séparer.

4. Liquide dans lequel baigne le fœtus. Son prélèvement, à partir de la 18e semaine de grossesse, s'effectue très simplement par une ponction au niveau de l'abdomen de la mère. Des cellules qui se sont détachées de la peau du fœtus flottent dans le liquide. Elles ne contiennent pas d'hémoglobine, mais leur noyau renferme tout le patrimoine génétique du fœtus.

5. Groupe de maladies génétiques.

6. Le plan d'une protéine n'occupe qu'une partie de son gène. Celle-ci est copiée dans les cellules sous forme du fameux messager. Le clonage consiste à intégrer ce messager ou plus exactement une copie de celui-ci appelée cDNA dans le gène d'une bactérie, en l'occurrence *Escherichia coli*, par abréviation *E. coli*. Il faut ensuite repérer celui des nombreux bacilles présents dans la culture qui est possesseur de cette copie.

7. Cet hameçon est une « sonde » qui permet d'explorer une colonie de colibacilles ou une solution à la recherche d'un gène donné. Il est constitué par une molécule reproduisant une portion du gène à cloner. Son nom scientifique est « oligonucléotide ». On le synthétisait au laboratoire avant qu'il ne soit produit industriellement.

8. Machine automatique développée une quinzaine d'années auparavant qui permettait de séquencer en une nuit des morceaux de protéines composés d'une vingtaine d'acides aminés. C'était déjà un très grand progrès par rapport aux méthodes manuelles, mais il fallait néanmoins des mois de travail pour séquencer une petite protéine comme une chaîne d'hémoglobine faite de 146 acides aminés.

9. Les gènes de tous les individus sont placés exactement aux mêmes endroits sur leurs chromosomes. Une des étapes fondamentales de la recherche moderne en génétique a consisté à identifier la place des gènes, ce qui a abouti à une véritable carte des gènes, on dit du génome. Ces cartes ont un immense intérêt tant sur le plan fondamental que sur le plan pratique, par exemple pour la compréhension des mécanismes des maladies génétiques ou pour préparer la thérapie génique.

CHAPITRE VIII

1. Biochimiste suédois qui inventa cet appareil.

2. Il était porteur d'un gène d'Hb Saki et d'un gène d'Hb normale.

3. Médicaments amenant une meilleure ouverture des vaisseaux sanguins utilisés en particulier dans le traitement de l'angine de poitrine et la prévention des infarctus du myocarde.

4. Au cours de la maladie surviennent des accidents comportant des phénomènes inflammatoires extrêmement douloureux au niveau des articulations. Ces accidents sont dus à l'obstruction de petits vaisseaux sanguins par des globules rouges déformés en forme de faucille.

5. En l'absence d'oxygène, l'HbS des drépanocytaires est beaucoup plus visqueuse que l'Hb normale.

6. « Comprehensive » fait partie des pièges de la langue anglaise pour les francophones. Ce mot ne veut pas dire « compréhensif », mais « qui concerne un maximum de choses ».

7. La cœlioscopie, maintenant très largement utilisée, consiste à introduire par une très petite incision un périscope à l'intérieur de la cavité abdominale. L'étape suivante, celle du diagnostic prénatal – DPN –, a consisté à passer une aiguille à prélèvement à l'intérieur du périscope.

8. Le cordon ombilical est une espèce de tuyau contenant les vaisseaux du fœtus. Cet organe va du fœtus au placenta et permet que l'oxygène et le glucose amenés au placenta par la circulation maternelle arrivent au fœtus.

9. Structure qui regroupe toutes les consultations de l'hôpital.

10. Espèce de périscope qui introduit dans la cavité abdominale, permet de voir l'utérus et le cordon ombilical. On peut y faire passer le cathéter muni de l'aiguille à prélèvement.

11. Pour être sûr de prélever du sang du fœtus et non celui de la mère, il fallait déterminer la taille des globules du prélèvement pendant l'opération, les globules fœtaux étant plus grands que ceux de l'adulte. Cette mesure devait être réalisée instantanément pour guider le prélèvement, d'où la nécessité d'implanter dans la salle d'opération un appareil capable d'effectuer cette analyse.

12. Voir le chapitre « Henri-Mondor ».

13. Liquide dans lequel baigne le fœtus et où flottent des cellules qui se sont détachées de sa peau. Ces cellules servaient déjà au diagnostic des affections chromosomiques comme le mongolisme. On s'en est depuis servi pour analyser les gènes du fœtus.

14. Cellules des enveloppes du fœtus qui permettent son accrochage sur l'utérus. Elles sont prélevées par une simple petite curette introduite par les voies naturelles, la curette étant positionnée sous échographie.

CHAPITRE IX

1. L'électrophorèse consiste à soumettre le produit étudié à l'action d'un champ électrique. Le produit en question doit donc être placé sur un support. Le support consistait alors en une feuille de papier à dessin, ce qui n'était pas sans présenter de nombreux inconvénients.

2. Les villosités choriales sont des petites structures qui permettent au placenta de s'accrocher à la paroi utérine. Ce sont donc des cellules fœtales et leurs gènes sont ceux du fœtus. On sait actuellement les prélever par une manipulation très simple, ce qui permet d'avoir les gènes du fœtus dès le dixième jour de la grossesse.

CHAPITRE X

1. La Fondation pour la recherche médicale dite FRM est la première fondation sans but lucratif créée sur le modèle de structures analogues existant dans les pays anglo-saxons et ayant pour vocation de soutenir les recherches en médecine par l'octroi de subventions à l'aide de fonds privés levés auprès du public.

2. Le conseil scientifique de la FRM a pour mission de répartir les fonds collectés par la Fondation, ce qui représente une somme non négligeable tournant autour des 600 000 francs. Il comprend une vingtaine de scientifiques élus pour une part par la communauté des chercheurs, une partie étant désignée par le conseil d'administration.

3. Ce terme désigne dans le jargon administrativo-syndical des chercheurs ou des enseignants n'étant pas titulaires de postes de titulaires ou de bourses d'État. À l'époque du tout-État cette position était totalement insupportable pour les syndicats et menaçante pour les administrations qui ne savaient pas où faire figurer ce type de personnel dans leurs statistiques et leurs prévisions.

CHAPITRE XI

1. Première grande réunion sur la recherche tenue sous les auspices de Mendès France.

2. La mouche du vinaigre, plus souvent appelée par son nom scientifique « la drosophile », a été le fer de lance de la génétique des animaux.

3. Le poisson zèbre est l'organisme modèle pour l'étude de la biologie du développement.

4. Terme ici utilisé de façon un peu ironique pour qualifier des personnes dont la famille était arrivée en France peu de temps avant leur naissance comme le sont les vrais beurs descendants de parents maghrébins. Les « beurs » dont il est question ici ont une foi de néophyte pour défendre la langue française.

5. Cette machine n'est pas du tout virtuelle et elle fonctionne sans interruption la veille de chaque alternance dans tous les ministères.

6. Il s'agissait vraiment du meuble ministériel et non pas de la métaphore par laquelle on désigne qu'un dossier va être étudié au cours d'une réunion de cabinet.

Remerciements

À tous ceux qui m'ont accompagné dans ce voyage initiatique et en particulier Georges Schopira, Fanny Schopira, Piotr Slonimski, Gabriel Richet, Jean Bernard ainsi qu'aux membres de l'unité INSERM U91 et à ceux du laboratoire de biochimie de l'hôpital Henri-Mondor et *in memoriam* à Guy Mérault et Camille Berchel.

Table des matières

Ouvrage publié
sous la responsabilité éditoriale de Gérard Jorland

Dépôt légal : octobre 2003